Ralf Vogt (Hrsg.)

Täterintrojekte

Diagnostik und Behandlungsmodelle dissoziativer Strukturen

Asanger Verlag • Kröning

Übersetzung der Beiträge von Colin Ross, Harvey Schwartz, Renée Marks und Joanne Twombly aus dem Englischen:
Winja Lutz

Titelbild:
Nicolas Reichelt

Umschlaggestaltung:
liveo grafikdesign, Angelika Krikava, info@liveo.de, www.liveo.de

Layout und Gestaltung:
Wolfgang Wohlers, einsatz.berlin@mac.com

Druck:
PBtisk, a.s., Czech Republic

Bibliographische Informationen der Deutschen Nationalbibliothek:
Die Deutsche Nationalbibliothek verzeichnet diese Publikation in der Deutschen Nationalbibliographie; detaillierte bibliographische Daten sind im Internet über http://dnb.d-nb.de abrufbar.

4. Auflage 2020

Softcover: ISBN 978-3-89334-596-0
Hardcover: ISBN 978-3-89334-571-7

Ralf Vogt (Hrsg.)

Täterintrojekte
Diagnostik und Behandlungsmodelle dissoziativer Strukturen

Danksagungen

Ein großes Dankeschön möchte ich zunächst dem Organisationsteam des Symposiums Täterintrojekte, den Autoren der Fachartikel dieses Buches und den vielen Helfern bei der Buchherstellung aussprechen.

Das dritte Fachsymposium mit den Teams des Trauma-Instituts-Leipzig und des Psychotraumazentrums Leipzig wurde durch viel professionelle Routine getragen. Allen Helfern, Organisatoren und Unterstützern im Hintergrund herzlichen Dank für diese ruhige Atmosphäre, die gerade für unseren Arbeitsgegenstand so wichtig ist.

Herrn Prof. Piontek danke ich für die fachliche Hilfe bei der statistischen Aufbereitung der Forschungsergebnisse.

Im Sekretariat danke ich besonders Frau Pötzsch für die Absolvierung des Schreibmarathons in diesem Sommer. Frau Lutz hat durch unermüdliche Korrektur- und Ergänzungsarbeiten das Buch in die lesbare Endform gegossen. Vielen Dank dafür. Ebenso konnte Frau Lutz die Fachtexte der englischsprachigen Kollegen mit guter Präzision übersetzen. Super.

Coverentwurf und unsere eigenen grafischen Satzarbeiten wurden wieder von Herrn Nicolas Reichelt ansprechend gestaltet. Vielen Dank. Ebenso an Frau Rehder und Herrn Wohlers für die Endfassungen von Cover und Satz.

Meiner Frau Irina Vogt danke ich für die Gestaltung eines kooperativen Teamgeistes und für die vielen anregenden Diskussionen zum Tagungskonzept und zur Buchgestaltung. Ohne ihre Energie wäre dieser Kraftaufwand auch für mich selbst nicht möglich gewesen.

Herrn Dr. Wenninger danke ich für die unkomplizierte Übernahme des Buchprojektes und die strukturellen Anregungen für die Endfassung des Fachbuches. Herzlichen Dank dafür.

Im oben genannten Sinne sehe ich dieses Buch auch als Gemeinschaftsprojekt vieler engagierter Menschen. Danke. Ich würde mich freuen, wenn ein großer Teil von Ihnen auch bei unserem nächsten Projekt 2013 wieder dabei sein könnte, weil Ihre Zuverlässigkeit ein Gelingen ermöglicht.

Ralf Vogt

Leipzig, Oktober 2011

Ralf Vogt

Einführung

Dieser Band repräsentiert das wissenschaftlich-praktische Projekt unserer gleichlautenden Fachtagung „Täterintrojekte“, die vom 16. – 18. Juni 2011 in Leipzig stattfand, und die Fortentwicklung unseres Behandlungsansatzes SPIM-30-KT im Trauma-Institut-Leipzig. In diesem Buch geht es um psychische Deformationen, die von Menschen gemacht werden und sich im Rahmen von dissoziativen Aneignungsprozessen beim Gegenüber verfestigen. Introjekte, die sich dabei bilden, sind komplizierte, größtenteils unbewusste psychische Abbilder im Menschen, die sein Denken, Erleben und Verhalten aus der innerseelischen Tiefe steuern. Über die Herkunft dieser Introjektionen können wir im Falle einer relativ stressfreien Beziehungs- und Situationsatmosphäre reflektieren. Bei höherer zwischenmenschlicher Spannung ist uns der ursächliche Zusammenhang nicht zugänglich. Er befindet sich in Dissoziation bezüglich unserer Selbstwahrnehmung. Bei starken Introjektionen – hier seien zum Beispiel Implantationen genannt – ist auch die Entstehungsgeschichte des impulsiven Verhaltensmusters in weite dissoziative Ferne gerückt, sodass die Betroffenen häufig annehmen, dass sie selbst Ursprung ihrer Verhaltensmotive sind.

Täterintrojekte im engeren Sinne sind psychische komplexe Leitbilder, die wir in früher Zeit gegen unseren Willen in Form von rücksichtslosen und brutalen Grenzüberschreitungen eines Aggressors aufnehmen mussten. Sie entstehen, weil unser Gehirn unter großem Stress auch ICH-dystone Informationen speichert. Eine Grenzüberschreitung in der zwischenmenschlichen Interaktion kann auch herzzerreißend für ein Kind sein, wenn es überaus starkes Mitgefühl für einen leidenden Elternteil entwickelt.

Das Gehirn versucht immer ganzheitlich und komplex zu speichern, was im Erleben des Menschen stattfindet. Bei entspannter Atmosphäre gelingt dieser Wahrnehmungs- und Speicherprozess ausgewogen. Unter den Bedingungen von Angst und Stress verändern sich die Akzente und es beginnen traumatische Prägungsprozesse. Aufgrund der ganzheitlichen Kapazitätsüberschreitung werden Situationen und Zusammenhänge angstverzerrt und täterverschoben und das Opfer ordnet sie im Sinne eines paradoxen Selbstbildes ein. Unter den Bedingungen subjektiv erlebter psychischer Existenzbedrohung oder Lebensbedrohung rutschen Menschen in dissoziative Abschaltprozesse, in diesem Zustand können sie die toxischen Informationen der Gewaltszene unbewusst verinnerlichen.

Das klingt und ist ungeheuerlich und seit 100 Jahren gibt es in psychiatrischen und psychotherapeutischen Heilberufen Streit zu diesem Thema. Im Wesentlichen rankt sich dieser Streit um die Autonomie, Bewusstheit und Zurechnungsfähigkeit des Individuums bzgl. seiner Verhaltensmotive und -muster. Inwieweit kann man selbst entscheiden und steuern, was man aufnehmen und speichern will? Inwieweit können Informationen, Verhaltensmuster, Wertvorstellungen unbewusst und im Gegensatz zu den ureigensten Interessen aufoktroyiert werden?

Und inwieweit kann ein Mensch auf seine beste Introspektionsfähigkeit setzen und wirklich herausfinden wie er zu den spezifischen Erlebens- und Verhaltensmustern gekommen ist?

Der Psyche nicht vertrauen können bringt Menschen schnell in das Erleben von Irrewerden. Ohne therapeutische Hilfe kann man diese Parallelität von aktuellem Situationserleben und dissoziativen früheren Erlebensmomenten in der Regel nicht ertragen. Die Labilisierung wäre zu groß oder die Schutzimpulse zu vehement.

Der wissenschaftliche Streit begann schon bei Freud und Ferenczi in den 20er/30er Jahren des letzten Jahrhunderts. Er wird heute zwischen deren Nachfolgern, den klassischen Psychoanalytikern und einer Gruppe von Psychotraumatologen fortgesetzt. Meine Frau und ich verstehen uns als analytische Psychotraumatologen der neuen Generation. Die theoretischen Bausteine unseres Konzeptes SPIM-20-KT bzw. SPIM-30-KT finden sich in unseren vorangegangen Veröffentlichungen.

Entsprechend Freudianischer Tradition schreiben Psychotherapeuten dem Individuum – z. B. einem Kind – immer wieder unliebsame, verdrängte oder geheime Absichten zu. Den Schwerpunkt stellen somit Fachtexte zu den *Übertragungen* dar, wo der Mensch unbewusste oder teilbewusste Wünsche nicht aufgeben mag und sich so später in Wiederholungsmuster begibt und andere Menschen in seine alten Muster hineinzieht, weil er seine irrealen Wünsche nicht aufgeben kann. Psychotraumatologen in der Tradition von Ferenczi gehen dagegen von starken unbewussten und dissoziativen Wiederholungsmomenten aus, sie unterstellen keine geheimen Absichten bei der Fortsetzung von psychotraumatischen Reinszenierungen. Sie sehen vielmehr ein reaktiv bzw. passiv geprägtes Opfer, das entgegen den ureigensten Interessen handelt. Hier sind Fachtexte zur *Introjektion* und *Dissoziation* maßgebend. Solche Veröffentlichungen sind im Vergleich zu Vertretern der freudianischen Nachfolge noch rar gesät.

Vielleicht kann dieses Buch zum allmählichen Paradigmenwechsel in der Psychoanalyse beitragen. Mit dem veränderten Modell, von der Ein-Personen-Analyse zur Zwei-Personen-Analyse, wurde in den 50er und 60er Jahren bereits ein wichtiger Paradigmenschritt vollzogen (vgl. Mertens, 1992, Fairbairn, 2007 u.v.a.). Ein weiterer Schritt war die zunehmende Beachtung der individuellen, interpersonellen Interaktionsvielfalt in der jüngeren Vergangenheit (vgl. u.a. Mitchell, 2005).

In der breiteren Gruppe von Psychoanalytikern fehlt meines Erachtens noch der Schritt, die *primäre Urheberschaft* von gestörten Objektvorstellungen und Interaktionen nicht mehr beim Kind zu verorten. Es ist offensichtlich noch immer nicht vollends möglich zu sagen, dass das sich entwickelnde Kind am Anfang seiner Störungsgeschichte *unschuldig* ist und sich demzufolge schwierige Symptome durch die interaktionsüberlegene Bezugsperson ergeben. Dem wird mit der Bearbeitung einer gestörten Fantasie des Kindes in einem klassischen Psychoanalysekonzept nicht ausreichend Rechnung getragen. Außerdem verändert die Berücksichtigung der *Gewalt- und Manipulationspotenziale in der Interaktion* auch das alte psychoanalytische Paradigma von den negativen Zerstörermotiven des Kleinkindes (wie u. a. bei Klein, 1932). Die Säuglingsforschung hat zur neuen Hierarchisierung der Motivlagen des Kleinkindes schon Bedeutendes geleistet (vgl. u.a. Lichtenberg, 1991). Jetzt geht es noch darum, das Verständnis für die unterschiedlichen Formen der Verhaltensverinnerlichung zu erweitern, mit denen das Kleinkind auf das gestörte Beziehungsangebot des Erwachsenen reagiert. Der Traumatisierungsgrad einer Interaktion prägt Denken, Erleben und Verhalten und schafft somit Gesetzmäßigkeiten für Lernen, Verinnerlichen und Verändern!

Wir arbeiten seit über 10 Jahren intensiv an unseren Konzepten und versuchen im Rahmen unseres Fortbildungsinstitutes, dem Trauma-Institut-Leipzig, national und international Fachleute für Fragen der analytisch und ganzheitlich orientierten Psychotraumatologie als Referenten zu gewinnen bzw. für unsere eigenen Fragen zu begeistern. So entstand zusammen mit dem Psychotrauma-Zentrum-Leipzig die Idee, im Juni 2011 ein erstes internationales Fachsymposium mit dem Hauptthema: Täterintrojekte ins Leben zu rufen. Dabei ist eine sehr interessante Mischung von Psychotraumatologen analytischer, familientherapeutisch-systemischer und integrativ-verhaltenstherapeutischer Art, zusammengekommen und hat die neuesten Ansätze zu diesem Thema diskutiert.

In diesem Buch sind sowohl neue Texte zum hauseigenen Theorie- und Behandlungskonzept SPIM-30-KT als auch eingereichte überarbeitete Beiträge von Symposiumsreferenten zu lesen. Hinzu kam ein exzellenter Beitrag von Dr. Harvey Schwartz, der zur Konferenz leider nicht persönlich erscheinen konnte.

Zu Beginn des Buches stelle ich Begriffsauffassungen des Bösen und der Zerstörerkräfte in der heutigen Presse dar. Damit soll eine Brücke zur Alltagspsychologie geschlagen werden, weil die Mehrzahl der Mitbürger keine psychologischen Fachtexte lesen, sondern ihr Allgemeinwissen aus Illustrierten, Journalen und Magazinen beziehen. Anlässlich aktueller grausamer Vorfälle werden in den Zeitschriften vielfältige Theorien geäußert, die sich meist einseitig am alten biologischen Determinationsmodell orientieren. Auch in unseren Nachbardisziplinen, wie der Philosophie und Soziologie, sind klassische Theoriebegriffe noch maßgeblicher Recherchehintergrund, wenn man sich zu psychologischen Alltagsfragen äußert. In der Justiz sowie den daraus abgeleiteten psychotherapeutischen Rehabilitationsmaßnahmen sind moderne Theoriebausteine zur Introjektforschung ebenfalls noch Mangelware. Und verhaltenstherapeutische Konzepte dominieren, weil offensichtlich keine hilfreichen einsichtsorientierten Behandlungskonzepte bekannt sind.

In diesem Buch werden sowohl zum Psychotherapiekonzept als auch der Therapie von Täterintrojekten konkrete Alternativen angeboten und differenziert beschrieben.

Meine eigenen Recherchen münden in die Erkenntnis, dass moderne Psychotherapie immer ganzheitlich analytisch-körperorientiert, sowie systemisch-verhaltenstherapeutisch sein muss, um diesen komplexen Anforderungen gerecht zu werden. Die Zusammenhänge gestörter Bindungssysteme müssen durch die Psychotraumatologie für unsere Alltagsumwelt anschaulicher erklärt werden, damit ein natürliches Bedürfnis nach diesem Wissen entsteht und die historischen Psychiatrieklischees in der Gesellschaft zeitgemäß abdanken können.

Im Anschluss an diesen Überblick folgen Abschnitte zum Introjektbegriff in der analytischen- und heutigen Psychotraumatherapie, um die Historie der Herangehensweisen zu würdigen und deren Grenzen aufzuzeigen. Das Kernstück dieses Kapitels ist die Beschreibung des Introjektbegriffes in unserem eigenen Behandlungsmodell SPIM-30-KT.

Die wichtigste Entwicklung für die ganzheitliche Psychotherapie ist eine konsequente Psychotraumaorientierung, im Sinne einer ständigen Suche nach den schwierigsten, zum Teil unbewussten Lebenserfahrungen des Menschen. Dazu werden externalisierende Diagnostik- und Therapiemethoden benötigt, die das bisherige Psychotherapiefeld positiv befruchten könnten, weil sie neue Wege zum Zugang in dissoziative, unbewusste Elebenssphären eröffnen. Das SPIM-30-KT Modell subsumiert unsere ganzheitliche Regulationskonzeption, die zwischenmenschlich geprägtes Verhalten in einem Kontinuum von normal bis hoch pathologisch zu begreifen und zu erklären versucht. Wenn diese neue Systematik vom breiten Fachpublikum angenommen wird, so könnte das auch andere Psychotherapiekonzeptionen reformieren helfen. Meines Erachtens werden noch viel zu oft psychotherapeutische Behandlungsmodelle unfruchtbar konkurrierend nebeneinandergestellt, ohne einen Maßstab für die Beurteilung der verschiedenen Typen und Schweregrade einer Verhaltensstörung zur Verfügung zu stellen. Das SPIM-30-KT Modell soll dazu ein erster Schritt sein.

Theorie- und empiriegeleitet werden Genese, Hauptdimensionen und Definitionen dieses ganzheitlichen Konzeptes erläutert, wobei sieben wichtige psychische Regulationszustände unterschieden werden. Aus diesen sieben Kriterien ergeben sich spezifische diagnostische Informationsrecherchen und Settingableitungen für die Psychotherapeuten – egal welcher Therapieschule sie angehören.

In Kapitel 3 werden überarbeitete Beiträge von Symposiumsreferenten aufgeführt. Ein Verdienst aller Autoren ist es, dass sie sich sämtlich für das zentrale Tagungsthema: Täterintrojekte! geöffnet und einen frisch kreierten Beitrag zu diesem Schwerpunkt verfasst haben, weil wie oben bereits erwähnt, dieser Blickwinkel bisher noch nicht internationaler Gegenstand der Betrachtung war.

Colin Ross ist ein international bekannter und sehr renommierter Kollege im Bereich Komplextrauma und Dissoziation. Er praktiziert die klassische State-Dialog-Interview-Technik. Colin Ross beschreibt in seinem Artikel sehr fallbezogen die verschiedenen Typen von Täterintrojekten, die er in seiner langen und engagierten Arbeit mit dissoziativen Patienten kennengelernt hat. Er macht dabei sehr deutlich, wie wir in der psychotherapeutischen Arbeit von der direkten (Zusammen-) Arbeit mit den Täterintrojekten profitieren können.

Harvey Schwartz beschreibt in seinem Artikel sehr genau und fundiert, welche besonderen Folgen erzwungene Täterschaft haben kann, welche Typen von Täterintrojekten daraus entstehen, und wie wir mit diesen besonders schwierigen Täterintrojekten in der Psychotherapie arbeiten können. Der Autor spezifiziert außerdem die Lehre der Archetypen auf sachliche und eindringliche Weise für die Arbeit mit traumatisierten Patienten – ein wertvoller und neuer Ansatz für den deutschsprachigen Raum.

Renée Potgieter Marks gehört der kleinen Gruppe von KinderpsychotherapeutInnen an, die dissoziative Störungen auch schon bei Kindern diagnostizieren und demzufolge Täterintrojekte nahe dem Entstehungsalter bearbeiten. Ihr Beitrag könnte anderen PsychotherapeutInnen Mut machen, komplextraumatisierte, dissoziative Kinder nicht – wie bisher üblich – erst ab der Latenz- und Pubertätsphase zu behandeln.

Tilman Moser gilt als einer der erfahrensten und erfolgreichsten körperorientierten Psychoanalytiker Deutschlands. Einer seiner Fallberichte, zu dem Täterintrojekt (aus der alten autoritären Gesellschaftsformation) einer Patientin, stellt neben der psychoanalytischen Brillanz auch eine hervorragende Brücke zur Problematik von unterschwelligen Täterintrojekten in der heutigen Gesellschaft dar. Der deutsche Faschismus ist zum Beispiel, als direkte Wortmarke, nicht mehr im Bewusstsein unserer allgemeinen Lebensumwelt; die unbewussten Herkunftswege unserer zwischenmenschlichen Alltagsaggressionen und zerstörerischen depressiven Selbstbilder zeigen aber, wie verzweigt Täterintrojekte über Generationen unbemerkt fortwirken.

Joanne Twombly ist eine international bekannte EMDR-Therapeutin für jugendliche und erwachsene chronisch-traumatisierte und dissoziative Patienten. In ihren lebendigen Fallbeispielen wird deutlich, worauf wir uns unter Umständen einlassen, wenn wir mittels EMDR zu schnell Zugang zu Bereichen bekommen, die der kooperative Alltagsanteil des Patienten noch gar nicht reflektierend steuern kann.

Im 4. Kapitel werden Settingstrukturen zur psychotherapeutischen Bearbeitung von Täterintrojektauswirkungen im Rahmen eines Elterntrainings als auch im Behandlungsmodell SPIM-30-KT vorgestellt.

Der Beitrag von Wiebke Bruns und Ute Hoppe zeigt, wie sich im Bereich des psychagogischen Elterntrainings, das Problem der Täterintrojekte zeigt. Wie bei Tilman Moser beschrieben, werden diese Täterintrojekte über die Großelterngeneration an die Eltern – und Kindergeneration weitergegeben, solange diese Herkunftsanalysen bei den Eltern nicht unterstützt bzw. professionell herausgearbeitet werden.

Der Ansatz der beseelbaren Therapieobjekte im Rahmen der SPIM-20-KT Methodik, zur Externalisierung und Symbolbildung, wird hier aufgrund unserer positiven Erfahrungen mit dieser gestalttherapeutischen Settingerweiterung in einem kurzen Unterabschnitt angeführt. Näheres zur Konstruktion derartiger Therapiemedien findet sich in Vogt (2004 u. 2007). Inhalt dieser Passage sind neue Erkenntnisse mit diesen Objekten, die wir aufgrund von vielen Weiterbildungen mit Kollegen erlebt haben. Wir konkretisieren den Begriff des therapeutischen Beseelens und den adäquaten Gebrauch solcher Medien.

Im nächsten Abschnitt befinden sich Settingneuerungen unseres ganzheitlichen Therapiekonzeptes im praxisnahen Fokus. Missverständnisse bei der Settingumsetzung, die wir in Supervisionen erkannt haben, führten zur Niederschrift dieser Instruktions- und Ablaufkonkretisierungen, weil, ohne deren Berücksichtigung, die adäquate professionelle Bearbeitung nicht funktionieren kann.

Der gruppenpsychotherapeutische Abschnitt lag uns sehr am Herzen, weil Kollegen, die im Bereich Komplextrauma/Dissoziation arbeiten, hier noch viel Mut machende Orientierungshilfen brauchen. Nach Vogt (2004, 2007) gab es eine Fülle von Anfragen, wie diese komplizierte und nützliche Arbeitsstruktur bewerkstelligt werden kann. Fortbildungskollegen waren häufig verwundert, wie bei solch schwierigen Patienten ein gemeinschaftliches Setting konstruiert werden kann. Ein solches psychotherapeutisches Setting muss ja einerseits das leichte Triggerpotenzial von komplextraumatisierten Patienten integrieren und andererseits das starke Täterpotenzial der dissoziativen Anteile der Patienten abfedern und aufnehmen. Nach dem Buch von Mattke, Reddemann und Strauß (2010) oder Boon, Steele und Van der Hart (2011) sind Gruppensettingstrukturen transparent für den stationären Bereich beschrieben worden. Meine Frau und ich stellen nun praktisch operationalisiert weitere Bausteine der Gruppentherapiestruktur vor. Alle o.g. Settingstrukturen werden in unserer nächsten Buchveröffentlichung SPIM-30-KT (Vogt, in Vorb.) vertieft und ausgeweitet.

Die Forschungserhebung zur Mentalisierung der Psychoedukation und der Anwendungsnützlichkeit von diversen Einzel- und Gruppenpsychotherapiesettings war ein großer Kraftakt für unser Trauma-Institut-Leipzig. Dank der vielen Helfer der Universität Leipzig, des TIL, des PTZ und der großen Zahl auskunftsbereiter Patienten, konnten wir eine interessante Studie erstellen, die es so unseres Wissen noch nicht gibt. Beeindruckt hat uns dabei u.a., dass die Mentalisierungsschwächen von Patienten tatsächlich, wie in unserer Theorie empirisch angenommen, statistisch dem anwachsenden Schweregrad der Regulationszustände folgen. Außerdem zeigt sich ebenso klar, dass bei der Mehrzahl der komplextraumatisierten, dissoziativen Patienten die nachhaltigsten Schäden durch wirklich nahe Bezugspersonen, wie Mutter und Vater, entstehen. Mehr noch, es scheint, dass diese psychophysische Gewaltüberformung im Elternhaus auch die Basis für spätere soziale Problemlagen ist, wie z.B. die Tendenz später ein sexuelles Missbrauchsopfer zu werden (Vogt, 2010). Bei den Settingvergleichen dominieren im Effekt die handlungsorientierten Anteilesettings, weil sie, ob in der Einzel- oder Gruppenanwendung, die nachhaltigste Einsichtsverbesserung bei den Klienten bewirken. Viele statistische Vergleiche zeigen außerdem, dass Klienten die ein punktuelles Gruppensetting kennengelernt haben, in nahezu allen statistischen Analysebereichen bessere Lernfortschritte erzielten als Klienten mit ausschließlicher Einzelpsychotherapie. Gerade Patienten mit dissoziativer Identitätsstörung können sehr gut vom geschützten Gruppenkontaktangebot profitieren, weil es sie aus der störungsbedingten Isolation herausführen kann. Eine zielgerichtete Vorbereitung und eine probeweise Vorgruppenstruktur (im SPIM-30-KT-Konzept: KPM-Gruppe genannt), sind allerdings wichtige Voraussetzungen für dieses nützliche Rückführungsprojekt in die Gesellschaft.

Für solche umfangreichen Konzepterweiterungen der traditionellen Psychotherapie oder auch der Traumabehandlungsmodelle benötigen Psychotherapeuten neue Formen von Selbsterfahrung, die sie sich, neben den theoretischen Fortbildungskurse, organisieren müssen.

Eigene Introjektstrukturen bei Psychotherapeuten können, aufgrund der eigenen Reinszenierung, konsequent verhindern, dass die dissoziierten Anteile beim Patienten wahrgenommen werden können. Zur Vermeidung dieser *professionellen Blindheit* ist gerade die Selbsterfahrung in handlungsorientierten Therapiesettings eine neue wichtige Grundlage, um die therapeutische Handlungskompetenz zu erweitern. Wir tasten uns in der Therapie von Komplextraumata vorsichtig durch ein Feld von starken Täterübertragungen, zähen Täterbindungen und vernichtenden Täterintrojekten bzw. Täterprogrammen. Wer auf diese Minensuche nicht vorbereitet ist, wird nicht lange im Bereich dissoziativer Störungen arbeiten können.

Irina Vogt stellt aus diesem Grund in Kapitel 5 einen Selbstbericht vor, in welchem sie sowohl zu den eigenen unbewussten Introjektübernahmen als Klein- und Schulkind, unter den Bedingungen der DDR-Sozialisation, etwas aussagt als auch über deren heutige Verquickung in aktuellen Fallinszenierungen mit dissoziativen Patienten. Solche Selbstöffnungen sind selten bei professionellen Fachtagungen zu hören, weil sie doch sehr über das bloße Darstellen von Selbst- und Gegenübertragung hinausgehen. Wirkliche Verletzungen und von Menschen gemachte Introjektionen zuzugeben, verlangt psychosoziale und kollegiale Belastbarkeit, Schambewältigung und Mut. Aus deren Überwindung erwächst freilich die notwendige Kompetenz zur Anleitung einer Psychotherapie.

Nicht nur in der therapeutischen Arbeit gilt es Täterintrojekte zu identifizieren, sondern auch in den verschiedensten gesellschaftlichen Strukturen. Winja Lutz' Artikel zu Täterintrojekten in der zeitgenössischen Kunst ist ein wichtiger Beitrag zur Vergegenwärtigung von latenten Täterintrojekten in der heutigen Gesellschaft. Unter dem Deckmantel von Kunst und Kultur hat mancher gebildete Mitbürger die Haltung entwickelt, keine prinzipielle Meinung mehr aussprechen zu dürfen oder zu müssen, weil Schöpfertum und Originalität Geschmackssache seien. Das wird als fahrlässig bezeichnet, weil wir so – relativ ungeschützt und naiv – giftiges Material konsumieren und zur Chronifizierung der dahinter liegenden Störungen beitragen. Außerdem werden von der Autorin strukturelle Missstände aufgedeckt, die solche, letztlich täterorientierten, Umgangsformen mit Störungspotenzialen in Kunst und Kultur, fördern. Das eigentliche Schicksal von agierenden (behandlungsbedürftigen) Künstlern wird bei der voyeuristischen, ebenfalls gestörten Umwelt schnell zur Nebensache.

Insgesamt konnte diese erste Fachtagung zum Fokus der Täterintrojekte viele mutige und kreative Entwicklungen im relativ jungen Feld der Psychotherapie von chronisch traumatisierten, dissoziativen Störungen aufzeigen. Unser Resumee fällt vielfältig aus.

Mögen die Behandlungsmodelle der obigen Autoren punktuell sehr verschieden sein; einig sind sich alle Praktiker darüber, dass es peritraumatische Dissoziationen gibt, die für eine besondere Schwere von introjizierten Abbildern im Menschen sorgen. Während zu Zeiten unserer eigenen Psychotherapieausbildung oft noch unter fachlichem Schmunzeln diskutiert wurde, dass dissoziative Anteile ihre eigenen interaktiven Gesetze zu haben scheinen, ist die aufgeklärte Fachwelt heute vollends von der Schlüsselstellung der Introjektionen überzeugt und weiß, wie stark das Vorankommen oder Scheitern in der Behandlung von den täterimitierenden Steuerungsanteilen abhängt.

Nach und nach begreifen wir als integrativ arbeitende Psychotherapeuten immer mehr, dass psychoanalytische, verhaltenstherapeutische sowie psychotraumatologische Erkenntnisse stärker zusammengehören, als wir früher, eventuell nur aus Motiven der Toleranz und gegenseitigen Achtung, vermutet hätten. Psychotraumatologisches Wissen ist auch für geringergradig gestörte Syndrome von Bedeutung und multimodales Vorgehen ist andererseits die einzige Chance, komplexe Psychotraumafolgestörungen langfristig erfolgreich zu behandeln.

Das Problem der Introjektentstehung ist unseres Erachtens ein Thema, das sich auch im Feld der hirnphysiologischen Forschung erst im Anfangsstadium befindet. Das Konzept der Spiegelneurone ist hier gewiss ein erfreulich erhellendes Paradigma, aber es genügt bei Weitem nicht zur Erklärung von hochkomplexen Abbildstrukturen, da emotional und motivational große Unterschiede zum tierischen Lernen oder Verinnerlichen bestehen. Die Komplexität dieser Problematik können wir langfristig nur mithilfe von weiteren Diagnostikmodellen und -inventarien als auch mit neuen oder erweiterten Behandlungsmodellen für Kinder, Jugendliche, Erwachsene und Gruppen erfassen.

Diese Arbeit wird wohl noch eine weitere Generation von Psychotherapeuten benötigen – aber gerade deshalb ist es wichtig, dass sie heute unverzüglich begonnen wird.

Wer lange im Feld von Komplextraumatisierung und dissoziativen Klienten arbeitet, bekommt oft zwei Gegenkräfte zu spüren. Das eine sind die traumatisierenden Umweltsysteme der Patienten, die deren Heilung mit großer Kraft verhindern wollen bzw. systemerhaltend boykottieren müssen. Die andere Gegenkraft liegt in der Psychotherapeutengilde selbst, die z. B. notwendige Veränderungen von Fortbildungsrichtlinien institutionell zäh behindern. Oder an einzelnen, sich der verschiedenen Gremien bedienenden, intriganten Kollegen, die – aufgrund welcher unbewussten Motive auch immer – alle Entwicklungen, an denen Sie sich nicht beteiligt fühlen, argwöhnisch abqualifizieren oder zum Teil zerstören wollen.

Unsere nächste Tagung wird diese Gegenkräfte adressieren und den allgemein gehaltenen Titel *Verleumdung und Verrat* tragen. Beide ausbremsenden Felder werden beleuchtet und es können gemeinsam Lösungen für diese gesetzmäßigen Störungsmuster gefunden werden.

Denn wer sich mit den stark zerstörerischen und emotional meist unbewussten Ambivalenzen bei Menschen beschäftigt, wird unweigerlich auch mit deren destruktiver Kraft umgehen müssen – wohlwollend aber auch konsequent!

Ralf Vogt

Alltäglicher und professioneller Umgang mit dem Introjektproblem

Der Begriff des Bösen im Zeitgeist der Presse

Der allgemeine Täterbegriff und die Hirnphysiologie

Aktuelle öffentliche Diskussionen über Gewaltexzesse und die Konsequenzen

Die wachsende Bedeutung von sozialen und psychologischen Kontexten

Der Introjektbegriff in der analytischen Psychotherapie

Der Introjektbegriff bei Komplextrauma und Dissoziation

Introjektentstehung nach dem SPIM-30-KT-Modell

Die Regulationszustandsbestimmung nach dem SPIM-30-KT-Modell

Der Begriff des Bösen im Zeitgeist der Presse

Es gibt sehr viele Begriffe vom Bösen im Menschen, da die Spannbreite des individuellen zwischenmenschlichen Verhaltens schwer auf eine Dimension zu reduzieren ist. Die Wochenzeitschrift „Die Zeit" untersuchte vor ein paar Jahren die gesellschaftlich vorherrschenden Meinungen über die Wurzeln des Bösen (vgl. Schmitt 2009). Dabei werden frühe christliche Moralauffassungen diskutiert, wie die Ansicht des Kirchenlehrers Augustinus, der im 3. Jahrhundert die Ansicht vertrat, dass das Böse durch den „freien Willen" heraufbeschworen werde. Thomas von Aquin, ein anderer Kirchengelehrter, äußerte ca. 1000 Jahre später Ähnliches, indem er ausdrückt, dass das Böse quasi der „Missbrauch des freien Willens" sei. Hierdurch wird nahegelegt, dass „böses Verhalten" durch eine spezifische egozentrische Souveränität des Individuums befördert werde, wenn dieses keine besondere Rücksicht nehmen müsse. Die Freiheit und Macht sich etwas ohne Grenzen erlauben zu können, befördert, dass man „die bösen Seiten zeigen" kann. Im 19. Jhd. glaubte der italienische Psychiater Cesore Lombroso (1835–1909) die Wurzeln des Bösen in der Kopfform des Menschen und somit in animalischen Merkmalen entdeckt zu haben, was später von Rassentheoretikern übernommen wurde. Hannah Arendt prägte durch das Studium am NS-Kriegsverbrecher Adolf Eichmann 1963 den Begriff der „Banalität des Bösen", womit sie auf äußerst gespaltene Täterpersönlichkeiten hinweist, die im Alltag sehr normal erscheinen. In der Funktion einer identitätsgerechten Aufgabe oder selbst ernannten Bestimmung können diese äußerlich unscheinbaren Zeitgenossen dann quasi auf Abruf zu gefühlskalten, psychopathischen Tätern werden. Große Bekanntheit erlangte auch das Gefängnisexperiment des Soziopsychologen Philip Zimbardo, der durch ein Experiment mit vorstrukturierten Beziehungskonstellationen und differenzierten Gruppenanforderungen nachweisen konnte, dass viele Menschen unter systemischen Konstellationen brutale, egozentrische, rücksichtslose und unmoralische Verhaltensweisen zeigen. Verhaltensweisen, die sie unter anderen Bedingungen nicht als Problemverhalten hatten und die sie vor der konkreten Aufgabenbewältigung selbst nicht für möglich gehalten hätten (vgl. auch Zimbardo, 2008 bzw. 1971 sein Stanford Prison Experiment, nach welchem der Spielfilm „Das Experiment" mit Moritz Bleibtreu, D-2009 gedreht wurde).

Philosophen der Gegenwart diskutieren ebenfalls in einem Themenheft über das Böse (vgl. z. B. Gruen 2003, Nordhofen, 2003). Sie untersuchen diese zerstörerische Wurzel unserer tierischen Stammesgeschichte als Dimension der zivilisatorischen Entwicklung. So wird Friedrich Nietzsche zitiert: „Das Böse ist des Menschen beste Kraft", was auch an dem Mephisto-Ausspruch Goethes Faust: „Ich bin ein Teil von jener Kraft, die stets das Böse will und Gute schafft!" erinnert (Goethe, *1749 – †1832, Faust Teil I). Gegenübergestellt werden diese Aussagen denen der Philosophiegelehrten Kant und Leibniz, die nicht an einen schöpferischen Eigenwert des Bösen glaubten, sondern das Böse für einen Defekt des Menschen hielten. Arno Gruen fand die Bezeichnung: Das Böse ist das Fremde in uns (Gruen, 2009). In den Aufstellungen von spektakulären Verbrechen durch Yapp (2009) fehlen ätiologische Zuordnungen gänzlich. Kombiniert mit den abscheulichen Mordtaten heißt die implizite Botschaft: Das Böse ist nicht ergründbar.

Der Gerichtspsychiater Hans Ludwig Kröber zieht nach seiner 25-jährigen Gutachtertätigkeit das Fazit, dass „bösartiges Verhalten" durch eine Mischung von Persönlichkeitsbereitschaften, einer konkreten Anforderung und einem situativen Anlass erklärt werden kann und muss, um einen Tathergang so genau wie möglich verstehen zu können (vgl. „Die Zeit", 22.10.2009, S. 39). Das unterstreicht auch der Sozialpsychologe Harald Welzer (Welzer, 2008), der insbesondere die kognitiven Konstrukte und selbstgerechten Auffassungen von „normaltypischen Massenmördern" als potenzielle Alltagstäter ihrer ideologischen Zeit und Machtausübung untersuchte. Ähnlich interessant sind Verhör- und Fallanalysen des Kriminalkommissars Axel Petermann, der als Profiler Täterstrukturen des „Bösen" untersuchte (Petermann, 2010) und ebenfalls gebahnte und zufällige Strukturen bei Gewalttätern beschreiben konnte. Die schwierige Frage ist sehr oft, inwieweit die Schuldfähigkeit eines Täters, durch die besonderen psychophysischen und soziokulturellen Umstände eines konkreten Straftathergangs, eingeschränkt sein könnte? Das ist auch ein Problem, dass Heisig (2010) als Juristin bei der Verurteilung von jungen Straftätern hatte. Sie zitierte als Richterin eine Reihe allgemein negativer Rahmenbedingungen für das verstärkte Auftreten von Jugendstraftaten. Die Denkweise des Einzeltäters konnte sie oft nicht verstehen. Ohne psychologische Veränderungsmodelle sah sie den Ausweg resigniert in harten Sofortstrafen für jugendliche Täter. Die häufig diskutierte Frage lautet in den Medien ohnehin: Was tun bei in der Regel impulsiv gesteuerten und häufig emotional unterkühlten Straftätern, die bestenfalls zweckorientiert an Psychotherapiemaßnahmen teilnehmen? (Vgl. Themenheft: „Psychologie des Verbrechens" in „Gehirn und Geist", Heft 2/2010).

Die Psychiater Ponce und Hoenicka der Universität Madrid haben 2008 angeblich ein Psychopathen-Gen entdeckt (ebenda, S. 51) und andere Neurowissenschaftler glauben bei Psychopathentätern eine kleinere Amygdala, kleineren Hippocampus und präfrontalen Cortex nachweisen zu können (ebenda, Untersuchungen von Kiel, 2011 und Yang, 2008, S. 48 ff).

Heißt das wieder, dass einsichts- und bewusstseinsfördernde Psychotherapie bei Tätern sinnlos ist?

Implizit geht der Trend der „psychologischen Unlösbarkeit des Täterveränderungsproblems" wohl noch diese Wege im gesellschaftlichen Meinungsbild. Die Haupttherapiemethode scheint deshalb in der Verhaltenstherapie und in psychagogischen Gruppengesprächen zu liegen (vgl. „Psychologie Heute", Heft 11/201, S. 74 ff). Im allgemeinen Zeitgeist erwartet der Bürger eher biologische Lösungen, bis hin zu genetischen Veränderungen durch Hochleistungstechnologien, als auf psychotherapeutische Verfahren oder soziokulturelle Veränderungen zu setzen.

Der allgemeine Täterbegriff und die Hirnphysiologie

Die Frage, was zerstörerische Kräfte im Menschen antreibt, wird im Zeitgeist unserer Journale und der Öffentlichkeit im Wesentlichen immer noch sehr biologisch oder soziologisch betrachtet; psychologische Verbindungen im engeren Sinne sind nach meiner Umschau eher selten.

In der „Süddeutschen Zeitung" wird am 23. Juni 2010 (ebenda, S. 16) von Naturwissenschaftlern berichtet, die aufgrund sozioökonomischer Parameter, die Eskalation von Gewalt per Computerrechenmodell vorhersagen wollen (sh. „Mathematisches Potenzgesetz der Aufstände" – vgl., ebenda). In der „Frankfurter Allgemeinen Sonntagszeitung" vom 18. September 2005 lautete der Leitartikel der Wissenschaftsbeilage: „Ein Betrüger namens Gedächtnis", in welchem namenhafte forensische Psychologen, Gerichtspsychiater und Hirnforscher sich über die Unzuverlässigkeit von psychologischen Gedächtnisinhalten äußern und fatalistische Aussagen über gerichtliche Verwertbarkeit von Zeugenaussagen machen.

Eine frische Auferstehung der Theorie zum unerklärlichen Wesen der Emotionen findet sich in „Die Zeit" (Heft 2/2011, S. 84–99). Verschiedene Autoren erklären, auch unter Zuhilfenahme von hirnphysiologischen Forschungsergebnissen, dass wir im „*Baum* der Erinnerung von Emotionen gesteuert" werden. Genaueres erfährt man nicht – nur, dass man sogar Angst, Scham und Wut „in den Griff" bekommen könne, durch Verhaltenstraining, Meditation oder eine gewissermaßen individuelle Akzeptanz gegenüber der Störung (z. B. fotografierte ein Vater drei Jahre seinen autistischen Jungen, um ihn dadurch besser verstehen zu können). Das klingt alles sehr betrüblich und bemitleidenswert. Allein, mit moderner Psychotherapie hat dies alles nichts zu tun.

Lösungen erwartet man hauptsächlich von verbesserten biochemischen Präparaten oder hirnphysiologischen Diagnostikgerätschaften. Im Internet ist derzeit die Tinktur „Liquid Trust" ein Renner (vgl. Wilhelm, 2010, S. 46), da die Flüssigkeit Oxytozin enthält und somit amouröse Abenteuer, als Botenstoff für Nähewünsche, fördern soll. Aber auch Eltern autistischer Kinder versuchen in ihrer Verzweiflung dieses Mittel als Beziehungsstimulator einzusetzen, da der Händler mit entsprechenden Forschungsergebnissen die Werbung anheizte.

Soeben scheint auch ein wichtiger Durchbruch am Max-Planck-Institut für Kognitions- und Neurowissenschaften Leipzig gelungen zu sein (laut „LVZ" vom 21. 3. 2011), weil ein „Sieben-Tesla-Tomograf" noch nie da gewesene individuelle Hirnkartenbilder ermögliche. In einer der letzten Ausgaben von „Bild der Wissenschaft" (Heft 2/2011, S. 18–25) wird wiederum die Hypothese der biologischen Prä-Determiniertheit favorisiert, weil Neurobiologen glauben, das entscheidende „Gen für Geiz und Gier" in Form einer DRD4-Mutation gefunden zu haben. US-Wissenschaftler wiederum meinen laut „Der Spiegel" (Spiegel-Wissen, Heft1/2011, S. 40–44) ein Risiko-Gen für depressives Erleben entdeckt zu haben. Allerdings bekunden ebensolche Forscher, dass Gen-Programme zunächst durch gewisse Epi-Marker an- oder ausgeschaltet werden müssen, bevor diese Genausprägungen aktiv werden würden. Wodurch ein Epi-Marker aktiver oder passiver wird, bleibt offen?

Interessanter und psychologisch relevanter sind zu diesem Thema Aussagen des Hirnforschers Professor Gerald Hüther (Göttingen), der beschreibt, dass Missbrauchserfahrungen im frühen Kindheitsalter Blessuren im Gehirn hinterlassen, wodurch die Funktionsbreite des Gehirns eingeschränkt und z.B. die o. g. epigenetischen Marker vermehrt nachweisbar waren (vgl. Aussagen, ebenda).

Andere interessante Erkenntnisse wie die hirnphysiologischen Experimente zu den Spiegelneuronen von Rizzolatti, 1999) sind fast zwanzig Jahre alt. Sie werden auch zum Teil umfangreich von Psychotherapeuten wie Bauer (Bauer 2004, 2005) u. a. referiert und finden eigenartiger Weise zurzeit nicht so große öffentliche Resonanz wie die alten „Unbestimmbarkeitstheorien der Emotionen".

Großes Interesse dagegen rufen immer wieder die Experimente des US-Neurophysiologen Libet aus den 80-er Jahren hervor (u. a. zit. in Schleim, „Gehirn und Geist", Heft 2/2010, S. 72–77), wo herausgestellt wurde, dass ca. ⅓ Sekunde vor einer bewusstseinsfähigen Willenswahrnehmung eines Probanden quasi im Gehirn schon „festgelegt" war, welcher Finger sich als Nächstes heben würde usw. Das führte bei Hirnforschern wie Roth (Universität Bremen, vgl. auch Roth, 2002, 2007) oder Singer (Hirnforscher am Max-Planck-Institut Frankfurt/Main, vgl. auch Singer, 2007) zu den bekannten Hypothesen, der primären Bestimmtheit des menschlichen Verhaltens durch biologische Faktoren (zit. ebenda).

Fatal werden allerdings die angekündigten Schlussfolgerungen für die Justiz von Schleim beschrieben, da hierdurch impulsgesteuerte Straftäter eventuell auf mildernde Umstände bei der juristischen Verurteilung pochen könnten. Das Problem der sogenannten „Willensfreiheit" wurde schließlich zum Teil durch erkenntnistheoretische Grundregeln der Philosophie wieder vom Kopf auf die Füße gestellt. Die Hirnphysiologen hatten die Kontextbezüge der Wechselwirkung zwischen bewussten Ausführungszielen und psychophysiologischen Grundlagenprozessen missachtet und diese doch wieder im alten linear eindimensionalen Kausalstil bewertet (vgl. Metzinger als auch Pauen in „Gehirn und Geist", Heft 1/2008 oder Newen als auch Pauen in „Spektrum der Wissenschaft", Heft 3/2011).

In einem Streitgespräch zwischen Psychologen und Neurowissenschaftlern („Gehirn und Geist", Heft 1/2008, S. 32 ff) stellt Güntürkün die These auf, dass die neurowissenschaftlichen Messbildverbesserungen möglicherweise wegen des zu starken Erfolgsdrucks und dem Kampf um Forschungsmittel regelmäßig überinterpretiert werden würden. Auf absehbare Zeit könnten die Neurowissenschaften bis auf Weiteres lediglich formale Abbilder von Stoffwechselprozessen und nicht inhaltliche Beiträge zum konkreten Informationsaustausch liefern. Eine Ansicht, die auch der Hirnforscher Professor Hüther (Universität Göttingen, persönliche Mitteilung sowie Hüther, 2006) vertritt.

Eine Reihe von Autoren sieht auch die Veränderbarkeit der Gene (Blech, 2010) in sehr langen Zeiträumen als durchaus möglich an. Lebensstil, Ernährung und Umwelteinflüsse verändern nach Blech den Stoffwechsel, wozu natürlich auch der Hirnstoffwechsel gehört. Die oben benannten Epimaker reagieren dann auf die neue Situation im Sinne einer „vermuteten Daueranforderung“ d. h. sie stellen die Genexpression allmählich, langfristig und dauerhaft auf: Erweitern oder Schließen ein (ebenda, S. 255–264).

Arai et.al. (2009) untersuchten speziell die Weitergabe von veränderten Epimarkern durch Vererbungsketten bei Ratten. Interessant war dabei, dass die Versuchsratten einen bekannten Gendefekt besaßen und sich demzufolge Handlungsmuster nicht merken konnten. Durch „therapeutisches Training“ konnten Kompensationsstrategien gelernt werden, welche auch bald im Epimarkersystem nachweisbar waren. Die Vererbungsfolge über 3 Generationen zeigte, dass diese veränderten Epimaker biologisch weitergegeben wurden! Das heißt, die neugeborenen Ratten hatten den Kompensationsschritt zum Teil ohne zusätzliches Training beibehalten und lernten auch weiter kompensatorisch besser als die ebenso genseitig geschädigten Urgroßeltern.

Diese Untersuchung kam auch für hirnphysiologische Veränderungen von Epimarkern bei Menschen als Metapher gelten. Natürlich gilt diese Wechselwirkungshypothese auch für den umgekehrten negativen Zusammenhang. Rüegg (2010) referiert in einem übersetzten Online-Artikel der Züricher Forschergruppe um Mansuy (Rüegg, 2010), dass bei gestressten Ratten, der erworbene Stress in die nächste Generation durch eine Störung in der DNS-Methylierung, die epigenetisch gesteuert wird, unmittelbar verhaltenswirksam und biologisch nachweisbar weitergegeben wurde. Methylierung von Cytidinbasen als auch die Acetylierung von Histonen gelten derzeit als wichtigste Modifikationen des Epimarkersystems (vgl. http://www.mpipsykl.mpg.de/research/themes/depression/ising_03/index.html).

Diese Erkenntnisse korrespondieren mit den jüngsten Erkenntnissen der Psychoneuroimmunologie (vgl. Schubert, 2011). Dort belegen Forschungen einer Reihe von namenhaften Autoren aus den USA und Europa, dass die Wechselwirkungen zwischen Hormon- und Immunsystem sehr konkret und zum Teil prompt sind. Diese Kopplungen passen gut zu den Forschungsberichten der umfangreichen alten und neuen Psychosomatikforschungen von Uexküll (1994) bis Schubert (2011). Leider sind diese biopsychosozialen Erhebungen noch nicht ausreichend mit den modernen Psychotherapiemethoden der Psychotraumatologie in Verbindung gebracht worden. Aber die Schlussfolgerungen, dass eine erfolgreiche Psychotherapie das menschliche biologische Immunsystem positiv verändert und dadurch zum Teil infauste Volkskrankheiten wie Krebs gebremst werden können (vgl. Schubert, 2011, S. 66–109, ebenda) macht auch für unser Psychotherapiefeld Hoffnung.

Aktuelle öffentliche Diskussionen über Gewaltexzesse und die Konsequenzen

Als Psychopath gilt allgemein ein Mensch, der sich eher rücksichtslos, unempathisch, impulsgesteuert antisozial verhält (vgl. Def. bei Arnold, 1993). Psychopathen zeigen keine

Reue, Schuldgefühle oder Verantwortungsbewusstsein für ihr Handeln. Sie scheinen überhaupt wenig emotional zu handeln, sondern berechnen ihr Tun manipulativ-zweckgerichtet oder bezogen auf ein formal zu vermeidendes Strafmaß usw. Salopp formuliert: Ein Psychopath und insbesondere ein antisozialer Psychopath ist generell ein schlechter Mensch – quasi eine Täterkernstruktur oder ein „pures Täterintrojekt in sozialer Demontageaktion".

Allgemein werden nur grobe Entgleisungen in der Öffentlichkeit diskutiert. Dazu gehören z.B. Amokläufe in Schulen, skrupelloses Verhalten von Bänkern im Rahmen der weltweiten Finanzkrise (2008 – 2010), das Verhalten von Terroristen der RAF oder Al Kaida, Völkermordexzesse wie in Ruanda oder dem Sudan (vgl. Böhm u. Kaplan, 2009 oder Rhoades, 2005) sowie das jüngste Massaker des Rechtsextremisten Anders Behring Breivik aus Norwegen 2011 (vgl. Wöbking, 2011). Man kann das Problem drehen und wenden, wie man will. Es löst sich nicht auf durch den Versuch, es auf Psychopathen oder Psychosekranke einzugrenzen.

Beispielsweise wurde der Psychopathiebegriff wegen der negativen Stigmatisierung als veralteter Psychiatriebegriff in den letzten 20 Jahren immer mehr durch das mildere Siegel: Persönlichkeitsstörung bzw. dissoziale Persönlichkeitsstörung ersetzt (vgl. auch Lehrbuch von Lieb, Frauenknecht, Brunhuber, 2008, S. 297–324 oder Müller, 2008). Letztlich schockiert die Öffentlichkeit, dass Amokläufe auch von äußerlich unscheinbaren Menschen begangen werden.

Die Frage bleibt dennoch: Was treibt diese Menschen an sich so egoistisch, affektgesteuert oder superkontrolliert-berechnend zu verhalten? Weshalb sind diese Täter psychisch gespalten, äußerlich zum Teil angepasst und heimlich kriminell oder funktional brutal (vgl. Moser, 1997; Welzer, 2008; Gresch, 2010)? Es gibt so viele Antworten, wie es verschiedene Täterstrukturen gibt, aber gesellschaftlich werden die vorhandenen Erkenntnisse nicht vollends genutzt. Wir alle werden von Generationsintrojekten beeinflusst, die unser kritisches oder bagatellisierendes Eingreifen oder Verzögern als Entscheidungsträger lenken und somit den aktuellen Zeitgeist alter Gesellschaftsformationen darstellen. In Europa haben zwei katastrophale Weltkriege stattgefunden, in denen die Menschen sowohl in der Täter – als auch in der Opferposition zerstörerische Introjekte bewusst und direkt oder zum Teil unbewusst und indirekt erworben haben. Die mühsame Aufarbeitung dieser militaristischen Vergangenheit in Deutschland hat in politisch größerem Umfang in den 1950/60-er Jahren begonnen – die umfassende psychotherapeutische Verarbeitung des Themas begann aber, gesellschaftlich spürbar, erst in den 1990-er Jahren (vgl. Radebold, Heuft, Fooken, 2006; Goltermann, 2009). Im Zeitgeist der noch nicht psychologisch geheilten Denkstrukturen waren psychisch traumatisierte Menschen oft „Rentenneurotiker" (vgl. Lüderitz, 2005) und die Wirkung der nationalsozialistischen Ideologie ist heute oft noch für viele Menschen ein Hinderungsgrund Psychotherapie in Anspruch zu nehmen, weil man nicht „geistesschwach, balla-balla oder verrückt" sein will, seine Probleme „alleine" austragen muss oder „durch Arbeit" alles Heilen möchte. Diese gelernten Introjektsätze spielen auch heute noch eine traumaphobische Rolle in meiner Behandlungspraxis (vgl. auch Moser, 1997; Goltermann, 2009).

Das Böse ist, psychologisch gesehen, eine gesetzmäßige Spielart unserer teilbewussten oder unbewussten verinnerlichten Erlebens- und Verhaltensmodelle. Unter „bewusstem Verhalten“ verstehen wir im flachen analytischen Sinne nur unsere wachen Reflexionen oder motivgeleiteten Interpretationen für unser Wahrnehmen und Tun. Aber Täterintrojekte hat jeder normal lebende Zeitgenosse. Inwiefern diese gesellschaftlich abträglich aktiv werden können oder in einer individuellen Störung Oberhand gewinnen, hängt sowohl von den aktuellen psychosozialen Lebensbedingungen in der nahen Lebensgemeinschaft, in der äußeren Lebensumwelt als auch von der individuellen Struktur des Menschen ab. Zum Beispiel ist Krieg ein Lebensumstand, der stark bösartige Introjekte heraufprovoziert und verstärkt. Oder eine anstachelnde Skinheadgruppe kann eine aktuell negative Lebensumwelt sein. Oder ein Mensch begeht im Affekt introjektgesteuerte Taten, die er in normalem Zustand nicht begehen würde. Der Ausbruch eines bösartigen Introjektes hängt außerdem von den zuvor erworbenen Triggern, von der interaktiven Wahrnehmung und der systemischen Handlungssituation des agierenden Menschen ab.

Böse handelt im Prinzip, wer ohne existenzielle, objektive Not einem Einzelnen oder seiner Umwelt etwas Negatives zumutet, um bei sich Gefühls- oder Verhaltenskorrekturen zu umgehen. Das trifft sowohl auf Eltern zu, die die Entwicklungspotenzen ihres Kindes aus Neid abwerten und behindern als auch auf einen narzisstischen Psychopathen, der aufgrund seiner Selbstwertproblematik und ideologischen Einengung andere Menschen vernichten will. Genauso wie auf einen Amokläufer, der aufgrund seines unbewältigten Leides viele Menschen mit ins Elend reißt. Hier ließen sich noch viele Beispiele finden. Im Fall des Anders Behring Breivik hat die Umwelt seine aggressiven Täterpotenziale, die sich in einer wahrscheinlich psychopathisch narzisstischen Struktur zeigten, nicht ernst genommen. Ebenso hat der Staatsschutz die kriminellen Vorbereitungen des Massakers nicht im Zuge von Rasterfahndungskriterien (Extreme politische Gesinnung – Schützenverein – Persönlichkeitsstörung) erkannt.

Psychotherapie allein verändert diese Welt nicht. Vielmehr bedarf es eines breiten öffentlichen und professionellen Diskurses zum Problem der Aggressionen und Täterstrukturen in der Gesellschaft, in den sich auch Psychotherapeuten stärker einbringen sollten, damit nicht länger nur die Psychotherapeuten die „Entsorgungsstelle“ der alten gesellschaftlichen Fehler sind. Man kann die politischen Rahmenbedingungen schaffen (s. Stang u. Sachsse, 2007), in welchen Psychotraumaaspekten mehr Beachtung geschenkt wird.

Die gegenwärtige politische Diskussion in Deutschland in Bezug auf die Rücknahme der Praxis von juristisch gestalteten Sicherungsverwahrungen für schwer berechenbare Straftäter löst das Problem weder durch mehr „Gleichberechtigung für Täter“ noch durch das Aufrechterhalten der alten Praxis: bei Unklarheit ewiger Strafvollzug. Hier fehlt es an kompetenten Behandlungsmöglichkeiten (vgl. Rauchfleisch, 1999;

Buchholz, Lamott, Mörtl, 2008). Bisher scheitern traditionelle Behandlungsansätze noch an der ungenügenden Motivation und Einsichtsfähigkeit von Tätern. Und hier müsste die Psychotherapie stärker ansetzen. In der Justiz wurden bereits Schritte getan, dass Jugendämter, nach dem Tod von Kevin in Bremen (Schlagzeile in den deutschen Nachrichtensendungen 2009), mehr und früher auf gestörte Familienstrukturen Einfluss nehmen dürfen. Andere Modelle müssten folgen, damit gerade psychotherapeutische Arbeit stärker präventiv wirksam werden kann.

In der Gesellschaft werden außerdem immer stärker Tendenzen der Gewalteskalation unter Jugendlichen oder jüngeren Erwachsenen konstatiert (vgl. Eissele, 2009; Faust, 2010 oder Artikel der Leipziger Volkszeitung vom April/Mai 2011). Auch hier sehe ich die widersprüchliche aktuelle Moral bzw. die übernommenen Generationsintrojekte in unserer Gesellschaft. Seit vielen Jahren imponiert uns eine Leitkultur des Cool-Seins in Werbung, Künstler-Image und Idolfiguren in der Sport- und Geschäftswelt. Es werden Actionfilme ohne Ende produziert, Computermassakerspiele in riesigen Stückzahlen produziert und neuerdings sogar Kriegsinterventionen live im Nachrichtenfernsehen gesendet oder bei YouTube eingestellt.

Anders Behring Breivik konnte über 1800 Seiten rechtspopulistische Manifestzeilen ins Internet stellen und seine grausame Tat sehr langfristig als unbescholtener Waffenliebhaber minutiös vorbereiten. Ihn heute vorschnell als geistesgestörten Außenseiter hinzustellen, wie es durch seinen Anwalt und andere Rechtsradikale propagiert wird, greift gefährlich zu kurz (vgl. TV-Sendung: Weltspiegel vom 31.07.2011, ARD). Täterintrojekte gibt es, wie gesagt, im Teilbewussten und Unterbewussten aller Menschen. Wir müssen lernen, auch mit Mitmenschen über diese Gewaltbereitschaften und deren verzweigte Ursachen im Psychischen und im Sozialen zu sprechen und korrigierende Maßnahmen einzuleiten, bevor diese Störungsmuster rücksichtslos ausagiert werden.

Bereits in Vogt (2010) habe ich auf die mediale Verharmlosung von extremen Ekelgefühlen durch Computerspiele, Unterhaltungsshows und Werbespots hingewiesen. Gewiss möchte jeder Mensch gern selbst entscheiden, was er verträgt, aber es bedarf einer niveauvollen Auseinandersetzung und einer gewissen gemeinschaftlich-weitsichtigen Pflicht zur Anleitung in Bezug auf die Verdaubarkeit der Konsumgüter. Mit einer lockeren Ideologie des „Stay-Cool and Smile" (vgl. Ehrenreich, 2010) geht es nicht. Die Lage ist zu ernst, weil Menschen durch den zivilisatorischen Fortschritt wie das Internet immer schneller und ohne Regulationsfilter an Materialien, Stoffe, Informationen und Kontakte kommen, mit denen sie sich zum Nutzen aller bilden und entwickeln – aber auch zum Schaden aller verdummen und kriminalisieren können. Cybermobbing ist nur ein Phänomen, das belegt, dass junge Menschen in der unreifen psychologischen Übertragungskonstellation das Internet als elterlichen Begriffsbestimmer ansehen können und dass die Möglichkeiten für distanzierte, heimtückische Angriffe auf andere immer größer werden. Die technische und emotionale Distanz zum Handlungsergebnis ist eine nicht zu unterschätzende Gefahr für unser Zusammenleben, wie auch die weltweite Bankenkrise gezeigt hat (vgl. Müller, 2008).

Diese Zusammenhänge sind bestimmt nicht genetisch bedingt (vgl. Einzmann, 2010). Dazu brauchen wir keine vordergründig neuen technischen Hilfen, wie verbesserte Lügendetektoren (Gamer, 2010), die kriminell gewordene Psychopathen enttarnen sollen. Wir wissen, dass wir die sozialen Bedingungen für Persönlichkeitsstörungen gemeinschaftlich fördern bzw. dem „Selbstlauf in Auswirkung der alten Gesellschaftsquellen" überlassen. Schuld soll aber, laut allgemeinem Zeitgeist, noch immer möglichst der Einzelne selbst mit einem defekten Gen haben – das wäre bequemer. Hier fehlt es an Forschung zu therapeutischen Konzepten gerade für „reflexionsschwache, egozentrische Wesen" (vgl. Wischka, 2010). Wir besitzen einige differenzierte Selbstberichte von Gewaltopfern (vgl. Reemtsma, 2005; Kampusch, 2010), wir bräuchten allerdings auch Selbstberichte von erfolgreich behandelten Tätern: Was hat emotionale Neuorientierungen ermöglicht?

Von jugendlichen Amokläufern ist bekannt, dass sie nur in scheinbar unauffälligen Familien lebten (vgl. Faust, 2010). Die Mehrzahl der Jugendlichen waren meist schon lange Zeit für Mitschüler und Lehrer auffällig, sie hatten mit ihren Eltern dauerhafte Konflikte oder die Eltern zeigten selbst aggressiv auffälliges Verhalten. Wie erreicht man z. B. Eltern, die mit ihren Symptomkindern nicht zurechtkommen? Wie hilft man Jugendlichen, die massive Probleme mit ihren Eltern haben?

In der Schule soll Wissen in immer kürzerer Zeit angeeignet werden und Jugendliche schaffen das irgendwie mit technischen Hilfen. Aber die emotionale Bewältigung von Informationsfluten, Prüfungsstress und ganz normalen Identitätskonflikten bleibt auf der Strecke. Ethik- oder Religionsunterricht können solche umfangreichen Aufgaben nicht erfüllen, da ja im Grunde schon wieder Stoff gelernt werden muss. Es fehlt Zeit zum Austausch, eine Kultur des Redens und Zuhörens – eine Art Unterrichtsstunde im Sinne von Konflikt- und Entwicklungslehre. Die Amokläufer von Erfurt und Winnenden waren für ihre Mitschüler oder Lehrer auffällig in der „An- oder Abwesenheit" vom Unterricht. Ein Nachfragen, Erzählendürfen oder Antwortenmüssen ist nicht vorgesehen. Beziehungsunterricht ist nicht Pflichtfach, Eltern befragen gilt als peinlich, Mitschüler verpetzen als hinterhältig und unehrenhaft. Diese gesellschaftlichen Introjekte, in Form von alten Regeln, fördern weitere Täterstrukturen, weil sie so nah an unserem Selbst sind, dass wir sie nur schwer sehen können. Täterintrojekte expandieren also auch dort, wo der innerpsychische Zugang fehlt. Dort, wo bei Menschen im Alltag Dissoziation herrscht. Das ist in der Gesellschaft so ähnlich wie in der Psychotherapie: Wir nehmen die sensiblen Frühwarnzeichen nicht ernst. Wir wissen im Grunde viel mehr als wir zugeben und wiederholen aufgrund der eigenen Introjektabwehr lieber unfruchtbare alte Fragen bis zur Redundanz.

Die wachsende Bedeutung von sozialen und psychologischen Kontexten

Über die Bedeutung der engen Bindung zwischen Opferkind und Täterelternanteil ist nach dem bahnbrechenden letzten Artikel von Ferenczi, 1933, viele Jahre nichts geschrieben worden. Wahrscheinlich war das gesellschaftliche Zeitgeisttabu zu groß, was auch Ermann (1994) konstatiert, der die frostige und abwertende Atmosphäre auf dem Wiesbadener Kongress von 1932 beschreibt, auf welchem Ferenczi diesen Vortrag erstmals hielt. Wie auch Fallend (2002) und Roudinescou und Plon (2004) an entsprechenden Stellen über den Tod von Sandor Ferenczi schreiben, wurde die versprochene Veröffentlichung dieses Artikels durch Johnes, in Korrespondenz mit Freud, damals bewusst zurückgehalten.

Miller (1981, 1991) beschreibt eindrucksvoll, wie fest verwurzelte gesellschaftliche Regeln gerade in der Beziehung zwischen Eltern und Kind früh geprägt werden und so quasi zu Generationsintrojekten oder Über-ICH Strukturen des Zeitgeistes werden. Diese werden im Selbstbild der Gesellschaft maßlos beschönigt oder müssen bei Strafe verschwiegen werden. Und diese Täterstrukturen schaffen natürlich auch die entsprechenden Macht- und Rechtsinstanzen. Freud selbst hatte 1897 in einem Brief an Wilhelm Fließ seine These, dass Psychotraumata auf realen Gewalthandlungen beruhen, die den Opfern – meist in ihrer Kindheit – angetan wurden, wieder zurückgenommen (vgl. Vogt, 2004, u. a. Autoren). Masson hat diesen Zusammenhang umfassend recherchiert und beschrieben und sich dafür die entsprechenden Feindseligkeiten eingehandelt (Masson, 1990). Die Freudianische und später auch die einflussreiche Kleinianische Psychologie (Freud, 1969; Klein, 1962) blieben im Grunde stets beim Primat der „problematischen Wünsche des Kleinkindes“, welches mit seinen Strebungen nicht zurechtkommt und die Eltern überfordert. Objektbeziehungstheoretiker wie Winnicott (1960, 1974) haben schon früh die notwendigen Entwicklungsbedingungen für ein Kleinkind beschrieben. Aber erst die Bindungsforschung von Bowlby (1975, 1995) und Ainsworth (1977) sowie ca. 10 Jahre später die Säuglingsforschung (Lichtenberg, 1991, Stern 2000 u. v. a.) stellte die primäre negative Bedeutung der wichtigsten Bezugspersonen unmissverständlich heraus. Aussagen von Fairbairn 1956 (zit. in Fairbairn, 2007) werden auch von Winnicott mit Rücksicht auf Freud lange weggeschoben, da Fairbairn unmissverständlich die primäre Unschuld des Kindes in den Vordergrund stellt und die Ursache für Introjektbildungen in den Elternbeziehungen sieht.

Heute gibt es Säuglings- und Bindungsforschung an allen führenden Universitäten. Man kann eine Vielzahl von Studien lesen, die belegen, dass Bindungsbedürfnisse die stärksten Ausrichtungskräfte in der Interaktion mit den Eltern sind (vgl. Brisch, Großmann, Köhler, 2002; Brisch, 2003; Brisch u. Hellbrügge, 2003, u. v. a.). Der Trend dieser Forschung ging in den letzten Jahren immer mehr dahin, die aktiv zu gestaltenden gesunden Mutter/Vater-Kind-Interaktionsmuster zu ergründen und durch geeignete Entwicklungsmodelle von sprachlicher und verhaltensseitiger Symbolisierung voranzubringen (vgl. Trautmann-Voigt, Voigt, 2001, 2002; Trautmann-Voigt, Moll, 2011;

Friebel, 2003). Ungeachtet dessen ist ein Teil der Psychoanalytiker noch immer mit den ödipalen Begründungen von kleinkindlichem Erleben und Verhalten unterwegs (s. Ogden, 2000), in dem sie hartnäckig die klassischen freudianischen Autoren zitieren. Es fällt natürlich auch schwer, in einer Zeit, in der die analytischen und verhaltenstherapeutischen Theorie- und Therapierichtungen sich immer stärker aufsplittern, überhaupt von einer allgemeinen zeitgemäßen Sicht zu sprechen.

Wichtig für den Ansatz SPIM-20-KT (vgl. Vogt, 2007) sind Ansätze, die die differenzierte Regulation von Gefühlen und Affekten untersuchen (bspw. Schore, 2007; Harms, 2008; Bateman u. Fonagy, 2008; Fonagy et al., 2008; Trautmann-Voigt, 2009). Hier werden hirnphysiologische Erkenntnisse und psychotherapeutische Erfahrungen in Forschungssettings oder in therapeutischen Diskursen fruchtbar zusammengebracht, sodass daraus Ableitungen für die tägliche psychotherapeutische Arbeit erwachsen. In Strauß (2008) werden Beispiele gegeben, wie bindungstheoretische Erkenntnisse bezüglich der verschiedenen psychopathologischen Krankheitsbilder berücksichtigt werden sollten, was auch eine kohortenmäßige Ausdehnung auf den Erwachsenenbereich bedeutet. Unsere Sicht auf die besonderen frühkindlichen Bindungsaspekte im SPIM-20-KT ist besonders vom Konzept der peritraumatischen Dissoziation beeinflusst, ein interaktives Modell der Psychotraumaentstehung und der verinnerlichten Abbildung. Auch unser Ansatz der Verknüpfung von einzel- und gruppenpsychotherapeutischer Arbeit bei komplextraumatisierten, dissoziativen Menschen bezieht sich auf dieses Modell. Die Bedeutung der bindungstheoretischen Erkenntnisse sehe ich heute in der entwicklungspsychologischen Erklärbarkeit von langfristigen Opfer-Täter-Bindungen. Darin enthalten sind grundlegende Erklärungsmodelle für asymmetrische Beziehungsstrukturen, die sich systemisch im familiären Feld herausbilden, in der Kindheit verfestigen und aufgrund der langen Prägungsgenese schwer therapierbar sind.

Psychotherapeuten müssen also das Kunststück vollbringen, traumatisierte Erwachsene trotz deren starker Täterübertragungen auf eine aktiv-wohlwollende Art zu erreichen und damit den Einfluss von früheren Täterbezugspersonen verringern, während sie selbst oft von den starken Täterintrojektstrukturen des Klienten angegriffen und verachtet werden.

Der Introjektbegriff in der analytischen Psychotherapie

Der Introjektbegriff ist einer der problematischsten Begriffe in der Psychotherapie, weil er verschieden definiert ist und deshalb unterschiedlich verstanden wird. Arnold, Eysenck, Meili (1993, S. 1018) haben diesen Begriff, nach damaliger analytischer Praxis, oft identisch zum Begriff Identifikation verwendet, was wohl eine Sonderform der Introjektion sein dürfte. Nach Roudinesco und Plon (2004, S. 466–467) war der Begriff 1909 von Ferenczi als Gegenstück zur Projektion entworfen und parallel zum Begriff der Introversion eingeführt worden, womit damals ein Rückzug der Libido auf die Innenwelt des Subjektes gemeint war. Es handelte sich also um eine Umschreibung dafür, dass ein Individuum ganz subjektiv äußere Objekte – d. h. Erfahrungen aller Art – als Denk- und Handlungsprogramm nach innen holen kann. Im Vordergrund stand also eine innerpsychische Aneignung und Verformung durch Fantasietätigkeit. Wie so oft in der frühen Psychoanalyse wird dem Individuum dabei eine etwas lustbezogene Fantasietätigkeit unterstellt, die unbewussten Wünschen nachkommen würde.

Nach Freuds Auffassung (vgl. Freud, 1915, 1920) waren unbewusste Wünsche oft verdrängte, sexuelle Triebe oder negative Emotionen – also Gefühle, die zum Teil bewusst weggeschoben werden sollen, weil sie so unbequem sind. Dagegen beschreibt die Introjektdefinition von Ferenczi 1909 (vgl. Artikel in Balint, 1936) eine gewisse autonome Willkürlichkeit des Halbverdauten, die das eher ohnmächtige Individuum unbemerkt überrollt. Das Unverdaute liegt somit schwer im Magen. 1931/1933 verändert Ferenczi diese Auffassung dahin gehend, dass er, im Falle einer psychotraumatisch veranlassten Introjektion, den passiven und hilflos-ohnmächtigen Charakter stärker herausstellt (vgl. Ferenczi, 1933 in Balint, 1936, Bd. II).

Neuere Psychoanalytiker, wie Hirsch (2011), übernehmen diesen Introjektbegriff und differenzieren dabei die innerpsychischen Prozesse der Implantation als eindringende Gewalt des Täters einerseits und als Introjektion andererseits. Hier wird sowohl von einer notwendigen Hereinnahme durch das Opfer ausgegangen als auch von einer sekundären Identifikation mit dem Täterintrojekt, mit der das Opfer eine selbst übernommene Verarbeitung der Tatschuld vollzieht. Das Introjekt hat dabei unbewusst, nach innen und nach außen, destruktive Aufträge gespeichert und ist stetige Quelle der späteren Ausführung des früheren Täterwillens. Ein weiterer psychodynamischer Aspekt der inneren Introjektverarbeitung ist nach Ferenczi die nachträgliche Identifikation mit dem Aggressor (vgl. Hirsch, 2011, S. 39). Hierdurch wird das zentrale Bindungsbedürfnis das „geliebte Täterobjekt" in der guten Beziehung zu erhalten, erfüllt. Dieses wurde von Ferenczi für den Fall eines familiären Traumas formuliert.

Bollas (2002) prägt für das psychodynamische Eindringen in die Psyche den Begriff „Interject". Damit benennt er den Prozess des Unterbrechens der eigenen emotionalen Innenwelt durch die von außen erworbene Figur. Das entspricht in etwa dem Über-ICH Begriff von Freud (1915), wobei das Interject bei Bollas (2002) dem identifizierten Täterintrojekt sehr ähnlich ist, weil dieses frühere Objekt in die eigene Wunscherfüllung eingeordnet wird.

Abraham und Torok (1975, zit. in. Hirsch, 2004) unterscheiden im Begriff „Introjektion" schlechthin die Assimilation des Fremden und im Begriff „Inkorporation" die nicht assimilierte Aufnahme des Fremden. Dieses inkorporierte psychische Abbild beschreiben auch viele Autoren wie Wurmser (1987, 1989, 1993 – zit. in Hirsch, 2004), wenn hier vom „inneren Zwerg", „inneren Henker" oder „inneren Richter" gesprochen wird.

Peichl (2007, 2010) bestätigt die große Verwirrung um den Introjektbegriff in der gegenwärtigen Psychotraumalandschaft. Hier ist von normaler Introjektion als auch von traumatischer Introjektion und Inkorporation die Rede. Je schwerwiegender traumatisch ein Verinnerlichungsprozess ist, desto größer bleibt der Filterextrakt als zweite Beurteilungsebene zurück (vgl. Peichl, 2010). Manchmal triggert dieses Objekt frühere Traumaerfahrungen an oder es sorgt für ein dissoziatives Ausblenden. Psychotraumata werden dann in dissoziativen Parts gespeichert, was man letztlich auch als Ego-States bezeichnen könne usw.

Auch Sandor Ferenczi (1988 – zit. in Hirsch, 2004) oder Sandler, Dare, Holder (2001) sehen im Introjekt eine Art Beifahrerstruktur, die im Psychischen Dauerkommentare vornehmen kann. Problematisch erlebe ich bei den psychoanalytischen Introjektkonzeptionen, dass auch dem traumatisch überfluteten Opfer – z. B. dem bindungsabhängigen Kind – so viel sinnhafte innere Verarbeitung unterstellt wird. So schreibt Hirsch (2004), dass die nach Ferenczi geschlussfolgerte Grundidee des Traumas wäre, dass das Kind durch Identifikation mit dem Aggressor die lebensnotwendige Beziehung zum familiären Täter retten müsse, indem es sich schließlich selbst die Ursache der Gewalt zuschreiben würde. Ich glaube, dass diese Entscheidung nicht wirklich bewusst möglich ist, sondern ein Zugzwang des traumatischen Prozesses ist. Die Information der Schuld stammt wohl eher vom Täter und wird ungefiltert internalisiert.

Die jungianische psychoanalytische Schule vermeidet den Introjektbegriff allgemein, wenn es um ein Hineinnehmen von äußeren Objekten geht (Müller&Müller, 2003). Hier haben die problematischen Strukturen die Gestalt von „Schatten“ – als die dunklen Seiten des ICHs (vgl. Schocks, ebenda), die man nicht gern bewusst wahrhaben wolle. Von der Untersuchung äußerer Schattenquellen wird nicht gesprochen.

Der größte Teil der Psychoanalytiker geht jedoch davon aus, dass bei der Introjektion durch ein Subjekt überflutende Einflüsse eines äußeren Objektes aufgenommen werden müssen, die dann nicht oder nicht vollständig assimiliert werden können und dadurch ICH-dystone innerpsychische Steuerungen entstehen lassen. Im Grunde unterscheiden sich die Interpretationen der Psychoanalytiker hauptsächlich in der Bedeutung der noch freiwilligen nachträglichen versus der unfreiwilligen, unmittelbaren Identifikation mit dem Aggressor (s. u.).

Van der Hart, Nijenhuis und Steele (2008) lehnen den Introjektbegriff wegen seiner Stigmatisierung dagegen ab. Stattdessen sprechen sie von „täterimitierenden Anteilen“, weil diese im psychischen Überlebenskampf geschaffene Antwortmuster auf das Täterverhalten darstellen (Nijenhuis – persönliche Mitteilung, 2010). Demnach bestünde eine traumaspezifische Phobie dafür, die Tragik des traumatischen Vorfalls möglichst niemals ins Bewusstsein gelangen zu lassen. Laut dieser Theorie gibt es eine Dissoziation zwischen dem Anscheinend Normalen Persönlichkeitsanteil (ANP) und den diversen Emotionalen Traumaspeicheranteilen (EP). Diese emotionalen Anteile können Traumakindanteile aus dem damaligen Opfererleben oder Anteile aus dem Tätererleben in der traumatischen Situation sein. Gut strukturiert sind hier dialogische Interventionsstrategien, wie die desintegrierten Traumaanteile schrittweise zusammengeführt werden sollen.

Die Mehrzahl der gegenwärtigen Psychoanalytiker hat nach Bohleber (2000) heute zwar verschiedene Psychotraumatheoriebausteine in ihr Repertoire aufgenommen – die therapeutische Strategie des liegenden Settings und des empathischen narrativen Verstehens bleibt aber die Hauptintervention. Der traumatisierte Patient soll über alles offen reden dürfen – dass das den Erkenntnissen der traumaspezifischen Informationsspeicherung nicht gerecht wird, wird trotz einer heute größeren Theorieakzeptanz nicht berücksichtigt. Anscheinend werden die Konsequenzen aus der Technikdebatte (vgl. Haynal, 2000) doch nur aus der Vergangenheit für die Vergangenheit – aber nicht für die Zukunft der Psychoanalyse gezogen.

Resignative Erkenntnisse dieser Art haben u.a. Hillebrandt (2004) dazu veranlasst, von einem „Trauma in der Psychoanalyse durch das Trauma" zu sprechen. Hiermit wird wieder der Bogen zur Abkehr der Psychoanalyse von der Politik des Zeitgeschehens geschlossen, wie es auch Nitzschke (in Fallend u. Nitzschke, 2002) konstatiert. Nach seiner Ansicht versuchte Freud die psychoanalytische Methode mehrmals zu retten – wie z.B. durch die Anpassung an die faschistischen Machtverhältnisse (Nitzschke, 2011 – persönliche Mitteilung sowie Roudinesco und Plon, 2004 unter dem Stichwort: Göringinstitut für Psychoanalyse in Berlin). Bewirkt hat er damit leider Stagnation und zum Teil Rückschritte in der wissenschaftlichen Entwicklung der psychoanalytischen Theorien- und Technikdiskussion. Die derzeitige Verwirrung hinsichtlich des Introjektbegriffs interpretiere ich als Furcht vor dem Verwerfen von lieb gewordenen alten Theoriebausteinen und als Konsens des Nicht-Infragestellens von heilig gewordenen engen Settingstrukturen. Meines Erachtens hat sich diese Haltung im Rahmen der langfristigen negativen Nachkriegsauswirkungen entwickelt und zeugt von einem Festhalten nach den umfangreichen Verlusten. Ich glaube, schon mit Freuds Bemerkungen zur Negativen Therapeutischen Reaktion (NTR in Mertens, 1993) hätte die erste Chance bestanden, abgespaltene bzw. dissoziative Anteile im Psychischen als existent anzuerkennen und durch ein Öffnen der Beziehungsarbeit im experimentelleren Setting weiterzukommen.

Freud hat 1918/1923 die Erlebens- und Verhaltensbrüche der Patienten als Agieren verstanden – als Strafe für den Analytiker, die dem Patienten unbewusste Befriedigung verschaffe. Das Unterstellen von sinnvollen Absichten sehe ich gewissermaßen als „Selbsttor" in der Psychoanalyse. Denn diese Sichtweise verschärft den paranoiden Beziehungskonflikt zwischen dem verunsicherten Analytiker und dem unter psychotraumatischen Druck auf introjizierte Destruktion umschaltenden Patienten.

Der Introjektbegriff bei Komplextrauma und Dissoziation

Wie bereits in Vogt (2007) beschrieben, verwenden wir den Introjektbegriff in einem schweregradorientierten Konzept. Wir gehen in unserem Behandlungsmodell SPIM-20-KT von psychophysischen Regulationszuständen aus und nutzen mehrdimensionale

Begrifflichkeiten. In den vorangegangenen Veröffentlichung wurden grundsätzliche Übersetzungsorientierungen zum Vergleich mit anderen Modellen gegeben, diese wollen wir hier aktualisieren.

Im angloamerikanischen Raum sind frühe Arbeiten von Kluft (1984, 1995, 1999), Putnam (1984, 1989, 1997, 2003) und Watkins & Watkins (1977, 2003) prägend für die angewandte Begrifflichkeit von meist frühkindlich erworbenen chronifiziert-komplexen/dissoziativen Psychotraumazuständen geworden. Kluft (vgl., 1984, 2005) und Putnam (vgl., 1984, 2003) haben grundsätzliche psychotraumatologisch bedingte Aufspaltungen der Persönlichkeit in „alternative Entweder-Oder-Persönlichkeiten" beschrieben.

Im SPIM-20-KT Konzept (Vogt, 2007) sind diese, zu Behandlungsbeginn in der Regel dissoziierten, „Nebeneinander-Zustände" als Implantatstates bezeichnet worden, weil hier traumabedingt sehr autonome, von außen erzeugte – quasi implantierte – Verhaltensmuster wirksam werden. Diese haben zunächst keine Kenntnis vom bewussten Alltagsmanager/der Gastgeberpersönlichkeit. Ohne psychotherapeutische Hilfe können die Umschaltprozesse (Switche) von implantierten Denk- und Verhaltensmustern der früheren Gewalttäter nicht erfolgreich verändert werden. Die Gastgeberpersönlichkeit kann individuell mehr oder weniger intakt sein und z.B. durch arbeitsfähige, gesellschaftstaugliche Strukturen den Broterwerb des Patienten sichern. Trotz einer möglicherweise guten Alltagskompetenz und einer gewissen Einsicht in die dissoziativen Statewechsel ist es dem Gastgeberanteil dennoch nicht vollends möglich, den Überblick über die multiplen Anteile zu erlangen und diese ohne äußere Hilfe zu Integration und Kooperation zu bewegen.

Der Begriff der multiplen Persönlichkeitsstörung wurde, für die betroffenen Klienten stigmatisierend, fehlinterpretiert in Richtung „gespaltene Persönlichkeit" gleich Schizophrenie oder gespaltener Psychopath. Aus diesem Grund wurde die diagnostische Bezeichnung Anfang der 1990er Jahre in „Dissoziative Störung" bzw. „Dissoziative Identitätsstörung" umbenannt.

Bei Putnam und Kluft (vgl. Literatur oben) gibt es für die Aufsplitterung der Persönlichkeit verschiedene Formen. Traumatische States sind z. B. Kindstates, die das Leid des Opfers in verschiedenen Erlebenskategorien aufgenommen haben. Des Weiteren gibt es States, die die Energie, Gewaltstruktur und die Tatabsicht des Täters gespeichert haben, Helferinstanzen oder gefühlsneutrale Beobachterstates. Für diese States kann man in der derzeitigen fachlichen Verwendung also sowohl den Begriff Introjekte als auch Implantate verwenden.

Im SPIM-20-KT habe ich mich derzeit für eine bessere qualitative Unterscheidbarkeit für den Begriff Implantat entschieden, weil Introjekte, der allgemeinen Auffassung nach, noch bewusstseinsfähig und mit Schamerleben relativ gut distanzierbar sind. Implantate lassen diese Restkontrolle zunächst – ohne therapeutische Hilfe – nicht zu. Watkins & Watkins (1977, 2003) haben ihr Ego-State Modell als Stufenkonzept der allmählichen dissoziativen Grenzverstärkung ausformuliert, welchem ich mich ebenfalls anschloss. Leider haben Watkins & Watkins (vgl. ebenda) für die Qualitätsunterschiede der Dissoziativität keine Wortmarken eingeführt, was die Verwendung eines spezifischen Introjektbegriffs erschwert. Anschaulich sind dagegen die psychopathologischen Störungskategorien zugeordnet (vgl. Watkins, 2003), was ich im SPIM-20-KT Konzept sinngemäß übertrug (vgl. Vogt, 2007).

Andere Ansätze von van der Kolk et al. (2000), Schwartz (2000), Herman (2003), Ross (2004, 2007b) sehe ich in der Verwendung der Alterego-Begrifflichkeit als Fortsetzung dieser Tradition unter Einbeziehung von abgestuften Dissoziationsauffassungen. Es gibt bei allen genannten Autoren stetige Vertiefungen der therapeutisch erfolgreichen Behandlungsstrategien.

Im europäischen Raum sind mir besonders die Behandlungskonzeptionen von Van der Hart, Nijenhuis und Steele bekannt geworden (vgl. Nijenhuis, 2006; van der Hart, Nijenhuis und Steele, 2008). Ihr Modell der strukturellen Dissoziation besitzt eine hohe Praktikabilität, weil es dissoziative Qualitätsunterschiede mit psychotraumatologischen Diagnostikentitäten verknüpft. Eine einfache PTBS entspricht der konzeptuellen Anteileaufspaltung in einen ANP- und einen EP-Zustand (ANP bedeutet: Anscheinend Normaler Persönlichkeitsanteil – EP bedeutet: Emotionaler Persönlichkeitsanteil). Das Auftreten von einem ANP und mindestens zwei EPs entspricht dem Zustand einer sekundären Dissoziation, was in der Graduierung der dissoziativen Störungen einer DESNOS (Disorder Extreme Stress not Other Specified) oder DDNOS-Störung (Dissociative Disorder Not Other Specified) entsprechen kann. Diese Störungsbilder können im äußeren Gewand von chronifizierten Neurosen, Persönlichkeitsstörungen oder Borderline Persönlichkeitsstörungen auffindbar sein. Die tertiäre Dissoziation entspricht der umfangreichsten Anteilezersplitterung einer DIS (dissoziativen Identitätsstörung), welche neben den zahlreichen EP-Zuständen auch mindestens ein Nebeneinanderbestehen von zwei ANP-Zuständen voraussetzt.

Die Stärke des Modells von van der Hart, Nijenhuis und Steele (2008) ist zweifelsohne die gute Verknüpfung der Zustandskategorien mit den psychophysiologischen Basisantwortmustern des Menschen – Flucht, Kampf, Einfrieren und Unterwerfung. Diese Kategorien entsprechen den Überlebensprogrammen des Amygdala gesteuerten Regulationssystems, wie sie von Hirnphysiologen wie LeDoux (1989, 1996), Hüther (1997, 2004), Bauer (2004, 2005) und Roth (1994, 2007) beschrieben wurden. Ein Problem sehe ich derzeit darin, dass die Ableitungen für höhere innerpsychische und zwischenmenschliche Verhaltensregulationsprozesse noch nicht ausreichend beschrieben wurden. Die Konzeption der Aktionsprogramme umschließt zwar jede Art von innerem Erleben und äußerer Handlung, es wäre aber eine weitere Ausformulierung für grundsätzlich verschiedene Kategorien sinnvoll.

Der Begriff der Introjekte wird von Van der Hart und Nijenhuis wegen seiner Stigmatisierung mit psychopathischen und roboterhaften Assoziationsketten für die Klienten abgelehnt (Van der Hart, persönliche Mitteilung 2011). Die Autoren bevorzugen den psychologischen Begriff: „Täterimitierende Anteile“.

Ich verstehe diese Denkart durchaus, meine aber, dass „fremdartig gesteuerte Anteile" im Erleben des Patienten praktisch vorkommen und die psychotherapeutische Intervention darin besteht, diese – auch für den Patienten in seinem aktuellen Erleben – als täternachahmend zu erkennen. Bei DIS-Patienten gibt es zudem noch programmierte Zustände, wo der Sachverhalt des Imitierens nicht wirklich gut passt, weil Instruktionen unter extremer Existenzbedrohung verinnerlicht werden mussten.

Im deutschsprachigen Raum gibt es gleichfalls viele Auslegungsformen der innerpsychischen Abbildung von traumabezogenen Erlebens-, Denk- und Handlungseinflüssen. Hier empfehle ich, das gezielte Nachlesen in den Originalen. Ich greife nur einzelne Aspekte heraus. Huber (1994, 2010) hat in den 1990-er Jahren in Deutschland sehr zum Bekanntwerden der modernen Dissoziationstheorien bei Komplextraumatisierungsstörungen beigetragen. Sie führte sowohl das amerikanische Konzept (vgl. Kluft, Putnam, Watkins & Watkins, Ross, Schwartz oben im Text) als auch das niederländische Modell von Van der Hart, Nijenhuis und Steele (vgl. Autoren oben im Text) zusammen mit Kollegen in die deutsche klinische Praxis ein. Von Huber sind insbesondere ausführliche Fallbeispiele mit Behandlungsstrategien von Täterintrojekten (Huber, 2003) bekannt geworden. Auch Fischer & Riedesser (2003), Gast (2004), Sachsse (2004), Eckhardt-Henn und Hoffmann (2004), Egle, Hoffmann und Joraschky (2005) und viele andere mehr beziehen sich konzeptionell auf Täterintrojekte, die als innerpsychisch szenische Abbilder der ursprünglichen Traumagewalterfahrung im Klienten entstanden sind. Eine gute Übersicht über den Stand der damaligen Theorie- und Therapieansätze bei dissoziativen Störungen findet sich bei Lüderitz (2005).

Einen neuen Theorie- und Praxisbaustein im analytisch-psychotraumatologischen Ansatz findet sich meines Erachtens bei Hochauf (2007). Hier werden neue hirnphysiologische Erkenntnisse konkreten Erscheinungsformen von innerpsychischen Abbildern wie Introjekten, Implantaten und Programmen zugeordnet. Das Neuartige sind die psychophysiologischen Traumakurven (vgl. Hochauf, ebenda), durch welche die Abbildqualität von diversen Introjektstrukturen und -fragmenten verständlich wird. Hier wird den bekannten Introjektbegriffen ein peritraumatisch geprägter neuer Introjektmodus hinzugefügt. Dieser verlangt nach neuen Settingformen der Behandlung, da wir uns hier im vorsymbolischen Bereich einer Psychotraumaentstehung befinden, die sich nach einem Abrisspunkt der Bewusstheit – im Sinne einer todesgewissen Entlastungsreaktion – auftut. Diese Bausteine sind sowohl im Rahmen von einfach komplextraumatisierten als auch bei hochdissoziativen Störungen äußerst relevant. (vgl. Hochauf, ebenda). Der Begriff Introjekt ist bei Hochauf multifunktional unterlegt und wird besonders bei erworbenen Über-ICH Strukturen verwendet. Der Begriff Täterintrojekt bleibt deshalb eher den besonders autonomen und hirnphysiologisch-kognitiven Abbildqualitäten vorbehalten. Täterimplantat dagegen bezeichnet bei Hochauf die Handlungsmuster, die im Traumaprozess erworben wurden – das heißt auch die hirnphysiologisch-somatische Abbildqualität. Insofern besteht nach Hochauf eine phobische Amnesie an der Schnittstelle zwischen Täterintrojekten und Täterimplantaten, wodurch Reinszenierungsaktionen stetig provoziert aber niemals aufgelöst werden.

Meine aktuelle Auffassung vom Täterintrojektbegriff habe ich seit 2004 und 2007 (vgl. Vogt, ebenda) modifiziert und werde diese im nächsten Kapitel vorstellen.

Maercker (2009) stellt ein zeitgemäßes verhaltenstherapeutisch-orientiertes Psychotraumalehrbuch vor. Hier taucht der Täterintrojektbegriff gar nicht mehr auf. Es wird nur noch von konditionierten Gedächtnisstrukturen und ähnlichen Umschreibungen gesprochen, welche durch kognitive, imaginative oder verhaltensorientierte fokussierte Expositionstechniken abgebaut werden sollen. Für den PTBS-Bereich sind diese Therapiemodelle anwendbar – für schwerer gestörte DDNOS bzw. DIS Patienten genügen diese Arbeitsmodelle meiner Erfahrung nach leider nicht mehr.

Ebenso ordne ich den derzeit neuen Ansatz von Sack (2010) im Sinne seiner ressourcenorientierten Psychotraumatherapiekonzeption ein; diese wirkt bis zu einem gewissen Schweregrad unterhalb der DESNOS/DDNOS-Schweregradgrenze sicherlich sehr günstig. Auch Sack (ebenda) schließt sich der bereits oben erwähnten Argumentationslinie wie Nijenhuis und Van der Hart (2008) an, indem er meint, dass der Begriff „Täterintrojekt" zu schnell aversive Assoziationen beim Patienten auslöse.

Das Therapieziel Introjekte zu benennen und zu integrieren ist nach meiner beruflichen Erfahrung als Haltung wichtig, um den Patienten aus einer möglichen Identitätsverwirrung zu führen. Diagnostisch ist aber auch unsere empathische Glaubwürdigkeit gefragt gegenüber den Patienten, die wirklich starke Introjekte in der eigenen Psyche erleben. Ein Patient, der sich von uns in der Schwere seiner Problematik nicht richtig gespiegelt fühlt, reagiert im therapeutischen Dialog ebenso frustriert, wie ein Patient, den wir mit seinen Ängsten vor dem Introjekt alleine lassen würden. Da das Phänomen der Introjektion tatsächlich existiert, ist es, im Rahmen einer professionellen Psychagogik, auch in einem frühen Therapiestadium, durchaus adäquat direkt von diesen psychischen Abbildern zu sprechen, solange die entsprechende Symptomatik tatsächlich existent ist.

Besonders die Veröffentlichung von Gresch (2010) kann Kollegen davon überzeugen, dass wir es im hochdissoziativen Komplextraumabereich mit gewaltigen persönlichkeitspsychologischen Zerstörungszuständen zu tun haben, für welche wir dringend geeignete ganzheitlichen Theorie-Diagnostik-und Behandlungsmodelle brauchen. Bei Gresch (ebenda) geht es nicht nur um Täterintrojekte als Auswirkung von gewaltsamen Handlungen, sondern vielmehr um die kriminell organisierte Manipulation und die gezielte Herstellung von abgespalten und fixierten Persönlichkeitsanteilen. Diese würde ich schweregradorientiert als Täterimplantate bzw. Täterprogramme bezeichnen.

Insgesamt kann man wohl konstatieren, dass es heute, neben der klassischen Verwendung von Introjektbegriffen in der Psychotraumatologie, eine polarisierende Suchphase in der Psychotraumaforschung gibt. Ein Teil der Kollegen versucht den Bereich der überdurchschnittlich bis extrem und meist poly- und komplextraumatisch geschädigten dissoziativen Patienten zu umgehen, indem sie sich auf die Arbeit mit normal bis mittelgradig, sowie zumeist monotraumatisch geschädigten Patienten konzentrieren. Eine andere Gruppe von Psychotherapeuten ist auf dem Weg, gerade diesen schwierigen

Bereich zu erforschen und neue Behandlungskonzeptionen für Täterintrojekte, Täterimplantate und Täterprogrammierungen zu suchen. Vielleicht wäre das Problem des Täterintrojektbegriffs ganz einfach zu relativieren, wenn jeder Autor und jede Autorin genau die Behandlungsstichprobe beschreibt, auf die sich seine/ihre Introjektkonzeption bezieht. Indem wir also stärker zwischen therapeutischen Zielstellungen und therapeutischer Ausgangsdiagnostik unterscheiden.

Sofern es möglich ist, möchten wir mit dem SPIM-20-KT Modell eine ganzheitliche Brücke für die psychotherapeutische Bearbeitung verschieden komplizierter Psychotraumafälle bauen. Wir sprechen deshalb erst ab dem vierten Schweregrad (vgl. Vogt, 2007) vom Introjektstate, ab dem fünften Schweregrad vom Implantatstate und ab dem sechsten Schweregrad von Programmstate.

Introjektentstehung nach dem SPIM-30-KT-Modell

Zunächst möchte ich auf das allgemeine Problem der unterschiedlich verwendeten Introjekt-Begriffe aufmerksam machen, da z. B. in der Psychoanalyse unter einem Introjekt klassischerweise ein unassimilierter Über-ICH Leitsatz eines Menschen verstanden wird, der diesen zur Fehlsteuerung seines Verhaltens führt. Psychotraumatologen, wie z. B. Frau Hochauf (2007) verwenden ebenfalls eine Kognitions-Definition und bezeichnen dagegen verinnerlichte Verhaltensimpulse als Implantate usw. Ich selbst verstehe den Introjektterminus als Oberbegriff und möchte durch die folgende Tabelle die möglichen Introjektkategorien darstellen, die sich aus den Formen und Inhalten ergeben können.

Tab. 01. Mögliche Formen und Inhalte abbildbarer Introjekte

<table>
<tr><th>Allgemeine Reflexionform über das Introjekt beim Individuum</th><th>Gespeicherte Wahrnehmungsinhalte beim Individuum</th><th colspan="3">Psychophysiologischer Spannungskontext beim Individuum</th></tr>
<tr><td rowspan="3">BEWUSSTE INTROJEKTE
z. B. Täterbotschaften
z. B. Über-ICH Leitsatz
z. B. Kognition</td><td>Täterwille als Täterworte</td><td rowspan="3">Normbereich</td><td rowspan="3">Hochstress</td><td rowspan="3">Kollaps</td></tr>
<tr><td>Täterwille als Tätergefühle</td></tr>
<tr><td>Täterwille als Täterkörper</td></tr>
<tr><td rowspan="3">TEILBEWUSSTE INTROJEKTE
z. B. Täter-Impulshandlung
z. B. Verhaltensreaktion
z. B. Handlungen</td><td>Täter-Handlungsmacht</td><td rowspan="3">Normbereich</td><td rowspan="3">Hochstress</td><td rowspan="3">Kollaps</td></tr>
<tr><td>Täterbindung</td></tr>
<tr><td>Täter-Opfer-Interaktionszyklus</td></tr>
<tr><td rowspan="3">UNBEWUSSTE INTROJEKTE
z. B. Tat-Atmosphäre
z. B. Inszenierungsklima
z. B. Intuition</td><td>Opfer-Bedrohungsklima
z. B. Panik</td><td rowspan="3">Normbereich</td><td rowspan="3">Hochstress</td><td rowspan="3">Kollaps</td></tr>
<tr><td>Opfer-Existenzkampf
z. B. Kampf, Flucht</td></tr>
<tr><td>Opfer-Todeskapitualtion
z. B. Einfrieren, Unterwerfen</td></tr>
</table>

Diese drei bzw. neun Kategorien könnte man im Grunde noch weiter nach psychopathologischen Spannungskategorien aufsplitten, was aber in der klinischen Empirie keinen größeren Vorteil mehr bringen würde (Auf andere, sich überlappende Begriffe für innerpsychische Abbilder, gehe ich weiter unten noch ein).

Im vorangegangenen Abschnitt wurde beschrieben, wie die Erkenntnisse der Säuglingsforschung die psychologische Sichtweise auf die primäre interaktive Entwicklungskraft verändert haben. Das individuelle Interesse am sozialen Austausch, das Grundbedürfnis zur dauerhaften sozialen Zugehörigkeit und die interaktiv-soziale Basis der menschlichen Entwicklung von Gefühl und Geist gilt als gegeben (vgl. Bauer, 2004, 2005; Tomasello, 2009; Singer 2010 u.a.). In den letzten Jahren bekommen immer feinsinnigere Fragen Oberhand. Welchen Erlebensschritten folgt z.B. der nichtsprachliche, intuitive, ganzheitliche Informations- und Gefühlsaustausch zwischen zwei Subjekten? Wie lässt er sich in seiner Regelhaftigkeit sowohl mit alltagspsychologischen als auch mit wissenschaftlichen Begriffen beschreiben? (vgl. Ernst, 2003; oder Vogeley, Wilhelm, Gaschler oder Keysers, 2010, bzw. Mitchell, 2005 und Hochauf, 2007). Viele Alltagsbeobachtungen und psychotherapeutische Fallbeispiele belegen, dass psychische Nähe und Sicherheit das Mitgefühl stark verbessern, dass auch Blicke und Finger viel mehr „reden können" und wir immer geneigt sind ganzheitliche Eindrücke zu verarbeiten, da Widersprüche in der Kommunikation erheblichen seelischen Stress erzeugen – im Grunde wissen wir das bereits aus der Schizophrenieforschung der 1970-er Jahre (Watzlawick et al., 1975; Weeks u. L'Abate, 1985; Retzer, 1991; Schäfer, 2006). Aber ab wann werden geistig verwirrende oder seelisch schmerzende Widersprüche psychotraumatisch?

Levine und Kline (2005) beschreiben psychophysiologisch bedingte Abschaltprozesse bei kleinen Kindern im Rahmen psychotraumatischer Erlebnisse. Sie erläutern zwar keine graduelle Beschreibung dieses Prozesses, erklären aber gut verständlich die physiologischen Überforderungsmechanismen innerhalb der psychotraumatischen Katastrophe.

Hochauf (2007) beschreibt, dem komplizierten Niveau der menschlichen Interaktion entsprechend, auch qualitative Übergänge in der Wechselwirkung zwischen Opfer und Täter. Hier wird sehr gut verständlich, dass verschiedene Qualitäten von interaktionellen Stressoren hirnphysiologisch – und das heißt letztlich immer auch erlebenspsychologisch – zu verschiedengradig symbolisierten Objekten im Gedächtnisspeicher führen. Das deckt sich mit unserer klinischen Erfahrung.

Ich habe zusammen mit meiner Frau seit ca. 2003 Fallbeispiele gesammelt, in denen wir, durch die theoretischen Konzeptformulierungen von Hochauf und Unfried (vgl. Autoren, ebenda, 2004) befruchtet, ebenfalls psychophysiologische Speicherumbrüche bei Klienten bemerkt haben (vgl. Vogt, 2007). Gestützt werden diese klinischen Beobachtungen neuerdings auch durch medizinisch-psychologische Beobachtungen bei Nahtoderfahrungen von Van Lommel (2010) sowie durch psychologisch-psychodiagnostische Bemerkungen von Gresch (2010), der extreme Fallbeispiele von Folter und gezielter Programmierung beschrieben hat.

Unsere Erfahrungen bei hochdissoziativen Patienten zeigen, dass Menschen bis zu einem gewissen Grad an zwischenmenschlichem Stress keinerlei Probleme damit haben, eine zwischenmenschliche Interaktion mit einer gewissen objektiven Distanz wahrzunehmen. Sie übernehmen einen aktiven Teil im Interaktionsprozess, speichern das Handlungsergebnis und leiten einen Nutzen oder ein nächstes Handlungsziel ab. Schwieriger wird dieser Prozess bei erheblich höherem zwischenmenschlichen Stress bewältigt, bei dem eine Komponente von psychischer Existenz- oder/und Lebensbedrohung hinzukommt. Die Wahrnehmungskapazitäten werden stärker auf die Beobachtung des Gegenübers fokussiert, wodurch die Wahrnehmung der eigenen Subjektposition zwangsläufig schwächer wird. Subjekt- und Objektposition werden dadurch stärker vermischt. Dabei gilt: Je stärker die Lebensbedrohung im Erleben des in der Interaktion unterlegenen Objektes – also des Opfers – desto stärker ist die Ausrichtung auf die Position des in der Interaktion überlegenen Objektes – also des Täters! Diese Erweiterung der subjektiven Wahrnehmung kann durch jedes Individuum in jedem Lebensalter vorgenommen werden. Bei Kindern würde ich diese emotionale Wahrnehmungserweiterung eher als „Beseelen eines Objektes" – bei Erwachsenen dagegen mehr als „stressbedingte Ausrichtung auf" (negativ) oder als „zielgerichtete Einfühlung" (positiv) bezeichnen (vgl. weiter unten im Text).

Diese stressbasierte Wahrnehmungsausrichtung stellt einen qualitativen Sprung in der täterinduzierten Wechselbeziehung dar. Beispielsweise kenne ich Fallbeispiele, wo das Opfer in Momenten der höchsten Todesdrohung die gesamte Wahrnehmung der Gewaltsituation quasi ausgelagert hat und etwa durch den Arm des Täters seinen eigenen Körper gepackt fühlte oder durch die Augen des Täters die eigene hilflose Person sah. Besonders extrem zeigen sich diese gewaltinduzierten Kippprozesse der Wahrnehmung, wenn das Opfer verachtende Dinge über sich selbst denken und sich selbst im Stil des Täters verachtend abwerten kann. Hier ist es sogar möglich, dass das Opfer einer Gewalteskalation gegen sich selbst – z. B. das Opfer endlich zu töten – mit dem „eigenen Mund" zustimmt. Eine solche Wahrnehmungsposition ist äußerst ICH-dyston und kann nur von Klienten erinnert werden, die mit gutem Co-Bewusstsein in der Psychotraumaexpositionsarbeit sehr weit vorangekommen sind. Die Bindungs-Ausgangslage des Beziehungsunterlegenen determiniert das Zustandekommen solcher pathologischer Interaktionen maßgeblich.

Bereits Ferenczi wies in seinen klinischen Beobachtungen 1933 (vgl. Autor, ebenda) darauf hin, dass ein Kind eine lebensnotwendige Abhängigkeit zum erwachsenen Interaktionspartner erlebt und sich demnach nicht einfach auf emotionale Distanz zum Täter begeben kann. Das unterlegene, abhängige Objekt muss deshalb alle Interpretationen der objektiv völligen Beziehungsohnmacht vermeiden, weil das die psychische Existenzberechtigung bzw. die existenzielle Zukunft des Individuums sofort infrage stellen würde.

Eine andauernde, durchgehende Todesgewissheit bewirkt einen Panik- oder depressiven, dissoziativen Abschaltzustand. Dieser nimmt im Grunde genommen den Tod bzw. den psychischen Existenzverlust vorweg und insofern ist das Umschalten auf ein entlastendes scheinbares Überleben sinnvoll, um den Augenblick seelisch besser zu ertragen, indem er umgangen wird. Viele Augenblicke sind ein Tag, viele Tage sind ein Jahr usw. Der Überlebenskampf des Unterlegenen ist nur durch die Anpassung der Interaktionsinterpretation und der Interpretation der Gesamtsituation möglich. Lebensmotivation ist prinzipiell der hoffnungsvolle Anspruch auf Fortsetzung und Zukunft. Dieser Wunsch nach Fortbestehen ist nach meiner Auffassung bei Mensch und Tier bereits genetisch gespeichert. Mit welchen Mitteln man sein Fortbestehen sichern kann, hängt von erworbenen physiologischen als auch von gelernten psychischen und sozialen Kompetenzen ab.

Ferenczi (1933) geht in seinem Artikel soweit, dass er die Schuldübernahme des unterlegenen Objektes als ganzheitliche psychische Anpassungsleistung des Kindes interpretiert und quasi von einem Austausch der psychischen Energien zwischen Opfer und Täter spricht (vgl. auch Hirsch 2002,2004). Das heißt, das Opfer übernimmt die Täterverantwortung bzw. Schuld vom Täter, weil der Täter diese psychodynamisch abspaltet. Damit saugt der Täter dem Opfer die positive Energie aus und lässt das negative Objekt im Opfer zurück (vgl. Ferenczi zit. in Hirsch sowie Hirsch, 2011). Das Opfer identifiziert sich mit dem Aggressor, weil sonst das psychische Fortbestehen unmöglich wäre.

Ich sehe diese Ereignisfolgen genauso – möchte aber, aufgrund meiner eigenen klinisch-psychologischen Beobachtungen, noch einen psychophysiologischen Aspekt hinzufügen, weil mir der Absichtsaspekt des Kindes etwas überbewertet erscheint. Wie bereits in Vogt (2007) erwähnt, meine ich, dass Dissoziation und Introjektion sehr von den Kapazitätseinschränkungen sowie den erworbenen Kapazitätsausweitungen der stressbezogenen Interaktionswahrnehmung abhängen. Das bedeutet, dass die Wahrnehmungsbesonderheiten je nach Schweregrad eines Stresszustandes punktuell sehr verschieden sein können. Die bewusste oder absichtsvolle Verhaltenssteuerung des Menschen spielt eine unterschiedliche Rolle, je nachdem ob ein Normalzustand oder ein Hochstresszustand gegeben ist. Ich habe im Rahmen meiner klinischen Beobachtungen eindrucksvoll erfahren, dass wir generell die komplexinteraktive Fähigkeit besitzen, die Umwelt multiperspektivisch wahrzunehmen. Das heißt, wir leben im normalen emotionalen Zustand erfolgreich mit der Kompetenz, dass wir uns in andere Menschen oder Tiere oder auch in Naturphänomene mit psychischer Energie hineinversetzen können. Diese allgemein menschliche Fähigkeit habe ich 2004 Beseelen genannt. Ein Kind erschließt sich die Welt stark durch das Beseelen, weil es Erfahrungen zu den Verhaltensmotiven der Umwelt sammeln muss und weil es sich aufgrund des frühen Entwicklungsstandes die Welt aus seinem kleinen Welthorizont erklären muss. Beseelen hilft allgemein ein Objekt nicht nur als situatives Aktionsding zu sehen, sondern tiefer gehende motivationale Gesetzmäßigkeiten im anderen Objekt zu erkennen. Das schafft Kompetenzen, weil man schon beim Hineinversetzen in einen Menschen, dessen nächste Handlungen im Voraus erfassen kann, was zur Optimierung des eigenen Lebens bzw. Überlebens wichtig ist.

Mit zunehmender psychosozialer Entwicklung lernen wir nicht mehr global zu beseelen, weil das im Falle von z. B. einem Tisch oder Stuhl in der Küche nicht mehr sinnvoll und effektiv wäre. Wir besitzen die Fähigkeit des Beseelens unser ganzes Leben lang und aktivieren diese Potenz z. B. bei künstlerischen Schaffensaufgaben oder komplizierten und neuen Situationsanforderungen wieder stärker. Im beruflichen Alltag bestehen außerdem starke beseelte Einfühlungsaufgaben z. B. bei den Profileranalysen der Kriminalisten (vgl. Petermann, 2010), bei Psychotherapeuten während der Therapiesitzungen oder bei Klienten im Rahmen von Familienaufstellungen (vgl. Köth, 2007 oder Stark, 2004). Besonders bei diesen Aufstellungsanforderungen mit Laien bzw. Alltagsklienten wird deutlich, dass jeder Mensch multiperspektivisches Hineinversetzen prinzipiell intuitiv umsetzen kann. Selbst jahrelang vergangene Situationen können noch beseelt erschlossen werden, selbst das Handeln fremder Personen kann in Ansätzen noch empathisch nachvollzogen werden, wenn man sich intensiv in die Position hineinspürt. Diese allgemeine Fähigkeit hilft also dem Kind Selbst- und Umweltkonzepte, in der zunächst noch diffusen mehrdimensionalen Interaktionswelt, aufzubauen. Im Normalzustand hat die eigenbezogene Wahrnehmung das Primat: ICH nehme das Objekt in seinen möglichen Absichten und Motiven entweder so oder so wahr. Ich kann dabei spüren, dass ich den anderen Menschen verstehen will und meine Wahrnehmung auf diesen Menschen zeitweise stärker ausrichte, bei Wahrung meiner Grenzen – wie z. B. Psychotherapeuten während einer Therapiesitzung. Die Wirkung auf die andere Person ist dabei im Allgemeinen ein empathisches Entgegenkommen, wodurch die Bereitschaft zur Mitteilung von z. B. Verhaltensabsichten und –motiven größer wird, was z. B. auch bei einem Liebespaar eine positive Interaktionsatmosphäre ermöglicht.

Das tiefere psychische Erfassen des anderen ist für ein Kind äußert sinnvoll und erweitert dessen seelische Kommunikationskompetenzen. Bei gestörten Bindungen zwischen Eltern und Kind (vgl. Brisch u. Hellbrügge, 2003) versucht der Erwachsene ja gerade, das Erkennen von Regelhaftigkeiten in der Interaktion zu zerstören, indem er destruktiv-willkürliches Verhalten zeigt, um das Kind zu beherrschen. Oder anders, mit Dornes (2000) formuliert, der gestörte Erwachsene gewährt keine spielerischen Spiegelungen von Affekten bzw. Affektmotiven, wodurch das Kind dem Erwachsenen in die Karten gucken könnte und die Gefühle des anderen mit mehr Distanz wahrnehmen könnte. Gewaltgesteuerte Eltern lassen häufig ein Distanzieren oder Abstrahieren von Gefühlen und letztlich auch von Gedanken im Kind nicht zu. Sie schaffen damit bewusst oder unbewusst eine Täterbindung. Die Hoheit zur Deutung von Erleben und Verhalten hat somit nur der Täter selbst. Hier entsteht eine fatale langfristige Abhängigkeit, weil das Kind bei jedem Verunsicherungsgefühl auf die Interpretation des Täters wartet und somit immer abhängiger wird und die gestörten Bewertungskriterien der Täter übernimmt. Täterverhalten schafft also durch Informationszurückhaltung und Willkürlichkeit eine Negativatmosphäre von Nichterkennbarkeit von Zusammenhängen (vgl. Miller, 1981). Das entspricht der Willkür des Täters, auf den man sich um des Überleben willens ständig ausrichten muss.

Die Veränderung der Innen- zur Fremdorientierung in der beseelten Empathie kann einerseits aus dem freien empathischen Willen (der Motivation beider Subjekte), andererseits aber auch aus dem unfreiwilligen Stresserleben des interaktionsunterlegenen Objektes resultieren. Zur Illustration zunächst ein positives Beispiel: Wenn wir ein Kleinkind mit dem Löffel füttern, öffnen wir in hoher positiver unterstützender Empathie und Motivation selbst den Mund (vgl. Theorie Spiegelneurone nach Dornes, 2000). Wenn wir dagegen ältere Menschen im Pflegezustand füttern müssen, ist diese empathische Gleichschaltung nicht oder nur gering vorhanden. Dieses Beispiel verdeutlicht die motivationale Seite der Fremdempathie.

Positiver Stress ist z. B. die Liebe mit gesteigerter Einfühlung. Im Falle eines Psychotraumas wird die Fremdorientierung aber gegen unseren Willen erzwungen, sie ist die letzte Chance die Grausamkeit des Täters zu überleben. Hier wird, durch eine Blitzanalyse von dem, was der Täter will, sowie durch das Einschwenken auf die Ziele des Täters, auf seine Handlungsperspektive und auf seine Handlungsbewertung, das Überleben gesichert. In diesen überwachen Schrecksekunden kopiert unser Hirncomputer unter Hochdruck mehr als sonst, wie immer szenisch ganzheitlich, ohne ICH-kritische Distanz.

Ich unterscheide im Rahmen der interaktiven beseelten Stresskurve sieben Qualitätsstufen (vgl. Abbildung unten) in Anlehnung an das allgemeine Stresserlebensdiagramm von Hochauf (2007).

Im Schweregrad-Schema der Regulationszustände wird die Hochaufsche Traumastresskurve in unterschiedliche Kurvenverläufe aufgegliedert. Je nach Schwere der traumatischen Gewalt durch einen Täter entstehen unterschiedliche Abbilder in der Psyche des interaktionsunterlegenen Objektes. Diese Interaktionserfahrungen bilden die spezifischen Wahrnehmungs-, Erlebens- und Handlungsmodelle, welche ich seit der Formulierung des Konzeptes SPIM-20-KT (vgl. Vogt, 2007) Regulationszustände des Individuums nenne oder im Englischen: „States". Entsprechend der Traumakurve von Hochauf (2007) sowie den mir bekannten allgemeinen Regulationszuständen bei einfachen sowie bei komplextraumatisierten/dissoziativen Patienten unterscheiden wir heute die sieben nachfolgenden Wahrnehmungs-, Erlebens- und Verhaltenssteuerungszustände. (vgl. Abb. 01).

Da zunächst ein Überblick über die verwendeten Übertragungs- und Introjekt- bzw. Implantatsbegriffe aufgebaut werden soll, findet sich auf Abbildung 01 eine Schweregrad- und Begriffsdarstellung.

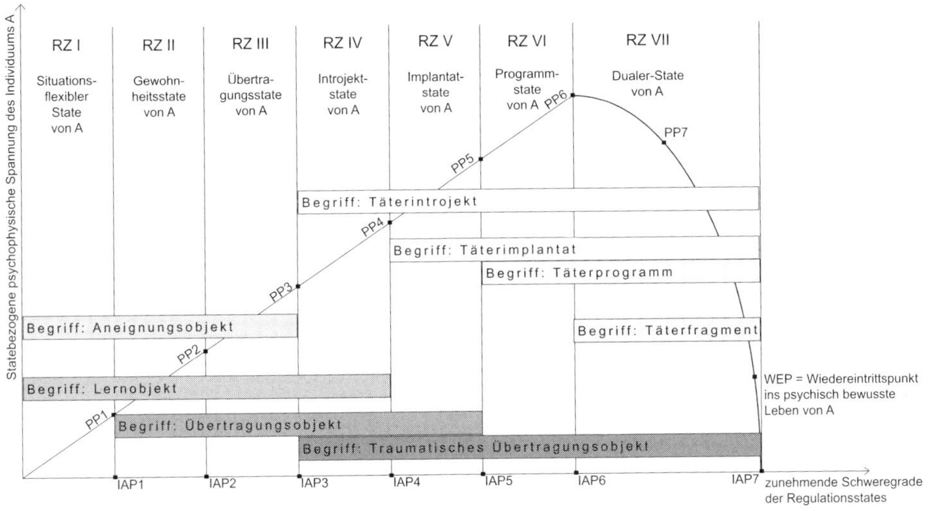

Abb. 01. Zuordnung der gebräuchlichsten Begriffe zu den Regulationszuständen
Regulationszustände in Abhängigkeit von gewaltinduzierter, interaktiver Stresserfahrung eines unterlegenen Individuums A sowie derzeit am häufigsten vorgefundene Objekt/Introjektbegriffsverwendung

RZ = Regulationszustand – Kategorie 1 bis 7
PP = Prägungsendpunkte des Interaktionszyklus, wobei als besondere Markierungen:
PP4 = psychischer Einbruchspunkt von A
PP5 = dissoziativer Ausstiegspunkt von A
PP6 = psychophysischer Abschaltpunkt von A und
PP7 = psychophysischer Zerfallspunkt von A in der unterlegenen Interaktion mit dem Gewalt ausübenden Individuum B sind
IAP = interaktive Ausstiegspunkte 1 bis 7 aus dem Interaktionszyklus = Ende der jeweiligen Szene

Grundsätzlich gilt, dass dass Auftreten aller niedriger kategorisierten States im Auftreten eines höher kategorisierten States inkludiert ist. Da der Mensch im Alltag psychophysische Schwankungen hat, organisiert sich seine Verhaltensregulation immer in einer spezifischen Hierarchie von verschiedenen bevorzugten States gemäß seiner gesamten Persönlichkeitsstruktur. Der höher qualitative Regulationszustand bleibt jedoch ohne z.B. psychotherapeutische Intervention immer in latenter Hintergrundbereitschaft und bildet das Fundament der Persönlichkeitsregulation.

Die Begriffe Täterintrojekt usw. sind entsprechend der allgemeinen psychotherapeutischen Verwendung eingeordnet. Nach dem jeweiligen Abbruchpunkt der Interaktion werden die Prägungspunkte PP1 bis PP7 definiert, welche aufgrund ihrer Quantität oder Qualität über das Entstehen eines bestimmten States entscheiden. Die Objektbegriffe sind eher neutral am verinnerlichten Ergebnis orientiert. Die Täterbegriffe sind eher am Verursacher, in Abhängigkeit verschiedener Schweregrade, orientiert.

Um unser Schweregradmodell zu veranschaulichen, sollen jetzt exemplarische Interaktionsformen zwischen zwei Interaktionspartnern A und B erläutert werden, wobei A, als der uns interessierende, prinzipiell unterlegene, Interaktionspartner gilt (z. B. ein Kind) und B als der grundsätzlich überlegene bzw. Macht oder Gewalt ausübende Interaktionsteilnehmer (z. B. ein schwieriger Elternteil oder ein äußerer Täter).

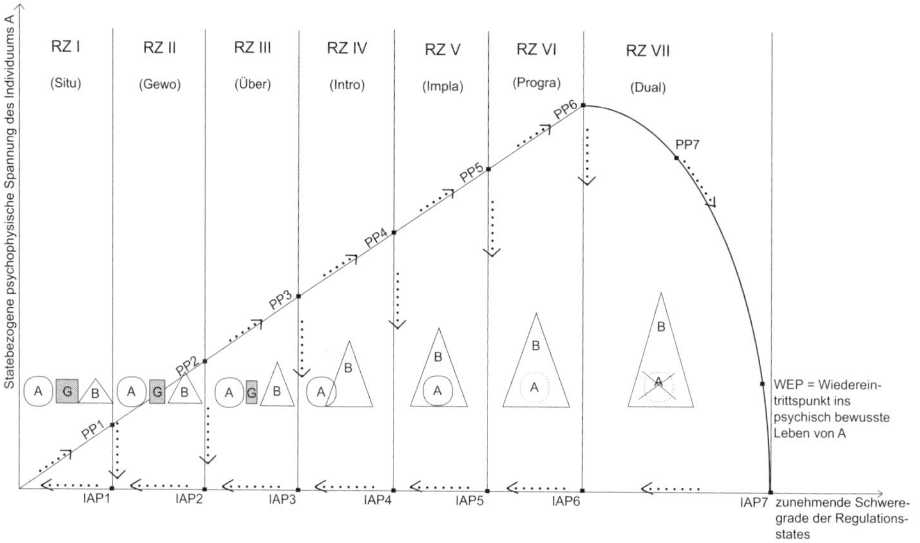

Abb. 02. Verhältnis der Interaktionspartner in den unterschiedlichen Regulationszuständen
Schema der Entstehung von Introjekten in Abhängigkeit von Regulations-Schweregraden der Interaktionsabbruchpunkte bei A

(A) = Interaktionspartner A bzw. unterlegenes Individuum

(A) = A in Auflösung

(A) = A zerfallen

[G] = Grenze von A bzw. Interaktionsfilter von A (Dicke von G = Abgrenzungsstärke von A)

/B\ = Interaktionspartner B bzw. überlegenes Individuum

Dreiecksgröße = Dominanz der Überlegenheit des Interaktionspartners B (d. h. die Größe entspricht der Beeinflusserkraft sowie dem gewaltsamen Willen und der energischen Zielstrebigkeit von B. Die Größe kennzeichnet auch die Bedeutung von B für A.

·······> = Weg der interaktiven Spannung bei A über den jeweiligen PP und IAP
RZ = Regulationszustand
PP = Prägungspunkt
PP4 = Introjektprägungspunkt mit psychischem Gewalterleben als psychisch bewusst erlebter Einbruch
PP5 = Implantatsprägungspunkt sowie dissoziativer – meist unbewusst erlebter psychischer Ausstiegspunkt
PP6 = Programmprägungspunkt sowie psychophysischer Abschaltpunkt
PP7 = Dualer Prägungspunkt bzw. psychischer Zerfallspunkt der bewussten psychischen Regulation
IAP = Interaktiver Ausstiegspunkt

Es ist anhand der abnehmenden Grenzen und größer werdenden Unterlegenheit von A zu sehen, dass B zum prägenden Interaktionsbestimmer wird, demzufolge können sich immer dissoziative Introjektstrukturen ablagern.

Im Detail zeigt Abb. 02:
Im Regulationszustand I herrscht ein normales Spannungsniveau bei A. A sendet von gesicherten Grenzen aus Botschaften an B oder umgekehrt. Durch freiwillige Empathie kann sich A zeitweise stärker in B hineinversetzen oder nicht. A hat das Grundgefühl: Ich erlebe etwas interessantes oder gutes mit B. Die kommunikative Wechselwirkung bricht am kontrollierbaren Prägungspunkt 1 (PP1) ab, was bedeutet, dass man diesen Moment der Interaktionssituation unproblematisch einordnen kann. Die Anzahl von eventuell negativen situativen States hängt vom Ausmaß der problematischen Vorfälle für das Individuum A ab. Diese States hinterlassen jedoch keine schwierigen Denk- und Erlebensweisen und sind somit für A eine relativ normale Lernerfahrung.

In der Stufe II, dem Gewohnheitsstate, finden wir ein erhöhtes Spannungsniveau bei A vor. A ist stärker darauf orientiert B in seinen Denk- und Verhaltensweisen zu erfassen, was durch die Reduktion der Selbstwahrnehmung, die Öffnung der psychischen Abgrenzung und ein sensitiveres Erfassen der Motive von B möglich ist. B bekommt dadurch eine Einfluss nehmende Dominanz, in welcher aber noch die Grenzen von A respektiert werden und keine Gewalt angewendet wird. Hierdurch könnten sich bei A gewisse Gewohnheiten durch den Einfluss von B einprägen, die in der Regel eine relativ bewusste und noch freiwillige Übernahme von Denk- und Verhaltensweisen bedeuten (PP2). Der Umfang von erworbenen Gewohnheiten im Regulationszustand II hängt vom Ausmaß der sich wiederholenden bedrängenden Dauereinflüsse auf A ab. Die bedrängenden Einflüsse finden für das Erleben von A aber noch in allgemein günstiger zwischenmenschlicher Atmosphäre statt.

In Stufe III, dem Übertragungsstate, findet das Subjekt A bereits eine stressreiche Spannungssituation vor, in welcher A gezwungen ist, die Denk- und Verhaltensweisen und die Motive von B zu erfassen. Dabei werden zumindest die psychischen Grenzen von A durch B regelmäßig attackiert, wodurch A vom Einflussnehmer B verbale und verhaltensseitige Informationen aufnehmen muss. Dagegen kann sich A innerpsychisch noch wehren, es bemerkt die Haltungen von B noch als Einfluss oder Orientierung des anderen und nicht zu sich selbst gehörend. A kann die eigenen Grenzen und Positionen noch gut reflektieren. Dieser Regulationszustand endet am Prägungspunkt PP3, wo dem Interaktionspartner A noch relativ klar ist, dass er die Einflüsse von B abgelehnt hat und selbst andere Denk- und Verhaltensstrukturen anstrebt. A bleibt fortan sensibel für diese belastenden interaktiven Situationen. Die Anzahl und Stärke der Übertragungszustände hängt maßgeblich vom Umfang der, als stressreich erlebten, Dauereinflüsse oder der Stärke eines äußerst unangenehmen Vorfalles für ein unterlegenes Individuum ab. Weil diese negativen States den Menschen belasten, versucht A, durch ein subjektives Frühwarnsystem, solchen belastenden Interaktionen möglichst aus dem

Wege zu gehen oder schnell auf neue zu erwartende Grenzverletzungen zu reagieren. Dieses Frühwarnsystem besteht aus dem negativen Kern der Übertragung, welches sich durch innerpsychische Stressschleifen nach dem Ereignis weiter verstärkt und so die zukünftige Wahrnehmung von A verzerrt.

In Stufe IV, dem Introjektstate, erhöht sich der Stresspegel abermals. A wird jetzt gezwungen sich stärker auf B einlassen. Durch psychische oder/und physische Grenzüberschreitungen mittels Gewalt wird A durch B in seinem Willen gebeugt und muss Denk- und Verhaltensweisen von B notgedrungen akzeptieren. Trotz der bewussten Ablehnung bei A kommt es zur unbewussten Objektübernahme von Denk- und Verhaltensgewohnheiten von B. A kann später nur mit Mühe und oft mit großer Scham diese Prägungen als Einflussquelle von B erkennen und erlebt sein eigenes Denken und Verhalten als widersprüchlich. Zur psychischen Entlastung können – bewusst oder unbewusst – nachträglich Identifikationen mit übernommenen Strukturen durch A vorgenommen werden. Der Interaktionspartner A ist sich im Zustand psychophysischer Ruhe und Distanz später gerade noch gewahr, dass er die äußeren Objekte prinzipiell durch B erleben musste und abgelehnt hat. Dennoch fühlt sich A maßgeblich durch die eingeprägten Denk- und Verhaltensweisen gesteuert.

Ein Introjekt von B in A ist entstanden. Die Anzahl der verinnerlichten Introjekte richtet sich nach dem Ausmaß der seelisch verformenden Dauereinflüsse oder der Stärke eines grenzüberschreitenden Vorfalls auf das Individuum A. Dabei gilt allgemein, dass A in impulsiven, stressrelevanten Situationen häufig auf seine geprägten, automatisierten Introjekte zurückgreift – zum Teil ohne es selbst zu bemerken. Es ist auch möglich, dass A sein Verhalten später völlig anders reflektiert oder im Zuge einer Stressreduktion die widerwillig gelernte Interpretation des früheren Einflussnehmers rechtfertigt und reproduziert.

In Stufe V, dem Implantatstate, wird unter der noch stärkeren Überlegenheit von B die Stresszufuhr auf A noch dramatischer. Im Grunde macht B was es will mit A, wodurch A der meist unberechenbaren Willkür von B total unterliegt und deshalb oft zum willfährigen Objekt für B mutiert. A ist gezwungen die Selbstwahrnehmung seiner Interessen und Bedürfnisse und seine ICH-Grenzen vollends aufzugeben, in Anbetracht der zwischenmenschlichen Gewaltsituation. Die gewalttätige Dominanz von B ist allgegenwärtig. Durch das situative Gewalterleben oder das anhaltend extrem hohe Dauerspannungsgefühl, welches die psychische Existenz oder/und das Überleben generell infrage stellt, kommt es zum psychischen ICH-Zusammenbruch von A und einem dissoziativen Abschalten in PP5. Nur durch die bedingungslose zwischenmenschliche Kapitulation von A gegenüber B kann die psychische Existenz- und psychophysische Lebensbedrohung für A gemindert oder vermieden werden. Durch diesen bedingungslosen, erniedrigenden ICH-Rückzug von A, kann B vollständigere Objekte in den relativ willenlosen Interaktionspartner A implantieren. Durch den absoluten ICH-Rückzug setzt das Selbst beim unterlegenen Individuum das genetisch fixierte Kopierprogramm, ohne psychomentalen Abgrenzungsfilter, seine allgemeine Kopieraufgabe fort. Hierdurch werden auch der Wille des Täters und das Schema seiner Tat auf die autonome – das heißt unbewusst ständig aufnahmebereite – hirnphysiologische Festplatte kopiert. Der Täter hat hier jetzt die Möglichkeit ein punktuelles Verhaltensprogramm zu konditionieren, indem er A darauf abrichtet, ohne Gegenwehr, auf ein installiertes Zeichen seinem Wunsch zu entsprechen (PP = punktuelles Programm im Schema oben). Diese Konditionierungen setzen sich später, meistens bei unkontrolliertem, spannungsgeladenen und impulsiven Verhalten durch, weil in diesem Falle höhere ICH-Funktionen nicht befragt werden. Das gesteuerte obere ICH kann häufig nicht ohne größere Scham und Selbstzweifel die unkontrollierte Handlung auf Distanz bringen. Deshalb werden für das ausagierte Verhalten nachträglich passende Attribuierungen gesucht und in Form von gelernten Introjekten der Täter gefunden. A befindet sich im Rahmen eines Implantatszustandes in der Regel im dissoziativen Zustand und muss dadurch seine psychophysischen Schmerzen nicht mehr vollends wahrnehmen. A sieht sich deshalb oft wie fremd von außen oder hat unter Umständen seine normal reflexive Bewusstheit durch die Schmerzabschaltung verloren. Die spätere Haltung zu den implantierten Objekten bzw. aufgedrückten Denk- und Verhaltensweisen ist häufig ebenfalls durch eine phobische Fremdheit gekennzeichnet und kann dementsprechend zum Beispiel als „gar nicht wirklich passiert“ abgewehrt werden.

Durch den peritraumatischen seelischen Abschaltpunkt in PP5 ist eine psychodynamische Persönlichkeitsspaltung im Sinne von mindestens drei dissoziativen Anteilen entstanden.

Erstens, ein bewusster gegenwartsorientierter Selbstwahrnehmungsanteil, welcher sich zur Wahrung der restlichen Alltagskompetenz abgespalten hat und nichts mehr vom extremen polytraumatischen Vorfall weiß. Der Regulationseinfluss von Rest A ist für die Vermeidung von psychotraumatischen Wiederholungsabstürzen – also Erinnerungen – verantwortlich.

Zweitens, ein unbewusster impulsiv emotionaler Handlungsausführungsanteil, in Form einer Kopie von B. Im Weiteren B in A genannt: BiA (Täteranteil, Täterimplantat).

Drittens, ein letzter Abdruck von A in der Traumasituation: AiT. AiT ist sehr häufig ein Kindstate, der altersgemäß ungefähr so repräsentiert ist, wie es A im traumatischen Erleben erging.

AiT ist also der emotionale Erlebensspieler und BiA der kräftige Gegenspieler, der das frühere Tatziel von B, im symbolisch übertragenen Sinne, szenisch vollenden will. BiA ist zu verstehen als Kontrollprodukt und spiegelt die Wechselwirkung zwischen AiT und BiA, also gewissermaßen die eingebrannte Traumaszene. AiT bleibt die Traumaauswirkung bzw. die Opferhaltung, welche zur Chronifizierung durch die Wiederholungsschleifen tendiert.

In der Regel erkennt Rest-A oder die ANP das implantierte Denk- und Verhaltensschema als ICH-dyston und fremdartig – obwohl die ANP im Alltag nicht immer weiß, dass dieses Schema wirklich von B stammt. Da der Spaltungsprozess stark dissoziativ –

das heißt, ohne co-bewusste Reflexion über die erhaltene Persönlichkeitsstruktur von A – ablaufen kann, setzen sich Implantatstates später, unter triggerndem Stress, häufig sprunghaft und ohne Bewusstsein in Szene. Die Anzahl der Implantatstates entspricht der Quote von schweren zwischenmenschlichen Gewalteinwirkungen, welche zu einer peritraumatischen Dissoziation führten. Neben den dissoziativen Zerstöreranteilen BiA und den Opferanteilen AiT entstehen unter dem Gewaltdruck der Implantation auch einige dissoziative States, welche Informationen der Gewaltvorfälle auf weniger emotionale Art speichern. Als häufigste Zusatzstates sind hier Beobachter- und eventuell Helferanteile zu nennen, die die Kompensation des Traumas gesteuert haben oder später zu steuern gelernt haben.

In Stufe VI, dem Programmstate, verschlechtert sich die ausweglose Situation von A ins durchweg Extreme. Hier wendet B z.B. bewusst zielgerichtete Foltermethoden an oder ist auf chronifizierte sadistische Art kontinuierlich extrem grausam. Das zerstört die Persönlichkeit von A bewusst und baut die von B gewünschten Denk- und Verhaltensprogramme im Unbewussten von A ein. B demonstriert die endlose Allmacht über A und zerstört so vollends A's eigenen Willen, die Fähigkeit zur grundsätzlichen Selbstausrichtung und kritischen Selbstanalyse. Während bei der Implantatentstehung im Prägungspunkt PP5 noch von psychischer Existenz- und psychophysischer Lebensbedrohung gesprochen wurde, erzeugt die Foltersituation eine andauernde akute Todesgefahr und somit ein Abschalten in PP6. Dieses Abschalten kann sowohl unter Folter und Sadismus gezielt hergestellt werden, kann aber auch durch weniger systematische Täter im Rahmen von sadistischen oder impulsiven Affekthandlungen konditioniert werden. Aus diesem Grund haben wir uns für den Oberbegriff Programmstate entschieden, weil dieser willkürliche und unwillkürliche Beeinflussungen einbezieht und die Starrheit dieses States nahelegt. Der Ausgang der Gewaltsituation ist für A ungewiss, weshalb der ganzheitliche Zusammenbruch zur Beendigung der Qualen für A oft ein eindringlicher Wunsch wird. A will nichts mehr, spürt bald nichts mehr und vermag auch körperlich oft nichts mehr. Und insofern hört die psychische Existenz von A am Abschaltpunkt PP6 auf. Damit kann B die Prägungen, auf eine biologische Festplatte im Gehirn von A implantieren, konditionieren, programmieren bzw. prägen. A ist nur durch die Fähigkeit zur Dissoziation oder durch ein Einfrieren oder Totstellen des gesamten Körpers biologisch am Leben geblieben. Die einzige alltagstaugliche Überlebensform im Psychischen ist die Dissoziation, da ein Bewussthalten des nicht abgeschlossenen Grauens nicht zu ertragen war und das heißt, auch nachträglich in der Gegenwart nicht zu überleben wäre. Diese Form der psychodynamischen Entlastung durch Spaltung und Dissoziation wird im späteren Alltagsleben immer dominanter, weil das Bewusstwerden der psychotraumatischen zwischenmenschlichen Katastrophe in jeder Form vermieden werden muss. Jede Spannungssteigerung im sozialen Kontext triggert die dissoziative Reaktion. Durch das latente Dauertraining in Spaltungen entstehen, zur flexibleren Entlastung, nach und nach immer mehr alternative Alltagsstates. Auch in diesen Alltagsstates gilt das Gebot der äußeren bewussten Anpassung und des unbewussten heimlichen Überlebens. Das heißt je mehr alternative Alltagsstates bei einer schwersttraumatisierten Person bestehen, desto weniger zwischenmenschliche Spannungen kann diese Person noch ertragen. Andererseits gibt es auch bei mehrfach programmierten Menschen mehrere Alltagsstates, weil bei der wiederholten Gewalteinwirkungen auf Rest-A, die Strukturen von A generell schwächer werden und in Relation zu den Traumazersplitterungen parallel zerbröckeln.

Die Struktur der Täteranteile ist bei programmierten States anders als bei Implantatstates. Hier dominieren die Programmstates als Netzwerkarchiv für verschiedene Zwecke. Zum Beispiel PiA in Form von Sexdienerinnen-Anteilen, Selbstbestrafungsanteilen oder Therapeutenzerstöreranteilen. Sie bilden eine verkoppelte Algorithmik und sind autonom im Alltag oder bei Bedarf durch die Täter aktivierbar. Andere weniger systemische Konditionierungsprägungen speichern die primitiven, eigennützigen Befehle oder Machtstrukturen der beherrschenden Personen. Neben solchen Zuständen gibt es auch Implantats- oder Introjektstates, die durch die Methode der Gewaltanwendung oder durch ein Belauschen von Tätergesprächen oder durch den Alltagskontakt mit den Tätern in Familie und Verwandtschaft entstanden sind. Diese können sich als Dauer kommentierende Attribuierungsanteile etablieren. Die Anzahl der Kinderstates (AiT) oder Opferstates, als Traumaspeicher, sind ebenfalls enorm hoch. Die BiA und AiT können zwar die Informationen der Traumaszenen aus den verschiedenen Perspektiven bzw. mit den verschiedenen Motiven speichern, sie können sie aber nicht so direkt durch Inszenierungsagieren ans Licht bringen, weil die speziell installierten Programme PiA diese Bewusstmachung vermindern, verfälschen oder existenziell blockieren. Wenn ein Agieren des traumatischen Geschehens stattfindet, dann werden die mehr oder weniger verschlüsselten Instruktionen der Täter spontan agiert, die angeordnete Programmausführung wird notgedrungen umgesetzt. Die Anzahl der programmierten States entspricht dem quantitativen und qualitativen Betrag von Einflussnahmen unter Folter und den Konditionierungs- bzw. Programmierungsinteressen der Täter. Täterintrojekte, Täterimplantate und Täterprogramme stehen in einem individuellen Verhältnis zum damaligen bzw. des heutigen Folter- und Alltagskontakt zwischen B und A. Als Splitterprodukte können ebenfalls diverse, Beobachter- und Helferanteile von A, entstehen, welche seelisch distanzierte Szenenaufnahmen ermöglichen und dem Kompensieren der Folterwirkung dienten.

Stufe VII ist der duale State. Nach dem psychophysischen Kollaps schreitet die Auflösung des Individuums fort. Auf der autonom-unbewusst-psychischen Ebene entstehen im mental kognitiven Bereich unstrukturierte Splitter von Sinnesmodalitäten. Zum Beispiel Täterfragmente in einem irrationalen Mix von analogen Assoziationen aus dem alten Gedächtnisspeicher. Auf der autonom-unbewusst körperlichen Ebene ist der Überlebenskampf im letzten Aufbäumen begriffen. Hier fluten physiologisch induzierte multimodale Assoziationsprodukte biochemischer, bioelektrischer und elektrochemischer Natur den Raum und sorgen für Hirnspeicherzerfallswahrnehmungen auf allen noch verfügbaren Kanälen. Es sind quasi Betriebshavarieimpulse des Gehirns wegen Überspannung oder Unterspannung aufgrund des nahenden Todes. Diese Impulse sind hirnstammgesteuert, Unbewusst-seelisches und Unbewusst-körperliches sind also informationsseitig plötzlich völlig getrennt (Hochauf, 2007). Die Abbildungen im Psychischen sind ab sofort visuell, auditiv usw. absolut doppelgleisig und überhaupt nicht mehr ereignisadäquat aufeinander bezogen. Es werden somit diffuse Sinneseindrücke beider Kategorien stochastisch gespeichert.

Da A schon voll auf das absolute Erfassen aller Informationen von B eingestellt war, können Automatenaufnahmen erhalten bleiben, weil die Kamera noch auf Aufzeichnung eingestellt ist, obwohl Regisseur und Kameramann „mental schon verschwunden" ist. Die Fähigkeit zur dezentralen Wahrnehmung ist noch da und genetisch programmiert läuft die Kamera, solange körperliche Energie vorhanden ist. Diesen Selbstaufnahmemodus besitzen grundsätzlich alle Sinneskanäle (vgl. auch Van Lommel, 2010). Diese Fragmente können oft nur in langwieriger Kleinarbeit durch imaginative bzw. multisinnliche innerpsychische Arbeit diagnostiziert und im enttraumatisierenden psychotherapeutischen Prozess parallelisierend zusammengeführt werden (vgl. Hochauf, ebenda).

Unser ganzheitlich geprägtes psychisches Umweltprogramm ist darauf eingestellt, alles Erfahrungsmaterial sinnvoll bzw. nach plausiblen intuitiven Regeln des Umweltverständnisses einzuordnen – entsprechend der bisherigen phylogenetischen Umwelterfahrung. Ohne das Schließen diffus geöffneter psychotraumatischer Dateien lässt sich der Hirncomputer später nicht wirklich beruhigen und eine akute frei fluktuierende Psychose droht. Das ist die Stelle, wo schwer traumatisierte Klienten bereits bei den ersten Anzeichen von Dekompensation schnell zu Kompensationsstrategien aller Art greifen, um so – zumindest für ein paar Stunden – ein „geordnetes" Abspalten, quasi künstlich, bewirken zu können. Der duale Zustand endet allgemein für das Individuum mit dem Wiedereintreten in das bewusste Lebensgefühl und der Reorientierung nach dem Zusammenbruch.

Ist A aber zu stark geschädigt oder der psychotraumatische Schock ist zu groß gewesen, dann kann der Alltagskompensationszustand nicht mehr voll erreicht werden. Das heißt Rest-A bzw. die ANP ist zu klein, um die nicht abnehmenden Informationswellen aus dem Traumaspeicher des Gehirns zu bewältigen. Bei stärkerem Rest-A sind Intrusionen und Flashbacks bewusstseinsfähig oder nach Minuten wieder reduzierbar. Das heißt, bei bewusstem und nicht zerfallenem A läuft der Dualstate quasi als zweite Regulationsschleife im Hinterkopf mit den Teilinformationen aus der Traumaszene. Bei nicht abnehmenden diffusen Informationen aus einem dualen State, bei wachem, bewusstem A droht wie gesagt eine Psychose, da die Informationen überfluten und keinen Zusammenhang ergeben und der autonome Selbststrukturierungsprozess somit „uneffektiv heiß läuft". Diese Informationen könnten in einem bestimmten Zeitraum einen Psychosezustand hervorrufen. Dahinter steht ein latent dauerhafter Dualzustand bei sehr schwachem Realitätssinn, während A nicht in der Lage ist, sich auf auf einen Überlebenszustand zu reorientieren.

In einen dualen State kann A allerdings auch durch absichtlich verwirrende-instruierte Folterprogramme geschickt worden sein, weil durch eine Psychose die Glaubwürdigkeit und Therapierbarkeit eines Menschen am meisten diskreditiert und verunmöglicht werden kann. Da A den psychischen Zustand nach dem Wiedereintreten ins Leben – quasi wegen des todesnahen Abrisses – wie eine psychische Geburt erleben kann, sind die ersten Kontaktpersonen nach diesem Wiedereintritt von besonderer Bedeutung. Diesen Sachverhalt haben sich auch schon viele Folterprogrammierer (vgl. Gresch, 2010) zu eigen gemacht. Der Effekt tritt aber auch bei Alltagstätern in der Familie auf. Daraus ergeben sich komplizierte Retter- oder Täterübertragungen, die nicht in derselben Form, wie unter RZ 4 oder RZ 5 beschrieben, bearbeitet werden können (vgl. Hochauf, 2007; Ross u. Halpern, 2009), weil sie neben einer bewusst erinnerbaren Tat auch irrational und triggergelenkt mit dem dualen Modus zusammenhängen.

Summa summarum besteht eine pyramidenförmige individuelle Anteileschichtung aus den oben genannten sieben Regulationszuständen, wobei die schwerer gestörten Regulationszustände – die Kategorien der stärker unbewusst geprägten und unbewältigten Erfahrung – stets die Fundamentplatte der höher gelegenen States bilden (vgl. Abb. 03).

Das psychophysische Gleichgewicht eines Menschen wird dabei sowohl durch die Kraft der äußeren Trigger in Wechselwirkung mit der innerpsychischen Schädigung (Triggeranziehungspotenzial), sowie von der allgemeinen Fähigkeit des Individuums zur Selbstregulation, bestimmt. Dabei können sowohl unterschiedliche äußere Drucksituationen als auch unterschiedliche innerpsychische Gleichgewichtsverfassungen die psychophysische Zustandsregulation generell verändern.

Hier zunächst ein Fallbeispiel zur Veranschaulichung der Gleichgewichtsregulation eines Individuums im Rahmen seiner inneren Normalverfassung und erlebten äußeren Belastungssituation (Abb. 03).

Fall A 1

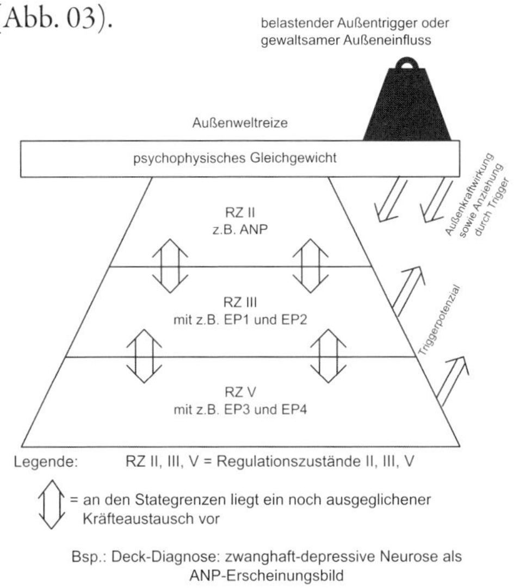

Abb. 03. Allgemeiner innerer Normalzustand von Person X
Strukturschema der inneren Gleichgewichtsregulation bei Person X mit drei maßgeblichen Regulationskategorien im innerpsychischen Normalzustand

- Abb. 03 stellt den allgemeinen Normalzustand von Person X dar
- RZ II, III und V steuern allgemein die Innenregulation der Person, wobei das negative Handlungspotnezial im Pyramidensockel steckt.
- Bei RZ II ist der normale Alltagszustand ein neurotisch stabiles angepasstes Verhalten. Die Grenze RZ II zu RZ III kann teilbewusst, die Grenze RZ III zu RZ V kann wegen der Sicherung durch RZ V unbewusst sein.
- Entstehen bestimmte psychophysische Labilisierungen bekommen bei leichtem Auslenken des Gleichgewichtes RZ III und RZ V größere Regulationskraft. Dabei können die emotionalen Zustände EP1 bis 4 exazerbieren.
- Bei völliger psychophysischer Labilisierung bzw. Entgleisung bekommen RZ III und V die Oberhand. Die Zustände könnten wie folgt herausbrechen:
  EP1 – depressiver Kindanteil
  EP2 – depressiver Täteranteil
  EP3 – panischer Traumakindanteil
  EP4 – sadistisch schlagender Täteranteil

Innerphysische Sonderfälle für die Person X können generell zwei Spannungsgegensätze sein:

a) Der Fall A 2: eine überaus stabile Person X im ausgeglichenen innerpsychischen Bestzustand. Hier können äußere Drucksituationen nahezu nichts Negatives ausrichten (vgl. Abb. 04)
b) Der Fall A 3: Hier verfügt dieselbe Person X über eine sehr labile psychische Innenverfassung. Die neurotische Deckstruktur von RZ II ist nicht mehr ausreichend in der Lage, die gleichstarken Außentrigger zu bewältigen (vgl. Abb. 05)

Fall A 2

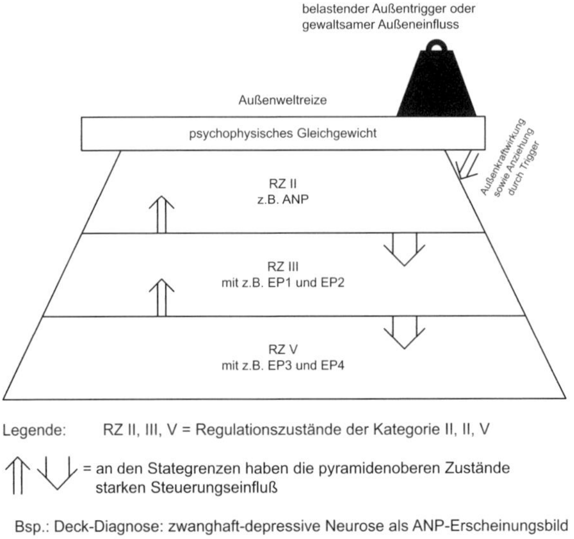

Abb. 04. Ausgeglichener innerer Bestzustand von Person X
Strukturschema der inneren Gleichgewichtsregulation bei Person X im innerpsychischen Bestzustand

Auch bei großer Belastung bleibt Person X noch lange im Gleichgewicht. Der Pyramidenstumpf ist sehr breit, viel breiter als bei der obigen Abbildung 03. Damit hat die Person X ihre maximale Stabilität erreicht und kann in diesem guten Spannungsregulationsniveau sehr viel bewältigen. Anders sieht die innerpsychische Situation jetzt im Fall A 3 aus, weil Person X ein sehr großes Steuerungsproblem hat.

Fall A 3

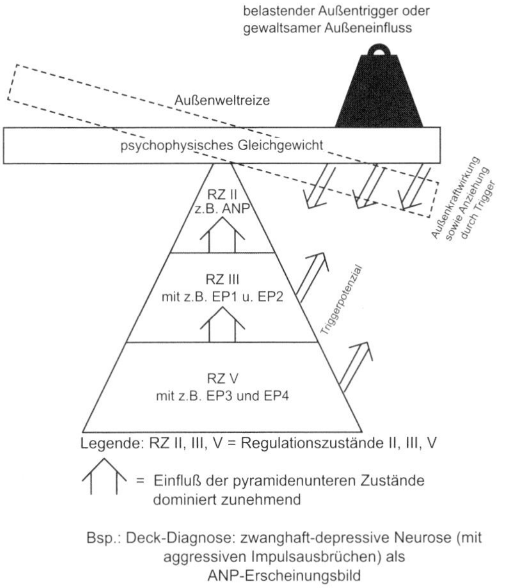

Abb. 05. Sehr labiler innerer Zustand von Person X
Strukturschema der gestörten inneren Gleichgewichtsregulation von Person X im innerpsychischen hoch labilen Havariezustand

Fall A 3 gerät auch bei kleiner Gewalteinwirkung schon aus dem Gleichgewicht. Der Pyramidenkopf ist sehr viel spitzer als bei Fall A 2. Die Person X kann also Spannungen in dieser Verfassung gar nicht mehr bewältigen und reagiert sehr impulsiv – das heißt, RZ V gesteuert.

Die zweite grundsätzliche Unterscheidungsdimension in der inneren Belastungssituation ist der von der Person X unterschiedlich erlebte und objektiv unterschiedlich gegebene äußere Belastungs- oder Triggerdruck, wie die nachfolgenden logisch gestaffelten Abbildungen 06 bis 08 zeigen. Durch diese Abbildungen ist leicht zu erkennen, dass bei anwachsendem äußerem Druck das psychophysische Gleichgewicht stufenweise und systematisch zusammenbricht. Dabei gilt der allgemeine Zusammenhang: je stärker der Außendruck die Gleichgewichtssituation negativ verändert, desto stärker wirken auch die innerpsychischen Triggerpotenziale im Pyramidensockel als negative Selbstverstärkung (vgl. Abb. 06, 07, 08).

Fall B 1

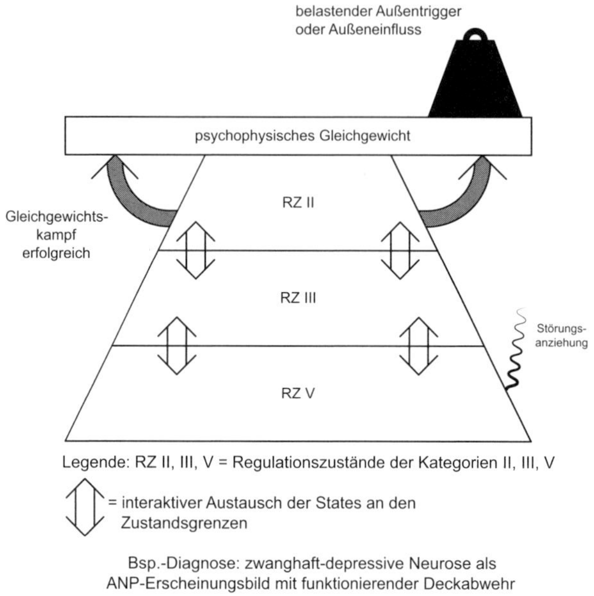

Abb. 06. Normaler äußerer Belastungsdruck auf Person X
Strukturschema der inneren Gleichgewichtsregulation bei Person X im normalen äußeren Belastungszustand

Fall B 2

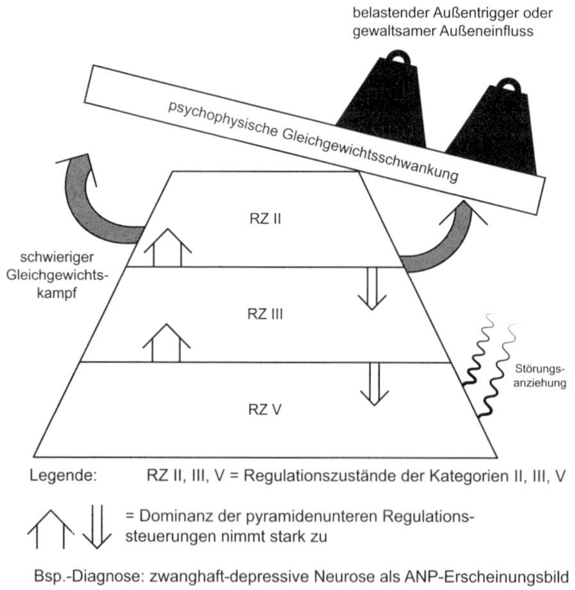

Abb. 07. Starker äußerer Belastungsdruck auf Person X
Strukturschema der inneren Gleichgewichtsregulation von Person X mit dekompensierender Deckabwehr aufgrund hoher Außenbelastungen

Fall B 3

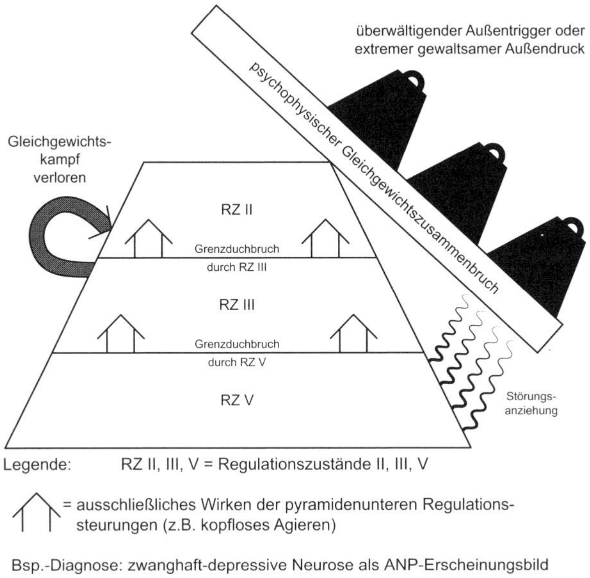

Abb. 08. Extremer äußerer Belastungsdruck auf Person X
Strukturschema der inneren Gleichgewichtsregulation von Person X mit dekompensierender Abwehr aufgrund extremer Außenbelastungen (Switch der Regulationsdominanz von RZ II auf RZ V)

Die Dominanz von RZ V nimmt bei stärkeren Triggerkräften stetig zu und die rationale Kontrolle ist gemindert oder ausgeschaltet. Entsprechend des Schweregrads der Gewalterfahrung und der daraus resultierenden Dissoziativität bildet sich eine pyramidenförmige modellhafte Schichtung von Regulationszuständen, wobei die unbewussteren, mehr dissoziativen und mehr physiologisch gebundenen States den Sockel darstellen und die bewussteren den Pyramidenkopf. Die Steuerung des alltäglichen psychophysischen Gleichgewichts hängt sowohl von der innerpsychischen Verfassung als auch von der Stärke der äußeren Belastung und dem daraus resultierenden Triggerpotenzial für die inneren impulsiveren Regulationszustände ab. Psychotherapeutisch ist deshalb die Auflösung störungsbezogener Regulationszustände für die Gesundung des Individuums von entscheidender Bedeutung und das meint besonders die unbewussteren Regulationszustände, die hier das Fundament der Pyramide bilden.

Die Regulationszustandsbestimmung nach dem SPIM-30-KT-Modell

Die theoretischen Konzeptionen der Theorieaussagen von SPIM-20-KT (Vogt, 2007) befinden sich unserer Therapiephilosophie gemäß in einer fortlaufenden Überarbeitung. Deshalb sollen in dieser Veröffentlichung des Sammelbandes „Täterintrojekte" die erweiterten und verfeinerten Bausteine der Konzepterweiterung SPIM-30-KT dargestellt werden. Für das erweiterte Modell SPIM-30-KT (Vogt, in Vorb.) gelten bis auf Weiteres die nachfolgenden Grundannahmen.

Grundannahmen

Die persönlichkeitspsychologischen Zustandswechsel bzw. States sind psychophysisch determiniert und erklären die Verhaltensregulation besser als allgemeine Eigenschaftsmodelle. Das gilt besonders im Bereich von psychotraumatisch erworbenen Steuerungsmustern mit sehr ereignisbezogenen Wahrnehmungen (z. B. Triggerbezug), intersubjektiven Interaktionsprägungen (z. B. Täterbezug) und umweltabhängigen Verhaltens-Reinszenierungen (z. B. Kontextbezug; vgl. Vogt, 2007, S. 39–71). Statewechsel ergeben sich durch eine gewisse Labilisierung des jeweils wirkenden psychophysischen Gleichgewichts unter Berücksichtigung der situativen innerpsychischen Bedingungen sowie der äußeren Einflüsse. Beim heranwachsenden Individuum sind alle Wahrnehmungsmuster nur als Wechselwirkungsprodukt zwischen verfestigter älterer Vergangenheitsinformation und noch formbarer jüngerer Vergangenheitsinformation verstehbar. Innen- und Außeneinflüsse haben quasi eine Katalysatorfunktion und können z. B. in Form von inneren Tagesverfassungen, momentan wirkenden Stimmungen, atmosphärischen physiologischen Triggern oder zwischenmenschlichen Situationen vorliegen.

Der Häufigkeitsumfang der Beanspruchung eines spezifischen Regulationsstates führt allmählich zu sogenannten Persönlichkeitseigenschaften, die somit die chronifizierte Struktur der individuellen Selbstregulation unter den lebenstypischen Anforderungen des Individuums darstellen. Dieser psychophysische Regulationsprozess läuft sowohl unbewusst als auch bewusst ab, solange ein Mensch biologisch lebt. Lebenserfahrung ist damit das Entwicklungsresultat der unbewussten und bewussten – innerpsychisch ständig interagierenden – Regulationserfahrungen.

Die Persönlichkeit des Menschen kann als ganzheitliches, systemisches Produkt seiner bisherigen Lebenserfahrung in einer bestimmten Lebensumwelt angesehen werden und wird als geformtes Abbild seiner Entwicklungsumwelt verstehbar. Diese Persönlichkeit stellt im Sinne der gelernten Homöostase die eigene Lebensumwelt immer wieder, entsprechend der bewussten und unbewussten Prägungen, her. Wenn Psychotherapie also in ein komplexes Störungssystem eingreift, müssen auch die systemischen Wechselwirkungskräfte beachtet und verändert werden, weil psychotherapeutische Veränderungen sonst keine Chance haben.

Das menschliche Verhalten setzt sich im o. g. Fall aus einem Ensemble von bis zu sieben unterscheidbaren Grundkategorien von Regulationsstates zusammen. Diese können je nach aktuellen Situationsanforderungen, momentan verfügbaren Erfahrungen und Bewältigungsmöglichkeiten des Individuums, sowie zufälligen oder gerichteten Einflussnahmen dritter Personen dominant werden.

Entsprechend dieser drei Einflussdimensionen führt das Individuum unbewusst und bewusst eine permanente Situationsanalyse durch und reguliert seine psychophysische Spannung, optimiert seine vorhandenen Strukturen und versucht sich erfolgreich zu verhalten (vgl. Vogt, 2007 und in Vorb.).

Komplizierte Regulationszustände (RZ III bis RZ VII – vgl. oben) entstehen vorrangig durch belastende bis gewalttätige Einflussnahmen, weil dabei die individuellen Bewältigungsressourcen klar überfordert werden. Die interaktiven Lernbedingungen erlauben dem Individuum dabei keine Strukturierung der ICH-syntonen und ICH-adäquaten Situationsintegration und Situationsmodifikation. Diese Überforderungen und Grenzüberschreitungen können zu Psychotraumatisierungen bei Menschen werden und stellen eine hirnphysiologisch-emotionale suboptimale Anpassungsleistung dar.

Je nach Schweregrad dieser dysfunktionalen Regulationserfahrungen entstehen an der jeweiligen Abbruch- oder Abrissstelle Prägungspunkte durch die von außen fremdschädigend erzwungenen negativen Lernerfahrungen. Durch ein häufiges Durchlaufen dieser Prägungspunkte entstehen die spezifischen Regulationszustände entweder kumulativ allmählich oder brachial spontan. Insofern lässt sich an der Verteilung der individuell chronifizierten Regulationszustände eines Menschen, das Spektrum der unbewältigten bzw. prägenden Lebenserfahrungen ablesen. Eine Verstärkung der dysfunktionalen States entsteht durch sukzessive psychophysische Labilisierungen am bekannten Interaktionsprägungspunkt – die Bewältigung der States über schrittweise Stabilisierungen der darunterliegenden positiveren Regulationszustände.

Da die dysfunktionalen States hohen Grades eine existenz- und lebenssichernde Funktion innehatten und haben, sind sie zu autonomen Handlungsregulationen geworden und können nicht mehr allein durch Stabilisierung zurückgebildet oder überschrieben werden. Es bedarf stets einer bewussten und gezielten Regulationsstatekorrektur. Dabei kann ein dysfunktionaler State nur im ausreichend geöffneten Statezugang effektiv behandelt werden. Das bedeutet, dass der zu verändernde State zumindest als parallel bewusster innerpsychischer Zustand gespürt werden muss. Die als divergent und entlastend erlebten neuen Informationen sorgen dafür, dass er als nicht mehr entscheidend für die aktuelle Existenzsicherung angesehen und erlebt werden muss.

Die chronifizierten Regulationszustände waren im Rahmen der Herkunftssituation eine situativ optimale Antwort des überforderten psychischen Apparates. Sie folgten stufenweise den Absichten der gewaltsamen Einflussnehmer. Aufgrund psychotraumatischer, amnestischer und phobischer Fixierungen können sie auch in sicheren Lebenszeiten, mit psychotherapeutische Hilfe bewusst gemacht, wieder auf Distanz gebracht, und korrigiert werden.

Regulationszustände können sich sowohl aufgrund spezifischer einmaliger Lebensereignisse mit der sozialen Umwelt und Personen – als auch auf der Grundlage konkreter oder allgemeiner prägender Dauereinflüsse (vgl. van der Kolk, 2010) herausbilden. Psychotraumatisch von besonderer Relevanz sind einschneidende Akut- oder zermürbende gewaltsame Dauereinflüsse von wichtigen Bindungspersonen im frühen Lebensalter, aber auch chronisch überfordernde Mitleidssituationen wirken entsprechend. Ohnmachtssituationen bei Erwachsenen, in denen der Betroffene zwischenmenschlicher Willkür und dauerhafter Feindseligkeit mit psychischer Existenz- oder/und physischer Lebensbedrohung ausgesetzt ist, können ebenso relevant sein.

Hauptdimensionen der Regulationsstate-Bestimmung

Die Regulationszustände organisieren die Erlebens- und Verhaltenssteuerung des Menschen und werden anhand der nachfolgenden sieben Dimensionen definiert (Grundlagen SPIM-20-KT in Vogt, 2007).

Dimension 1: Regulationszustand und Diagnoseklassen

Die Regulationszustände werden bezüglich der klinischen Diagnosegruppe eingeordnet, welche unter Berücksichtigung der klassisch psychopathologischen und psychotraumatologischen – Krankheitslehre verwendet werden könnte (vgl. Vogt, 2007). Die psychopathologische Diagnose richtet sich nach den klassifizierten inneren Erlebensschilderungen und den äußeren Verhaltensstrukturen eines Menschen (Mischung von ANP und EP-Anteilen im sichtbaren Alltagsbild).

Tab. 02. Hypothetische Diagnosezuordnungen bei relativ dauerhafter/regelmäßiger Dominanz eines Regulationszustandes

Statebezogene Basisannahme bei Individuum A	RZ I (Situ)	RZ II (Gewo)	RZ III (Über)
Mögliche klassische Diagnosen bei dominantem RZ-Verhalten:	-gesundes Erleben und Verhalten	-gesundes bis grenzwertiges Erleben und Verhalten	-psychische Reaktionen -psychosomatische Funktionsstörungen -Neurosen
Mögliche psychotraumatologische Diagnosen im Falle einer Traumabelastung:	-normale traumatische Belastungsreaktion	-ATBS -leichte PTBS	-mittlere PTBS -leichte DESNOS -leichte DDNOS

RZ IV (Intro	RZ V (Impla)	RZ VI (Proga)	RZ VII (Dual)
-Neurosen -Persönlichkeitsstörungen -Borderline	-Borderline -Angst-Störungen -neurasthenische Persönlichkeitsstörungen -Psychopathie -m.u. affektives Psychosesyndrom	-Borderline -Soziopathie -m.u. affektive, schizoaffektive und schizophrene Psychosesyndrome	-hirnorganisch psychotisches Syndrom -Komatöser Zustand -Traumatischer Kollaps -akutes traumatisches Psychosesyndrom -hochakute schizoaffektive oder schizophrenes Syndrom
-schwere PTBS -mittelschwere DESNOS -mittelschwere DDNOS	-schwere DESNOS -schwere DDNOS -leichte DIS	-mittelschwere bis schwere DIS	-schwere DIS -akutes hochdissoziatives Syndrom

Die Tabelle 02 zeigt, dass wir im Trauma-Institut-Leipzig von einer hypothetischen Zuordnung von Diagnosen zu Schweregradkategorien ausgehen. Das Ausmaß des chronifizierten psychophysischen Stresspegels bestimmt jeweils den vorherrschenden Regulationsstate, aus dessen Sichtbild wiederum die klinische Diagnose abgeleitet wird. Die ausführliche Diskussion dieser hypothetischen Zuordnungen wird in Vogt (in Vorb.) vorgenommen.

- Diese Zuordnung gilt im Fall des aktuell dominanten Regulationszustandes
- Vom Geltungsbereich der ausgewählten Diagnosen sollte man sich grundsätzlich die Zuordnung der oben gezeigten Diagnosekriterien jeweils plus/minus 1 RZ vorstellen

  RZ = Regulationszustand I bis VII

Anhand dieser Schweregradzuordnungen kann verdeutlicht werden, dass alle bekannten normalen bis hochpathologischen Störungszustände in ein gemeinsames Stufensystem der Diagnosekategorien eingeordnet werden können. Auch psychopathische und psychotische Störungsbilder einzuordnen ist eine neue Arbeitshypothese, die darauf basiert, dass diese besonders schwierigen Behandlungsbilder durch eine Betrachtung des psychotraumatischen Hintergrundes verstehbar werden könnten.

Dimension 2: Regulationszustand und Regulationskraft im Alltag
Die Regulationszustände werden hinsichtlich des allgemeinen Kräfteverhältnisses zwischen gesünderen Alltagsregulationszuständen und gestörten, relativ autonomen Steuerungsanteilen eingeordnet. Das kann bedeuten, dass ein Regulationszustand entweder durch die Auftrittshäufigkeit oder durch die Auftrittsschwere systemdominant wird, wie schon im Pyramidenmodell in Abschnitt „Introjektentstehung nach dem SPIM-30-KT-Modell" veranschaulicht wurde. Hierzu bedarf es einer kleinen aussagelogischen Vorbetrachtung, damit das Schema von Tab. 03 besser verstanden werden kann. Wir gehen im Konzept SPIM-20-KT bzw. SPIM-30-KT davon aus, dass die Stärke des ANP in den jeweiligen Regulationsklassen RZ I bis RZ VII sehr verschieden ist, was im psychotherapeutischen Bearbeitungsaufwand sichtbar wird. Normalerweise müsste der ANP in der Lage sein, alle anderen Anteile der Persönlichkeit zu überschauen und zu steuern, was er im Bereich von psychotraumatischen Veränderungen aber nicht mehr kann. Die Frage ist entsprechend der RZ-Kategorie also: Wie stark ist der ANP (A) gegenüber den anderen inneren Anteilen (B, C) innerhalb dieser Kategorie (RZ I bis RZ VII)?

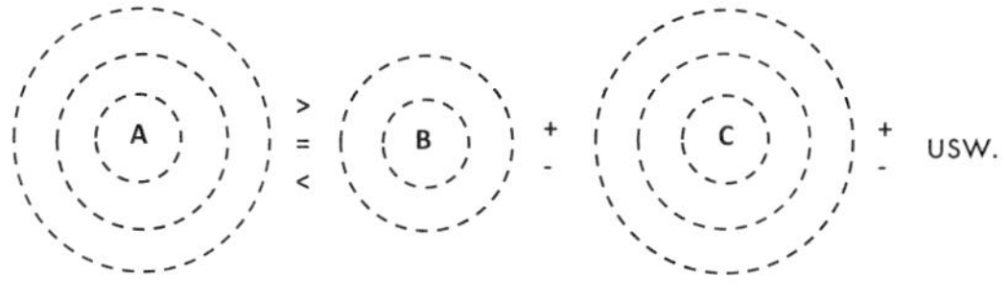

Abb. 09. Variable Stärke der verschiedenen Anteile im Kräftevergleich
Die gestrichelten Kreise zeigen die möglichen Dominanzausprägungen der verschiedenen Anteile, immer im Verhältnis zueinander, an. Zum Beispiel könnte B größer sein als A, während C umso kleiner wird, je größer B wird. Oder B und C könnten sich z. B. in einer Introjekt-Übertragungsumkehr potenzieren usw.

A = gesünderer Alltagsmanager oder ANP | B = traumatisch modifizierter Anteil B oder EP z. B. Täterintrojektanteil | C = traumatisch modifizierter Anteil C oder EP z. B. Traumakindanteil

Zur komplexeren Kräfteeinordnung dieser Anteile soll das folgende Schema dienen (Tab. 03). Es ist anhand der Abbildung gut zu erkennen, dass die Kraft des Alltagsmanagers oder ANP mit Zunahme der Schwere der Regulationszustände stark abnimmt und die Störungskräfte die Handlungskontrolle übernehmen.

Tab. 03. Psychodynamische Stärkezuordnung des Alltagsmanageranteils gegenüber anderen Anteilen

RZ I (Situ)	RZ II (Gewo)	RZ III (Über)	RZ IV (Intro)	RZ V (Impla)	RZ VI (Proga)	RZ II (Dual)
$A >> B+C+$	$A > B+C+$ $A \geq B$ $A >> C$	$A \approx B+C+$ $A \geq B$ $A \geq C$	$A \leq B+C+$ $A < B$ $A \approx C$	$A1+A2 << B1+B2+C1+C2$ $A1+A2 < B1+B2$ $A1+A2 \leq C1+C2$	$\sum A << PX+BX+CX+$ $\sum A << P$ $\sum A < \sum B$ $\sum A < \sum C$	A – Anteile zerfallen B – Anteile diffus dominierend C – Anteile diffus verschwindend

A = Äußerer Alltagsmanager oder Anscheinend Normaler Persönlichkeitsanteil = ANP
$\sum A$ = Summe der relativ intakten Alltagsbewältiger
B = geprägter subdominanter Beeinflusseranteil oder Täterintrojektanteil oder Emotionaler Persönlichkeitsanteil = EP
$\sum B$ = analog
C = geprägter subdominanter Aufnehmeranteil oder Traumakindanteil oder Emotionaler Persönlichkeitsanteil = EP
$\sum C$ - analog
P = systemisch verknüpfte Programmanteile (z. B. Täterprogramme)
RZ = Regulationszustand - Kategorie I bis VII

Die Formeln in den Regulationskategorien stellen jeweils alternative Möglichkeiten/Kräftevergleiche von A dar. Dabei ist zu sehen, dass die wirkliche Regulationskompetenz von A von RZ I bis RZ VII rapide abnimmt, was unserer praktischen Erfahrung entspricht.

Dimension 3: Regulationszustand und Anteilestruktur

Die Regulationszustände werden entsprechend der bewusstseinsfähigen Anteile-Konstellation und deren nach außen wirksamen Verhaltensregulation eingeordnet.

Wir gehen davon aus, dass gestörten Anteilemustern gewisse Gesetzmäßigkeiten der innerpsychischen Interaktion zugrunde liegen. Sie zeigen sich je nach RZ-Schweregrad in einer komplizierten Anteilestruktur, um die Außenwelt entweder einzubeziehen oder auf sicherndem Abstand zu halten.

Wichtig sind hier die folgenden zwei Strukturkriterien für die Umbrüche der Anteile und die RZ-Dominanz in der Anteilepyramide. Zum Einen gibt es mindestens drei wichtige Dominanzunterschiede in der Regulation einer innerpsychischen Anteilestruktur in Wechselwirkung zur Außenwelt (Abb. 10). Zum Anderen spielt der Grad der Verschmolzenheit bzw. der Anteilevernetzung als eine innere Kettendynamik eine wichtige Rolle (Abb. 11). Die Anteile A, B und C stellen dabei die Grundkategorien einer persönlichkeitspsychologischen Aufsplitterung dar. Es gibt also für A, B oder C viele Kombinationsmöglichkeiten, wobei die äußerlich erlebbaren Anteile stets die Vermittlung für die anderen Anteile übernehmen. Über die Anteilsgrenzen der Kreise werden alle Innenanteile unterschiedlich spürbar. Das hat Konsequenzen für die äußere Selbstdarstellung des Patienten z. B. in der Psychotherapie. Die Frage: Wie direkt oder indirekt wird ein Anteil wirksam? ist hier zum tieferen Verständnis des Patienten wichtig. Z. B. ist A im Fall 1 in direktem Kontakt mit B und in vermitteltem Kontakt mit C. Im Fall 2 ist A zwar der direkte Kontaktanteil, vermittelt aber die Einflüsse von B und C gleichermaßen. Im Fall 3 hat A eine untergeordnete Rolle und B und C machen wechselseitig und gleichermaßen den Kontakt zur Außenwelt unter sich aus und bestimmen, was im Kontakt mit der Außenwelt zur Wirkung gelangt. In Abb. 11 Fall 1 haben A und B Kontaktumbruchsgrenzen, was man von außen evtl. durch einen Switch merken kann. Im Fall 2 sind dagegen beide Zustände offenbar parallel geschaltet, dauerpräsent und nur akzentverschoben.

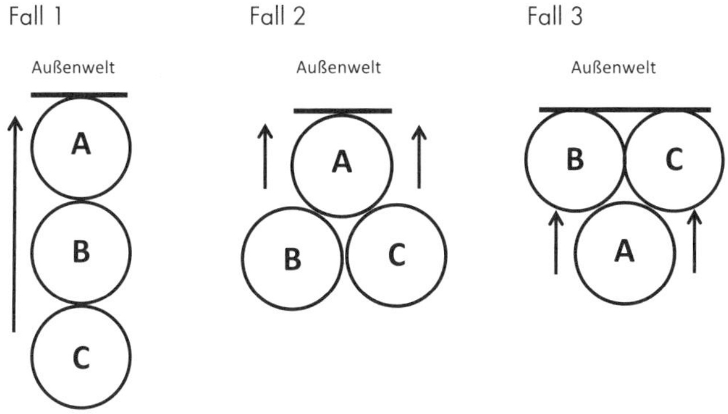

Abb. 10. Variable Anteilestruktur in der Wechselwirkung mit der Außenwelt

A = Alltagsmanageranteil oder ANP
B = Traumatischer Täterspeicheranteil oder EP
C = Traumatischer Opferspeicheranteil oder EP
→ = Vermittlungsrichtung der unterdrückten innerpsychischen Kräfte

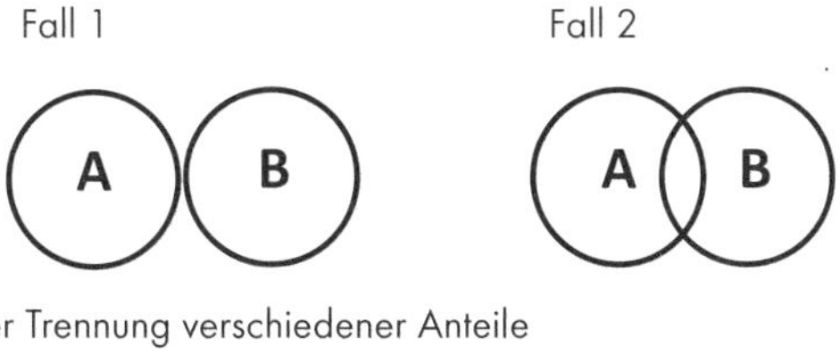

Abb. 11. Grad der Trennung verschiedener Anteile

Anteil A und B beeinflussen sich im Rahmen ihrer Anteilsgrenzen. Der Übergang von A nach B Geschieht durch einen Umschaltvorgang (SWITCH)

A und B sind miteinander verflochten, d. h. bei Funktion von A ist B immer mit eingeschaltet. Der Unterschied zwischen Beiden ist nur in einer Akzentuierung zu sehen.

Diese theoretischen Anteilestrukturen von Abb. 10 und Abb. 11 sollen jetzt auf die verschiedenen Regulationszustände übertragen werden (Abb. 12 a und 12 b).

Es ist anhand der Abbildung gut zu erkennen, dass die Kraft des Alltagsmanagers oder ANP mit Zunahme der Schwere der Regulationszustände stark abnimmt und die Bedeutung von Opfer- oder Täteranteilen stufenweise zunimmt. Außerdem ist zu erkennen, dass mit zunehmenden RZ-Schweregrad auch ansteigend schwierigere Anteile-Konstellationen entstehen. Dabei kommt es zu immer stärker negativ verflochtenen Anteilestrukturen, was in der Psychotherapie einen erheblichen Mehraufwand bedeutet, weil dadurch auch die Übertragungen immer komplexer und zerstörerischer werden. Die nachfolgende Abbildung zeigt, dass die strukturelle Dominanz der Anteile, sowie deren Grad von Reflexionsfähigkeit, je nach Regulationszustand bzgl. der Stellung des Alltagsmanagers und dessen Bewusstseinsfähigkeit abnehmen

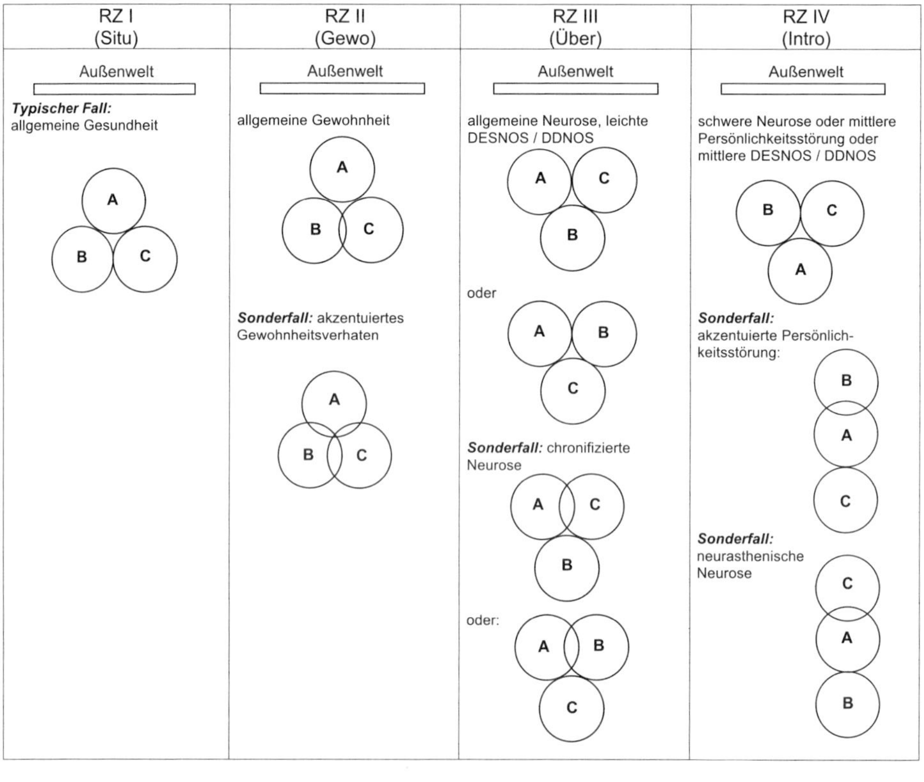

Abb. 12 a. Die allgemeine Aufstellung der Anteilestruktur in den verschiedenen Regulationszuständen und Diagnosegruppen *(Fortsetzung und Legende in Abb. 12 b)*

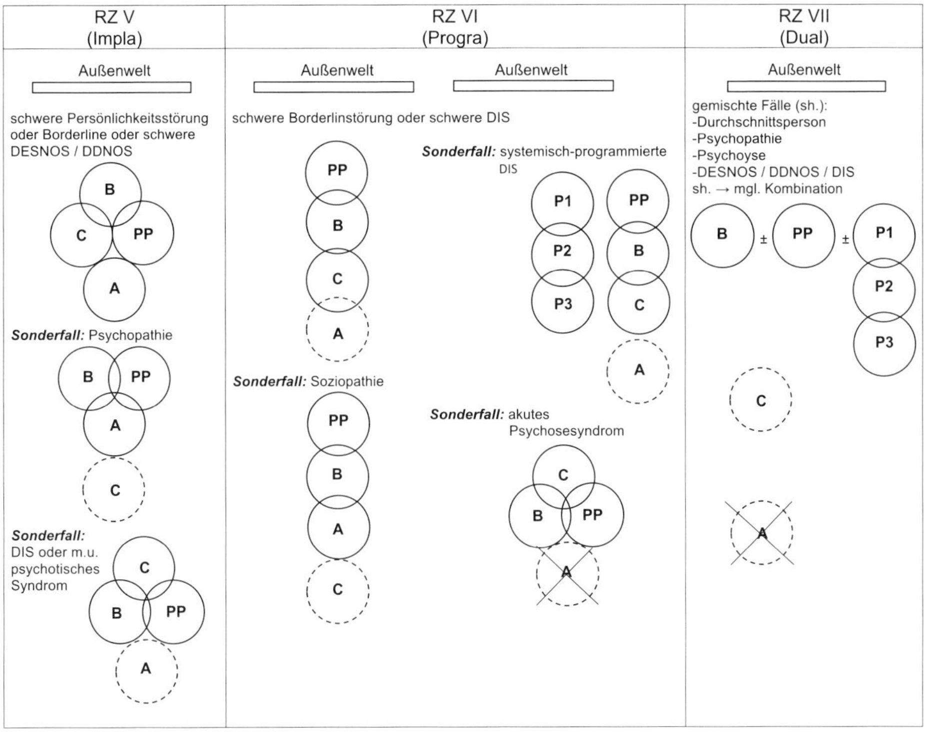

Abb. 12 b. Die allgemeine Aufstellung der Anteilestruktur in den verschiedenen Regulationszuständen und Diagnosegruppen *(Fortsetzung von Abb. 12 a)*

○ - vollwertiger Anteil ◌ - Anteil in Auflösung ⊗ - Anteil zerfallen

A-Anteil	= gesunder Persönlichkeitsanteil oder äußerer Alltagsmanager oder Host oder Anscheinend Normale Persönlichkeit = ANP = Rest A
B-Anteil	= geprägter suboptimaler Beeinflusseranteil oder Täterintrojektanteil oder Täterspeicheranteil oder Emotionaler Persönlichkeitsanteil = EP = TiA = BiA
C-Anteil	= geprägter defizitärer Aufnehmeranteil oder Traumakindanteil oder Traumaspeicheranteil oder Emotionale Persönlichkeit = EP = AiT
P1-, P2-, P3-Anteile	= programmierte Netzteile bzw. Programmsystemteile 1,2,3 usw.
PP-Anteil	= punktuelles Programm = kleines Konditionierungsprogramm
RZ	= Regulationszustand - Kategorie I bis VII

Dimension 4: Regulationszustand und Distanzierungsfähigkeit

Die Regulationszustände werden entsprechend der subjektiv erlebbaren Differenzierbarkeit eingeordnet. Hier geht es um die Fähigkeit, im aktuellen Regulationszustand bewusst Distanz und Wahrnehmbarkeit herstellen zu können. Aus dieser Kompetenz zur Selbstreflexion ergibt sich wiederum, inwieweit der Patient seine inneren Regulationszustände prinzipiell modifizieren kann. Ist sein State für ihn selbst noch erkennbar? Besitzt er im Regulationszustand eine Veränderungsoffenheit? Hat er mental die Chance eine zweckmäßige und willentliche Verhaltensentscheidung abzuwägen?

Der Kipppunkt dieser reifungsorientierten Selbstkontroll-Selbstreflexions-Selbstmotivations-Kompetenz liegt beim Übergang vom RZ IV (Introjektstate) zum RZ V (Implantatstate).

Ab RZ V werden stärker unbewusste und autonom-impulsive Erlebens- und Verhaltensstrukturen wirksam und die subjektiven Möglichkeiten zur Impulsdistanzierung nehmen rapide ab.

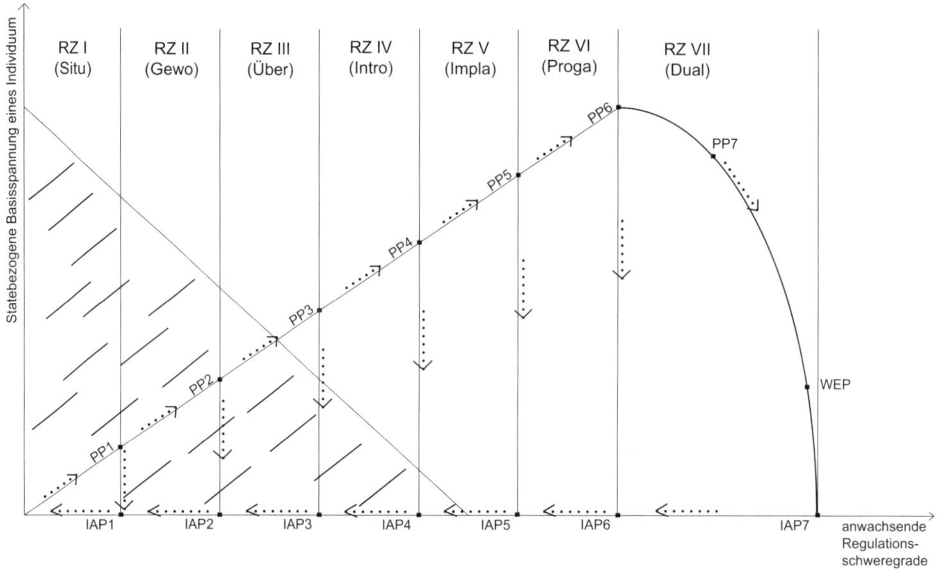

Abb. 13. Die abnehmende Kompetenz zur Trigger-Distanzierung über die Regulationszustände

RZ	= Regulationszustand I bis VII
PP	= Prägungsabbruchpunkte 1 bis 7
IAP	= interaktive Ausstiegspunkte 1 bis 7
WEP	= Wiedereintrittspunkt ins psychische Leben
Schraffierte Fläche	= Die Gerade der schraffierten Fläche zeigt, wie die Kompetenz zur Distanzierung über die Regulationszustände abnimmt (bei nicht therapierten Personen).

Dimension 5: Regulationszustände und die Ausrichtung in der Interaktion

Die Regulationszustände werden entsprechend der Wahrnehmungsausrichtung und späteren Erinnerungsfähigkeit der Prägungsinteraktion eingeordnet.

Welche Gedanken, Verhaltensweisen und Motive nimmt der Patient am stärksten wahr? Seine Eigenen oder die des anderen? Wie stark sind seine Grenzen? Wie gut gelingt es ihm, aufgrund seiner innerpsychischen Spannung, die Interaktion im zeitlichen, räumlichen und inhaltlichen Verlauf wahrzunehmen? Was kann er demzufolge später leichter oder schwerer rekonstruieren?

Hier gibt es die nachfolgenden fünf aussagelogischen Formen.

1. Die genaue zeitlich-inhaltliche Interaktionskette mit wahrnehmbarem Gegenüber (Abb. 14).
   Hier liegt der Beobachtungs-Schwerpunkt auf der Selbstreflexion von A unter Berücksichtigung von B. „Als ich das sagte, sagte darauf B das, worauf ich antwortete ..." usw.

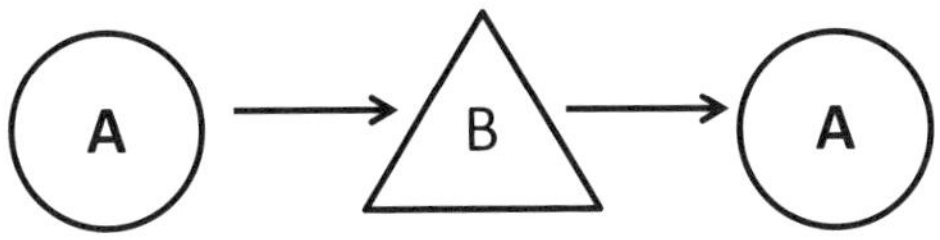

Abb. 14. Die zeitlich gestaffelte Interaktionsabfolge

A und B in zeitlich gestaffelten Interaktionsabfolgen

2. Interaktionen mit wahrnehmbarem Gegenüber ohne genaue zeitliche Abfolgemuster usw. (Abb. 15)
   A weiß das Ergebnis der Kommunikation und auch die eigene Relativposition genau. Prozessinformationen fehlen jedoch teilweise in der konkreten Abfolge. Ursache und Wirkung sind für A oft unklar.

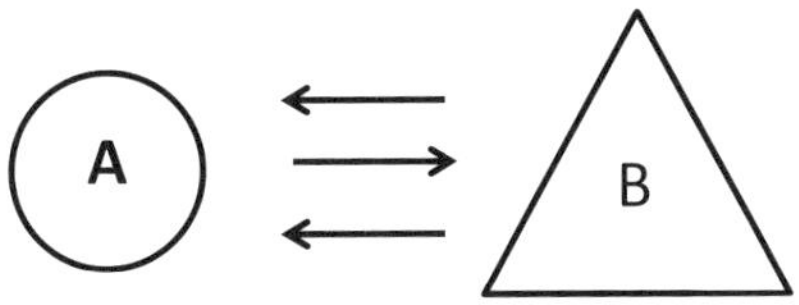

Abb. 15. Beginn der auf B-verschobenen Interaktionsabfolge

A = interaktionsunterlegenes Individuum A
B = interaktionsüberlegenes Individuum B
→ = die Anzahl und Richtung der Pfeile entsprechen der interaktiven Kraft von A oder B

3. Leichte zeitlich-inhaltliche Zerrüttung der Interaktion (Abb. 16).
   Die Interaktion geht hier für A noch diffuser durcheinander. A kann die Position in der wechselseitigen Interaktion, aufgrund innerer Spannungen, nicht mehr genau reflektieren. Es kommt zu Amnesien u. Ä. Die Interaktionskompetenz ist für A stark eingeschränkt (weil A kleiner als B ist), obwohl A in der Wechselwirkung immer noch eine aktive Rolle innehat.

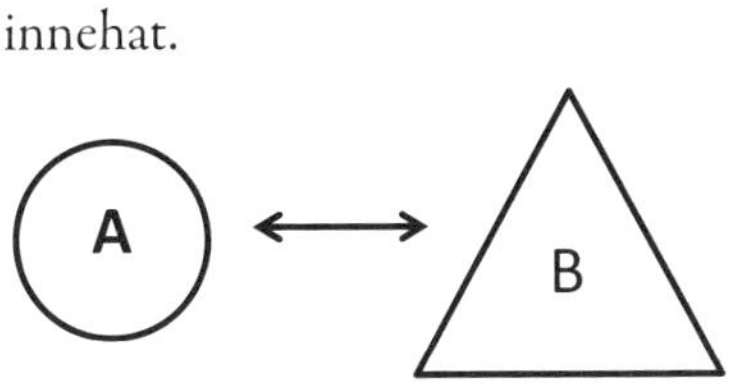

Abb. 16. Auf B verschobene Interaktionsabfolge

A = interaktionsunterlegenes Individuum A
B = interaktionsüberlegenes Individuum B (Größe von B entspricht der Dominanz über A)
↔ = interaktive Wechselwirkung zwischen A und B

4. Dezentrale Wahrnehmung in der Interaktion (Abb. 17):
   A achtet mehr darauf, welche Gefühle, Verhaltensweisen und Motive B hat. Aufgrund der Bedrohungslage versucht A die Kommunikation vollends auf B auszurichten die Situation erweitert-beseelt-wahrzunehmen, um die Situation trotz seiner Unterlegenheit doch noch zu kontrollieren. A verliert sich mehr oder weniger selbst in der Selbstwahrnehmung. Die Grenzen von A sind geöffnet, sodass der Schädiger B als Prägungsmuster in dissoziativer Ausblendung aufgenommen wird.

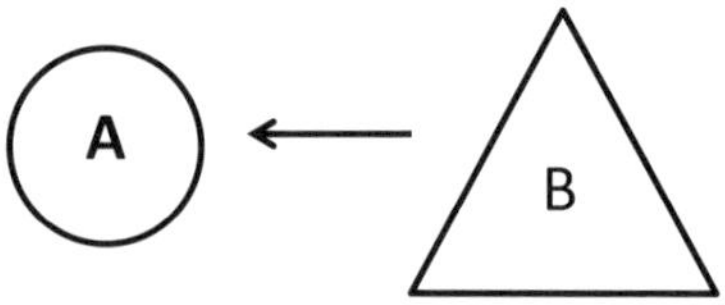

Abb. 17. Beginn der alleinigen B-Dominanz in der Interaktion

A = interaktionsunterlegenes Individuum A mit instabilen Abgrenzungsmöglichkeiten
B = interaktionsüberlegenes Individuum B mit gewaltsamer Dominanz (Größe B entspricht der Dominanz)
← = einseitiger Einfluss von B auf A bzw. Wahrnehmungsausrichtung von A auf B

5. Diffuse Kommunikationszirkel (Abb. 18)
   A kann die Unterlegenheitsrestkontrolle selbst nicht mehr ausüben, aufgrund dessen verschwimmt alles zu einem Etwas. Die letzte bewusste die unbewusste Wahrnehmungsausrichtung von A bleibt (phylogenetisch programmiert) immer an B haften, um das Überleben zu sichern. Jetzt kann B in dissoziativer Ohnmacht von A seine Prägungen ausführen.

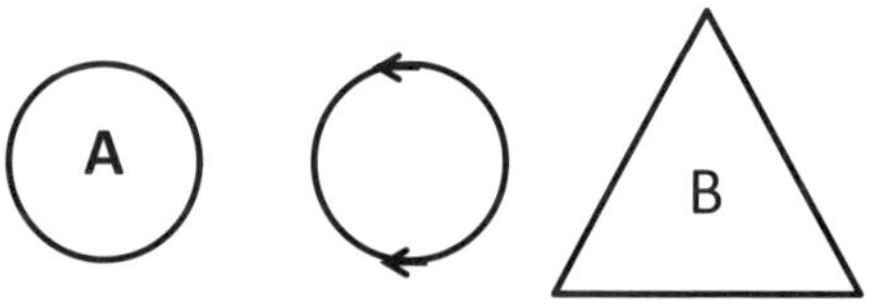

Abb. 18. Alleinige B-Dominanz in der Interaktion.

A = interaktionsunterlegenes Individuum A in kommunikativer Wechselwirkungsverwirrung
B = verwirrender, gewaltsamer Einflussnehmer B (Größe B entspricht Dominanz – die Pfeilrichtungen zeigen, dass sich das Kommunikationsrad aber immer im Sinne von B dreht)

Als Veranschaulichung der Wahrnehmungsausrichtung des interaktionsunterlegenen Individuums A hinsichtlich der Regulationskategorien sollen die Abbildungen 19 a und 19 b dienen.

Hier ist zu sehen, wie die Ausrichtung der Interaktionswahrnehmung auf das interaktionsüberlegene Individuum von RZ I bis RZ VII stufenweise zunimmt. Die Chancen von A zur Abgrenzung und informations- und beziehungstechnischen Speicherung des Interaktionsgeschehens nehmen rapide ab, weil sich A nach und nach vollständig auf B ausrichtet, um das eigene Überleben zu sichern.

Ab etwa Regulationszustand IV verschwimmt die Kommunikations- und Handlungskontrolle von A. A's Wahrnehmung aller Beeinflussungsinformationen von B beginnt sich derart auszuweiten, bis diese nur noch als Funktion von B existiert, A kollabiert und ein willkürliches Abbild der Situation aufnimmt.

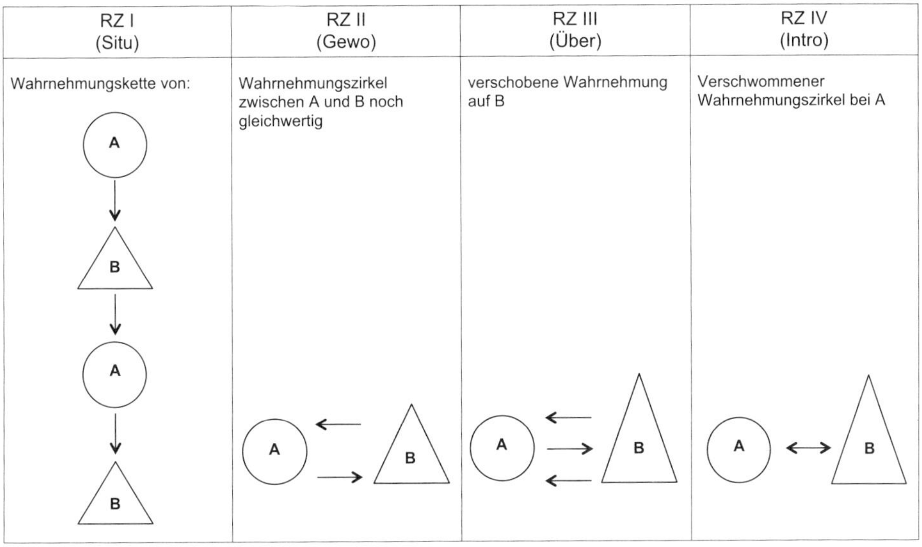

Abb. 19 a. Die Interaktionsstrukturen zwischen A & B über die verschiedenen Regulationszustände

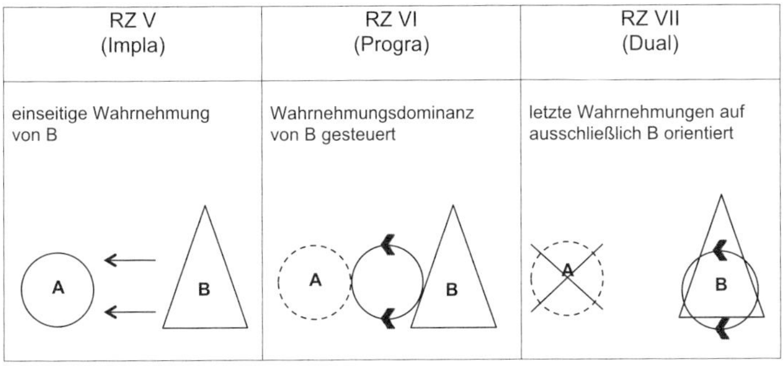

Abb. 19 b. Die Interaktionsstrukturen zwischen A & B über die verschiedenen Regulationszustände

In der Interaktion gibt es eine Ausrichtung von A auf B in Abhängigkeit vom Regulationszustand.

A = interaktionsunterlegenes Individuum A (z. B. Opfer)
B = interaktionsüberlegener Beeinflusser B (z. B. Täter)

A = Position A in Auflösung   A = Position A verschwunden

→ = Pfeil entspricht, in Anzahl und Richtung, der erlebten Einflussnahme während der Interaktion, wobei B das überlegene Individuum darstellt (Größe von B stellt Überlegenheit von B dar).
RZ = Regulationszustände I bis VII

Dimension 6: Regulationszustände und Urheberschaft

Bei dieser sechsten Dimension geht es um die Frage, inwieweit der Patient seine Regulationszustände früheren Einflusspersonen zuordnen kann. Kann der Patient reell einschätzen, wie stark er dem negativen Einfluss damals ausgeliefert war? Wie gut ist er in der Lage sich und sein Verhalten heute den Verursachern zuzuordnen und wie groß ist seine eigene Veränderungsmotivation?

Hierzu lassen sich die drei nachfolgenden Dimensionen betrachten.

1. Bewusstheit: Wie hoch ist der Grad der subjektiv reflektierbaren Bewusstheit? Von wem ist die Gewalteinwirkung in welchem Zusammenhang „verabreicht" wurden und welches konkrete Ausmaß hatte sie auf das Individuum in der bestimmten Lebenszeit und Verhaltenssituation?
   Durch eine zu geringe Bewusstheit, im o. g. Sinne, wird die Distanzierungsfähigkeit gegenüber dem gestörten Verhalten z. B. in der Psychotherapie und demzufolge eine Änderung des Verhaltens erschwert.
2. Gewolltheit: Wie hoch sind die möglichen Gegensteuerungschancen in der damaligen gewaltsamen Situation einzuschätzen? Hat es realistische Chancen zur Vermeidung dieser Einflüsse gegeben? Konnte das Individuum mit einem relativ gesunden oder gereiften eigenen Willen entscheiden, ob diese Gewalteinwirkung stattfindet, wie lange sie andauert oder wann sie spätestens beendet werden müsste? Durch Grenzüberschreitungen der Willensgrenzen eines Individuums kommt es schrittweise zur Ausbildung einer fremden Identität. Täterintrojektsätze können später, z. B. in der Psychotherapie, die Veränderung des Individuums hartnäckig verhindern, weil sie gar nicht als „unwirklich fremdartig", Ich-dyston erkannt und begriffen werden.
3. Weitergabe: Wie gut sind, oder waren die Selbststeuerungsqualitäten damals und heute? Hat das Individuum Kenntnisse von allgemeinen kommunikativen Wechselwirkungen gehabt? Hat es, entsprechend einer ICH-syntonen Lebensorientierung, die eigene Verantwortung bei der Weitergabe von Erlebens- und Verhaltensmustern wahrnehmen können, wenn es selbst in interaktionsüberlegenen Positionen war? Oder wurde es als einstiges Gewaltopfer, durch die nicht reflektierte Weitergabe von Gewaltintrojekten, ebenso ein Gewalttäter?

Diese Fortsetzung der nicht reflektierten Gewaltweitergabe verläuft in gestörteren Regulationszuständen (z. B. im RZ V). Sie vollzieht sich selbstchronifizierend, sowohl für das innere Opfer-ICH (z. B. Kindanteil), als auch durch die Fixierung des Täter-ICHs. Oft verwechselt dann das Individuum – ohne Psychotherapie – hohe Impulsivität mit ICH-Syntonie.

Zur Veranschaulichung soll die Tab. 04 dienen.
Zu sehen ist, dass ca. bis zu einem Schweregrad RZ IV (Introjektstate) die subjektive

Reflexion über die Quellen, Aneignungsfreiheit und Weitergabesteuerbarkeit rapide abnehmen. Ab ca. RZ V (Implantatstate) ist die Reflexions- und Steuerkompetenz extrem bis völlig eingeschränkt. Der dissoziative Klient spürt auch im ANP-Zustand seinen Leidensdruck nicht mehr, weil seine unzureichende Bewusstheit, seine dissoziative manipulierte Willensausrichtung und die introjizierten Weitergabeinteressen emotional nicht als fremdartig reflektiert werden können. Bei schwerer gestörten Patienten gelingt das Herausfiltern der gesünderen Wertsysteme erst sehr spät in der Psychotherapie. Die Behandlung wird aber erst mit dem Wahrnehmen des echten, eigenen Leidensdruckes der Patienten wirklich effektiv.

Tab. 04. Grad der Selbstbestimmungen über die verschiedenen Regulationszustände

Statebezogene Basisspannung eines Individuums ↑

	RZ I (Situ)	RZ II (Gewo)	RZ III (Über)	RZ IV (Intro)	RZ V (Impla)	RZ VI (Proga)	RZ VII (Dual)
Grad der positiven Bewusstheit	BWU	BWU z.T. UBW	BWU + UBW	UBW z.T. BWU	UBW	UBW	OHNE BW
Grad der Gewolltheit	GWV	GWV z.T. UGW	GWV + UGW	UGW z.T. BGW	UGW	UGW	OHNE GW
Stufe der Selbstkongruenz	ISW	ISW z.T. NACH	ISW + DSW	NACH z.T. DSW	DSW z.T. NACH	DSW	OHNE IS

anwachsende Regulationsschweregrade →

BWU = Bewusstheit über Urheberschaft (bzw. UBW = Unbewusstheit – analog)
GWV = Gewolltheit der Verinnerlichung (bzw. UGW = Ungewolltheit – analog)
ISW = ICH-syntone Weitergabe (bzw. IDW = ICH-dystone Weitergabe – analog)
NACH = nachträglich zur ICH-Entlastung identisch gemacht bzw. nachträglich für ICH-synton erklärt
OHNE = ohne Relevanz

Dimension 7: Regulationszustände und Speicherbedingungen

In dieser Dimension werden die Regulationszustände hinsichtlich ihrer subjektiven Rekonstruierbarkeit von psychotraumatologischen Material eingeordnet.

Jeder Psychotherapeut und natürlich auch jeder erfahrene Psychotherapieklient weiß, dass bei einer effektiven psychotherapeutischen Behandlung das geordnete, rekonstruktive Erinnern von Traumaszenen möglich wird. Auch Freud hatte das bereits im Prinzip der Nachträglichkeit (vgl. Hirsch, 2011) beschrieben, indem er die Beobachtung machte, dass schwierige Erlebnisse aus dem Unbewussten, Jahre später von selbst wieder aufsteigen und auf Bearbeitung warten (Freud, 1915).

Leider hat er z.B. im Falle eines nachträglich beanstandeten sexuellen Missbrauchs, durch das herangewachsene Opfer, geschlossen, dass diese erst nachträglich eine Opfer-Täter-Situation herausfantasieren. Die Patienten würden ihre eigenen – kindlich sexuellen, primären, damaligen – Wünsche wegmachen und eine völlig neue Täter-Opfer-Situation zur Entlastung ihres ICHs konstruieren.

Dadurch stellen sie jetzt sinngemäß nachträglich die – der Verführung erlegenen Täter (z.B. Eltern) an den Pranger (vgl. auch Briefe an W. Fließ zit. Vogt, 2004). Die Kleinianische psychoanalytische Schule stellt ebenfalls eine fantasiegesteuerte Erinnerungsarbeit in der Psychodynamik des Kleinkindes in den Mittelpunkt der Theorie (vgl. Klein, 1932, 1962).

Auf mich wirken diese Theorien aus heutiger Sicht wie eine generalisierte, täterloyale Entwertung der Opfer. Interessant ist dabei auch, dass Freud die Verführungstheorie seit 1896 nie wirklich zurücknahm (Freud, 1896 – Studien zur Hysterie in Freud, 1969). Gleichwohl haben sich, meiner psychoanalytischen Kenntnis nach, weit mehr spätere Fachkollegen seinen Bemerkungen zur fantasiegesteuerten Veränderung von Gedächtnismaterial gewichtend angeschlossen als umgekehrt. Im Grunde wird der Streit in der psychoanalytischen Kontroverse – ob das ES-gesteuerte Kleinstkind primär böse oder gut sei – bis heute geführt. Die negativen Aussagen wären dabei dem Lager um Kernberg (1978, 2002) zuzuordnen, während das Lager mit der generellen primären Positivhypothese dem Sympathisantenkreis um Kohut (1979) angehörte, denen sich die Säuglingsforscher und Psychotraumatologen anschlossen. Ich sehe die Erinnerungsarbeit eines psychotraumatisch geschädigten Menschen, wie auch andere Psychotraumatologen, als kniffligen Punkt.

Die Theorie von Van der Hart, Nijenhuis und Steele (ebenda, 2008) behandelt diesen Punkt hauptsächlich unter dem Aspekt der Phobie vor der Bewusstmachung des psychotraumatischen Vorfalls. Und unter dem Aspekt der schwer belastenden Interaktionserfahrung zwischen dem Alltagsregulierer ANP und emotionalen Traumagedächtnisspeicher EP. Insofern, als quasi der eigene Stabilisierer ANP, über die Jahre, für die Bagatellisierung des Traumamaterials gesorgt hat und sorgt.

Hochauf (2007) geht in ihrer Theorie von zwei Seiten an das Problem heran. Erstens glaubt sie grundsätzlich, dass die erworbenen Täterinformationen den Schutz, die Verknüpfung und somit auch täterorientierte Verfälschung der psychotraumatischen Erlebnisse bestimmen. Dieser Auffassung schließe ich mich aufgrund meiner eigenen klinischen Erfahrung der letzten 10 Praxisjahre an. Zweitens wirft sie den Aspekt der verschiedenen Sprachen und Kopierqualitäten des Gehirns in Abhängigkeit von der subjektiv erlebten Lebensbedrohung auf.

Die Gedächtniskapazität steht und fällt mit der hirnphysiologischen Stresskurve und die Gedächtnisinformationen zerfallen spätestens kurz vor und immer nach dem Abschaltpunkt in verschiedene Sprachen, die ohne parallelisierende Psychotraumarekonstruktion nicht verstanden werden können. Es sind diese verschiedenen Sprachen, die den traumatisierten Menschen später in Albträume stürzen und z. B. zu Intrusions- und Flashbacks führen (vgl. Hochauf, 2007).

Ich selbst habe in Vogt (2007) nur wenige Bemerkungen zu den stressphysiologisch bedingten Qualitätsunterschieden der Gedächtnisformationen gemacht. Ich möchte den psychotraumatischen Gedächtnisschutz jetzt ebenfalls stärker hervorheben (mehr zu diesem Thema in Vogt, in Vorb.).

Ferenczi hat 1933 (vgl. Ferenczi, ebenda) auf den Aspekt des grundsätzlichen Unterschiedes in der Kommunikationsbedeutung zwischen der kindlichen und der erwachsenen Erlebens- und Handlungssprache hingewiesen. In seinen hoch differenzierten klinischen Fallbeobachtungen wurde schon deutlich, dass es nicht primär eine „spätere Verdrehung der unbequemen Traumavorfallstatsachen" vonseiten des Opfers, wie bei Freuds Konzept der Nachträglichkeit, gibt (vgl. oben im Text). Das Kind speichert und notattribuiert den interaktiven Psychotraumavorfall bzw. -dauereinfluss altersgemäß, bindungsabhängig, überlebensorientiert und beseelt. Das passiert notgedrungen größtenteils sofort, nicht so sehr nachträglich. Das Kind wird die Attribuierung der Traumaszene unbewusst so anpassen, dass es den zermürbenden Dauerstress der Existenzbedrohung irgendwie verringern kann, um vom Täter psychisch nicht liquidiert zu werden. Es muss ja seelisch irgendwie mit dem ungeheuerlichen Verrat einer zerstörenden, traumatisierenden Handlung zurechtkommen, mit seiner hohen psychovegetativen Labilität und der übergroßen Abhängigkeit von einer lückenlosen psychosozialen Versorgung.

Es handelt sich also gewiss um kein niederes Triebmotiv des Kindes! Ein Kind hat, auch nach meinen Fallerfahrungen, keine superdurchdachten Hintergedanken – etwa wie ein erwachsener Täter oder eine Täterin diese haben können, weil Opfer ihr Opfersein nicht planen. Kinder denken, fühlen und beseelen eher „alles auf einmal" d. h. der Schock des Augenblickes lässt kaum eine Hoffnung auf bessere Zukunft zu. Es muss daher prompt umattribuiert werden, weil sonst weder jetzt noch später etwas weitergehen kann. Der psychische Existenzverlust im traumatisierenden Augenblick droht ein Zusammenbruch für immer zu sein.

Für einen Zweifel am Tabu der Fehlattribution braucht es Jahre und große Unabhängigkeit, viel Sicherheit und neue positive Existenzverstärker. Erst dann kann ein Mensch an die verunsichernde Aufarbeitung seiner seelischen Schockzustände denken.

Die Täter hinterlassen gerade in der psychodynamisch so prägungsoffenen Interaktionssituation konkrete Instruktionen für Verdrängung und Umetikettierung im psychischen Apparat des Kindes. Wenn also psychodynamisch etwas verfälscht wird im Laufe der Archivierung – genannt Kindheit – so sind das von der Bedeutung her Täterintrojekte, die die eigentliche Wahrheit der Traumainteraktion aus der echten Opferperspektive verbieten, verbarrikadieren oder verfälschend speichern. Die Labilisierung der psychotraumatischen Gedächtnisspeicherung entspringt also vordergründig der ohnmächtig-abhängigen, zukunftsorientierten Liebe des Kindes zur Tatperson und/oder

der angstbesetzten ohnmächtigen Wahrnehmung des Beziehungskontextes zum unberechenbaren Täter durch das Kind.

Außerdem streben kleine Kinder ebenso wie Erwachsene nach autonomer Umweltkontrolle und versuchen möglichst eine für sie logisch steuerbare Interaktion aus ihrem Verhalten abzuleiten. Nur das sie den objektiven Kontext entwicklungsbedingt eben noch nicht erfassen können und die fehlenden Erklärungsbausteine emotional beseelt und metaphysisch erklären. Somit kann Mutti wirklich tagelang depressiv sein, weil ich, als 3-jähriges Kind, sie nicht getröstet habe oder Vati könnte mich geschlagen haben, weil ich nach seinem Klingeln nicht gleich die Tür aufgemacht habe und er sich draußen alleine fühlte usw. und deshalb muss ich für diese geplagten Menschen ihre bösen Taten an mir ausgleichend ertragen. Kleine Kinder haben dabei, nach meiner klinischen Erfahrung, höchstens die Positivfantasie, dass sie für diese Duldsamkeit später einmal (wann immer das sein mag) belohnt werden. Oder sie entwickeln eine magische Größenfantasie, dass nur sie allein so viel nachsichtige Ausdauer und heldenhafte Schmerzbewältigung gegenüber dem schwankend liebesfähigen Elternteil aufbringen können und diese große Kraft ein wichtiger Beweis für ihre Existenzberechtigung und vieles andere ist.

Es ist unwahrscheinlich, dass sich diese fixierten Stabilisierungsregeln einfach nur durch das Älterwerden auflösen, da der Heranwachsende dafür die nachfolgenden vier Grundinformationen bewältigen müsste.

Erstens: Das Trauma ist vorbei! Das ist psychophysiologisch aber auf doppelte Weise anders verankert; die physiologische Erregungskurve bleibt zunächst hoch und die Amygdalaspeicherung (vgl. Hüther, 1997) signalisiert verstandesunabhängig Autoreversstress bei Traumatriggern.

Zweitens: Du bist von der Zuwendung der Traumaverursacher nicht mehr abhängig! Auch das ist zweifelhaft für das Individuum, wenn es sich bei den Tätern um primäre oder wichtige Bindungspersonen handelte. The first cut is the deapest – heißt übertragen, dass frühe Bindungen zeitlebens trotz Reifungsveränderungen bestehen bleiben. Das ist eine sozial-genetische Fixierung, die durch die psychotherapeutische Arbeit erst einmal umgestaltet werden muss, bis zu einer gesunden Ablösefähigkeit. Auch bei bösartigen Bezugspersonen besteht von Seiten eines kindlichen Opfers häufig die einzige dauerhafte Zuwendungsachse zu den altbekannten Tätern.

Drittens: Die Täter von früher haben heute keine Macht mehr! Auch diesen neuen Kontext muss man als Erwachsener erst einmal prüfen und beweisen. In nicht wenigen Fällen besteht bei normalen Psychotherapiepatienten noch Kontakt zu den Menschen, die ihnen großen seelischen Schaden zugefügt haben. Manchmal müssen dazu erst z. B. gruppenpsychotherapeutische Alternativen geschaffen werden, damit vorsichtig neue Erfahrungen gemacht werden, welche dann wiederum Voraussetzung für die tiefere Psychotraumaarbeit sind (vgl. Vogt, 2007).

Last but not least – viertens: Die kindliche Heilungstheorie, dass die Zeit alle Wunden heilt, stimmt bei traumatischen Erlebnissen nicht. Im Gegenteil, das Traumamaterial sucht sich über die triggernde Intuition des Individuums aber immer wieder retraumatisierende Interaktionsbedingungen in der Gegenwart und Zukunft. Das heißt, die verinnerlichten Täterintrojekte chronifizieren die alte Traumagedächtnisblockade oder sie zementieren die gespeicherten Instruktionen der damaligen Täter, indem Menschen ihr Leben mit traumakompensatorischen Beziehungskonstellationen einrichten (vgl. Fischer u. Riedesser, 2003). Hier sind also neue Traumafortsetzungsmuster entstanden, die ein „ungezwungenes Bewusstmachen" alter psychotraumatischer Erlebnisse objektiv und subjektiv behindern.

Unter Berücksichtigung aller oben genannten Erwägungen kann ich die folgenden fünf Kontextkriterien für die Erinnerbarkeit von Psychotraumamaterial zusammenfassen:

1. Die hirnphysiologische Speichervernetzung der Sinnesinformationen zum Psychotrauma (vgl. Hochauf, 2007). Es muss schrittweise differenziert werden, ob und wie umfangreich die ursprünglichen Informationen, abhängig von Lebensalter und Traumaschwere, analog oder/und symbolisiert vorliegen.
2. Der allgemeine und konkret situationsbezogene Bindungsinhalt zwischen Opfer und Täter in der Traumaszene d. h. die traumatisch fixierte Bindung. Um diese zu bearbeiten, ist es nötig, eine Sensibilität für Übertragungs- und Gegenübertragungswechselwirkungen zu entwickeln und speziell den Aspekten der Täterübertragung methodisch Raum zu geben.
3. Der Grad der latenten oder akuten psychischen Lebensbedrohung, die das Opfer während des Traumas erlebt hat, weil sich daraus die Entwicklung von Retterfantasien, Implantatsschweren bzw. Traumaphobien ableiten lässt.
4. Das Ausmaß, mit dem der oder die Täter ihre Botschaften an das Opfer weitergegeben und zur Umbewertung des Traumas gezwungen haben. Das zeigt sich in Form von Täterintrojekten oder extrem installierten Täterprogrammen zur konditionierten Traumaunterdrückung, Traumaverfälschung oder Zerstörung der Rekonstruierbarkeit des Psychotraumamaterials in der späteren psychotherapeutischen Behandlung. Klare Anteilestrukturarbeit muss auf diese individuelle Beeinflussung oder Gehirnwäsche beim Opfer eingehen.
5. Das Ausmaß, mit dem das Individuum heute Konstellationen in der aktuellen Beziehungswelt herstellt, um das Psychotrauma zu kompensieren. Diese können teils unbewusst/konditioniert-herbeigeführt, teils bewusst oder auch wirklich störungsbewusst organisiert sein.

Diese Reinszenierungen mobilisieren einerseits permanent das alte Psychotraumagedächtnismaterial, um es auf der anderen phobischen oder instruierten Seite ebenso regelmäßig zu unterdrücken. Dadurch wird das Psychotraumagedächtnis zyklisch hoch- und runtergefahren und das Individuum geht dagegen mit seinen gelernten Kompensationsmustern vor. Und das beeinflusst wiederum die aktuelle Therapiemotivation.

Die systematische Zuordnung dieser fünf Kontextkriterien bzgl. der Erinnerungsarbeit mit Psychotraumapatienten führt zu der nachfolgenden Tabelle (s. Tab. 05).

Es ist anhand dieser Tabelle bei allen fünf Kriterien eine schweregradbezogene Verschiedenheit der Bedeutung und Relevanz zu erkennen. Leicht zu erfassen ist, dass mit zunehmend schwierigeren Regulationszustand die Erinnerbarkeit des traumatischen Gedächtnismaterials problematischer wird. Hierfür ist die Schwere der Traumaschädigung verantwortlich und das spielt z. B. bei Gerichtsprozessen im gesellschaftlichen Leben oft eine (noch) paradoxe Rolle, weil Richter u. U. immer noch sehr nach der gesunden Regel urteilen wollen: Wenn etwas wahr ist – muss es im Detail erinnerbar sein. Wo es Widersprüche gibt, liegt keine Beweiskraft vor usw. …

Es liegt aber gerade in der Natur der schweren Schädigung, dass genaue neben unscharfen Erinnerungen liegen und das die Täter Verwirrungsinformationen in das Opfer introjiziert haben.

Es bedarf es noch vieler Schulungen, bis in der Gesellschaft mehr Fairness gegenüber den Gewaltopfern umgesetzt wird. Auch Psychotherapeuten und Forensiker müssen dazu mehr Orientierungshilfen erarbeiten.

Tab. 05. Niveau der traumatischen Gedächtnisspeicherung über die verschiedenen Regulationszustände

Rekonstruierbarkeitskategorien:	RZ I (Situ)	RZ II (Gewo)	RZ III (Über)	RZ IV (Intro)	RZ V (Impla)	RZ VI (Proga)	RZ VII (Dual)
1. Informationsspeicherqualität	SI	SI	SI	mehr SI	eher SI etwas AI	teils AI teils SI	AI
2. Bindungsabhängigkeit	KBA	KBA / MBA	MBA / GBA	GBA / MBA	GBA	sehr GBA	HBO
3. Bedrohung	KEL	MEL	MEL	MEL / GEL	GEL	sehr GEL	extrem GEL
4. Umetikettierungen	KUM	UED	UED	UEZ	UEG	UEP	DUE
5. Traumakompensatorische Lebensorganisation	NTL	WTL	RTL	KTL	ITL	PTL	DTL

1) vorrangige Informationsspeicherqualität des Psychotraumamaterials:
   SI = vorwiegend symbolisiert gespeicherte Information
   AI = vorwiegend analog gespeicherte Information

2) traumatisch fixierte Bindung: KBA = keine Bindungsabhängigkeit
   MBA = mittlere Bindungsabhängigkeit
   GBA = große Bindungsabhängigkeit
   HBO = hirnphysiologische Bindungsorientierung

3) psychische Existenz bzw. Lebensbedrohung:
   KEL = keine Existenz- u. Lebensbedrohung
   WEL = wenig Existenz- u. Lebensbedrohung
   MEL = mäßig Existenz- u. Lebensbedrohung
   GEL = große Existenz- u. Lebensbedrohung

4) Täterinduzierte Umetikettierungsmuster:
KUM = keine Umetikettierungsmuster
UEG = Umetikettierungs-Gewohnheiten
UED = Umetikettierungs-Druck
UEZ = Umetikettierungs-Zwang;
UEG = Umetikettierungs-Gewalt
UEP = Umetikettierungs-Programm
DUE = diffuse Umetikettierungs-Fragmente

5) Traumakompensatorische Lebensorganisation:
NTL = nicht traumakompensatorische Lebensorganisation
WTL = wenig traumakompensatorische Lebensorganisation
RTL = reaktive traumakompensatorische Lebensorganisation
KTL = kopierte traumakompensatorische Lebensorganisation
ITL = instrumentalisierte traumakompensatorische Lebensorganisation
PTL = programmierte traumakompensatorische Lebensorganisation
DTL = diffuse traumakompensatorische Lebensorganisation

Ableitungen

Nach diesen sieben vorgeschlagenen Definitionskriterien lassen sich Regulationszustände meiner Ansicht nach ausreichend gut klassifizieren und therapeutische Differenzierungen ableiten.

Da am Anfang einer Psychotherapie mit komplextraumatisierten/dissoziativen Patienten meist ein schneller prinzipieller Überblick notwendig ist, habe ich für Fortbildungskollegen im SPIM-20-KT bzw. SPIM-30-KT (Vogt, 2007; Vogt, in Vorb.) eine verkürzte und verdichtete Übersichtstabelle der vier häufigsten Regulationszustände entwickelt.

In dieser Tabelle finden sich sowohl Screening-Kriterien der diagnostischen Anfangsphänomenologie als auch Besonderheiten der beginnenden psychotherapeutischen Widerstände und einfache Behandlungshinweise (Tab. 06).

Es ist hier im Wesentlichen zu sehen, dass das Erscheinungsbild von psychotraumatisch geschädigten Patienten zu Therapiebeginn sehr breit gestreut ist. Der therapeutische beziehungsseitige Aufwand, sowie die Notwendigkeit des Einsatzes von psychotraumatologischen Fachwissen und Methoden, wird von RZ III bis RZ VI sprunghaft größer und langfristig wichtiger.

Sehr stark kondensierte und vereinfachte Screeningtabelle für eine Auswahl der therapeutisch wichtigen Regulationszustände RZ III bis VI, zur Gestaltung des psychotherapeutischen Anfangkontaktes

Tab. 06. Screeningtabelle

Definitionskriterium	RZ III	RZ IV	RZ V	RZ VI
1.) Diagnose	Neurose PTBS	Persönlichkeitsstörung Neurose DESNOS	Borderline Psychopathie Affektpsychose DDNOS / DIS	Borderline Soziopathie Schizophrene Psychose DIS
2.) Rolle ANP	ANP – Boss 60 : 40	ANP – Kampf 50 : 50	ANP – Wechsel 40 : 60	ANP – Flucht 20 : 80
3.) Traumaabwehr	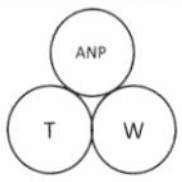 Traumaverdrängung	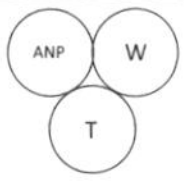 Traumaagieren	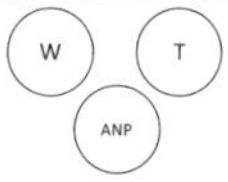 Traumakarussell	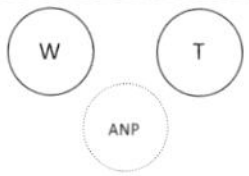 Traumachaos
4.) Distanzierung gegenüber Impulsen	gut in Ruhe	schwer mit Scham	Nur mit äußerer Hilfe	selbst von außen nur schwer
5.) Therapeutische Beziehungsübertragung	normale BZÜ / gute Einsicht	starke BZÜ / trotz Einsicht	Täterübertragung / kaum Einsicht	Täterübertragung / keine Einsicht
6.) ICH-Verformung	eigener Wille sichtbar	beschädigter Wille	Fremder Wille / eigener Wille erschließbar	Selbstschädigender Wille / eigens zersplittert
7.) Psychotherapieaufwand	Standardpsychotherapie	SP und Elemente von PST	PST-Haupttherapie	PST und Soziotherapie

RZ III = Neurosestate
RZ IV = Introjektstate
RZ V = Implantatstate
RZ VI = Programmstate
Zu 2.) ANP = Anscheinend Normaler Persönlichkeitsanteil
Zu 3.) ANP = analog oben; T = Psychotraumaspeicheranteil; W = Psychotrauma- Widerstandsanteil. Auflösung des ANP bei RZ VI
Zu 5.) BZÜ = psychotherapeutische Beziehungsübertragung in Kombination mit der allgemeinen Einsichtsfähigkeit der Patienten zu Therapiebeginn
Zu 6.) von außen sichtbare/erschließbare ICH-Verformungen
Zu 7.) SP = Standardpsychotherapie; PST = Psychotraumaspezialtherapie

Diese Tabelle kann auch mit kooperativen Patienten als psychagogische Übersichtsdarstellung besprochen oder diesen schrittweise erläutert werden, damit daraus ein besseres gemeinsames psychotherapeutisches Engagement entsteht.

Abschließend zu diesem Kapitel möchte ich in die aktuelle Fachdiskussion noch meine empirische Interventionstabelle hinsichtlich wichtiger Behandlungskonsequenzen aus den sieben Definitionskriterien für Regulationszustände anfügen (Tab. 07). Einen Teil der derzeitigen Streitigkeiten unter Psychotherapeuten im Psychotraumabereich führe ich auf die nicht genügend differenziert wahrgenommenen Schweregradunterschiede der psychotraumatisch verschieden geschädigten Patienten zurück. Dabei geht es nicht nur darum, dass einige Psychotherapeuten aneinander vorbeireden, weil ein Teil der Kollegen Patienten mit Monotraumata, wie ereignisbezogener PTBS, behandeln und andere vorwiegend komplextraumatisierte, dissoziative Störungen wie DESNOS und DIS behandeln. Sondern es geht auch um Kollegen im selben Behandlungsfeld. Beispielsweise werden im Bereich Komplextrauma bestimmte Behandlungsmodelle für

DESNOS- und DDNOS-Patienten wirksam eingesetzt, während bei DIS-Patienten andere Behandlungsmodelle besonders effektiv sind.

Außerdem ist es im Komplextraumabereich, gemäß unserer Schweregradeinteilung, wichtig zu wissen, ob ich mit einer Methode einen Patienten mit dem allgemeinen RZ IV, V oder VI behandle. Deshalb sollen nun abschließend, über Jahre gesammelte, methodische Erfahrungszuordnungen veranschaulicht werden (Tab 07). Die Abbildung unterstreicht, dass jedes psychotherapeutische Setting seine therapeutische Relevanz und einen optimalen Einsatzbereich hat. Außerdem ist zu beachten, dass die sehr komplexen Interventionszuordnungen gerade bei höheren Schweregraden von Regulationszuständen ausschlaggebender sind.

Tab. 07. Indikatoren für verschiedene psychotherapeutische Settings

Psychotherapeutische Settings	Regulationsstate						
	RZ I	RZ II	RZ III	RZ IV	RZ V	RZ VI	RZ VII *
Psychagogische Vorträge	+	+	+	++	+++	+++	+++
Analytische Beziehungsarbeit	-	+ -	+++	+++	+++	++	++
Ressourcenarbeit	-	+ -	+	++	+++	+++	+
Imaginative Arbeit	-	-	++	++	++	++	+++
Anteilearbeit	-	-	+	++	+++	+++	+
Soziales Training	-	-	+	+	++	+++	-
Expositionsarbeit	-	-	+	++	+++	+++	+++
Handlungsinszenierungen	-	+ -	+	++	+++	+++	+
Kombination mit Gruppenarbeit	-	-	+++	+++	+++	++	-
Arbeit mit Aggressionssettings	-	+ -	+++	+++	+++	++	-
Arbeit mit Nachnährung	-	-	+	++	+++	+++	-

*in RZ VII heißt: Psychotherapeutische Arbeit im akuten RZVII ist natürlich nicht wirklich möglich. Gemeint ist hier das Bearbeiten von Symptomen aus RZ VII im Hintergrund bei intaktem ANP mit RZ I bis IV im Vordergrund.

RZ = Regulationszustände I bis VII
- = Setting nicht notwendig
+ - = weder/noch
+ = Setting günstig
++ = Setting günstig und notwendig
+++ = Setting unerlässlich

Basierend auf meinen klinischen Erfahrungen zeigen diese tabellarischen Zuordnungen z. B. den Trend, dass Psychoedukation in der Psychotherapie von komplexen Traumafolgestörungen immer unerlässlicher wird. Imaginative Arbeit ist von RZ III an nahezu durchgängig günstig. Psychotraumaexpositionen sollte man spätestens ab R IV fest in das Repertoire einplanen, was aber im Rahmen der gegenwärtigen Psychotherapierichtlinien in Deutschland nicht wirklich möglich ist. Handlungsinszenierungsarbeit sollte man ebenfalls bei Patienten ab RZ IV nutzen, was mit dem analytischen Setting, gemäß der noch gültigen Kassenorientierungen in Deutschland, bisher leider nicht abgedeckt ist. Die psychotherapeutische Kombination von einzel- und gruppenpsychotherapeutischen Settings ist bei neurotischen wie komplextraumatisierten Patienten nicht nur stationär, sondern auch ambulant zu empfehlen (vgl. Hirsch, 2011), was ebenfalls von den derzeitigen Kassenorientierungen abweicht.

Nun ist den Praktikern ja bekannt, dass neue Erkenntnisse in der Psychotherapie sehr langsam in die allgemeingültigen Kassenrichtlinien aufgenommen werden. Psychotraumatolgen sollten diese notwendigen Reformen aber immer wieder einfordern und mit eigenen Beiträgen unterstützen.

Zum Beispiel ist der Aufwand für die o. g. Gruppenarbeit mehr als ökonomisch vertretbar und dabei psychotherapeutisch sehr sinnvoll (vgl. Forschungsergebnisse Vogt, 2007, in diesem Band und Vogt, in Vorb.).

Es genügt schon, wenn man bei interessierten komplextraumatisierten/dissoziativen Patienten ein punktuelles Gruppentraining oder eine punktuelle Gruppenpsychotherapie von zwei- bis zweieinhalb Tagen im Quartal anbietet, um die Möglichkeit zur Bearbeitung von wichtigen Halt-, Aggressions- und Nachnährungsthemen, verbunden mit Anteilestruktursettings zur Introjektbearbeitung, zu schaffen. Das befähigt gerade komplextraumatisierte/dissoziative Patienten zu neuen Lern- und Entwicklungsfortschritten. Die soziale Vernetzung ist für die schwierigen dissoziativen Patienten außerdem eine unschätzbare Ressource für ihre Ablösung aus Täterbindungen und anderen Abhängigkeitsstrukturen (vgl. Vogt, ebenda). Durch die Arbeit mit einem authentischen Therapeutenpaar werden in der Gruppenarbeit negative Übertragungstrigger leichter aufspürbar und in der Regel besser behandelbar, weil sie für die bindungs- und beziehungsgestörten Patienten notwendige, echte und alternative Bearbeitungs- und Erfahrungsräume herstellen. Das Erleben von positiven Mutter-, Vater- und Geschwisterfiguren in der Gruppenpsychotherapie, die sich strukturierend, schützend und wärmend-entwicklungsfördernd verhalten, bedeutet für komplextraumatisierte/dissoziative Patienten häufig einen Durchbruch im Therapieprozess. Viele von ihnen leben stark isoliert und ohne liebenswerte Vorbilder und Orientierungspersonen. In diesem Zusammenhang werden im fortgeschrittenen Psychotraumatherapieprozess auch Nachnährungssettings für traumatisch vernachlässigte Kindanteile dieser Patientengruppe immer bedeutsamer (vgl. Vogt, ebenda; Reddemann, 2001). Diese, unter Fachleuten schon länger geführte Diskussion, führt mittlerweile zu breit gefächerten kombinierten Einzel- und Gruppentherapieprogrammen, wie es z. B. jüngst von Boon (2011) und Mattke, Reddemann und Strauß (2009) veröffentlicht wurde.

Grundsätzlich soll mit allen hier aufgeführten und erläuterten Basisannahmen des Schweregradkonzeptes der Regulationszustände im SPIM-20-KT bzw. SPIM-30-KT Modell eine ganzheitliche psychotherapeutische Betrachtungsweise angestrebt werden. Es ist der Versuch sowohl leichtes (nicht psychotraumatologisch bedingtes) als auch extrem schwer gestörtes (psychotraumatisch stark beeinflusstes) Erleben und Verhalten eines betroffenen Menschen mit einem empirisch-klinischen Ordnungssystem erklärbar zu machen und daraus konkrete Behandlungsorientierungen abzuleiten.

Definitionen

Alle Begriffsdefinitionen beziehen sich ausschließlich auf psychologische Anwendungsbereiche der Erlebens- und Verhaltensregulation. Sie sind dem psychologischen Theoriemodell SPIM-30-KT entnommen (Vogt, in Vorb.) und gelten demzufolge im Bereich von komplextraumatisierten/dissoziativen Störungen. Ein Übertragen dieser Begriffsbestimmungen auf andere Gebiete der Psychologie müsste geprüft werden.

Da sich das Modell SPIM-KT in stetiger Überarbeitung befindet, sind mit dieser Veröffentlichung etwaige anderslautende Begriffsmarken aus dem Modell SPIM-20-KT aufgehoben, weil jeweils die letzte autorisierte Definitionsversion aktuelle Gültigkeit besitzt.

Definitionen zum Regulationszustand I

Situationsflexibilität

Bezeichnung für anforderungsoptimales Verhalten in Situationen.
Sie ist das Produkt einer allgemeinen positiven Lernerfahrung und bedeutet, dass ein lernoffenes Individuum in einer konkreten Situation die genauen Anforderungen einer Szene richtig bzw. souverän erfasst. Es ist in der Lage, die Situation entsprechend seiner bisherigen Verhaltenskompetenzen angemessen zu bewältigen und hat auch Kapazität neue Lösungsaspekte in sein Verhalten zu integrieren oder nützliche neue Varianten einer Bewältigung zu kreieren. Dissoziative Abwehrmuster treten hier in der Regel nur in Form von Übermüdungserscheinungen auf.

Situationsflexibler State – RZ I

Kurzdefinition:

Unter RZ I werden bewusste und gewollte Lernerfahrungen verstanden, in der das Individuum positive und kreative Abbilder aus einer Interaktion mit einer anderen wohlwollenden Person ausgebildet hat, die erfolgreich auf neue Situationen angewendet werden können. Dissoziationen sind interaktionsbezogen nicht zu erwarten.

Kurzformel für RZ I

Ein situationsflexibler State ist in der Regel eine positive bewusste und gewollte Lernerfahrung. Ggf. Alltagsdissoziation bei Übermüdung.

Beispiele aus der Praxis:

a) RZ I entsteht bei lustigen Spielerfahrungen mit Eltern, die ihre Überlegenheit nicht ausnutzen und mit einer wohlwollenden Atmosphäre das Kind inspirieren.
b) Ein sympathischer Fernsehkoch erläutert dem Zuschauer die vielfachen Verwendungsmöglichkeiten von Kürbis als Gemüsebeilage und Kompott, aber mit der Zeit wird die Sendung langweilig.

Definitionen zum Regulationszustand II
Gewohnheit

Bezeichnung für geprägtes Wiederholungsverhalten, welches nicht anforderungsoptimal beschaffen sein muss und das Produkt einer neutralen, aber noch angenehmen Lernerfahrung ist. Sie bedeutet, dass ein Individuum auf der Grundlage von wiederholten Interaktion mit einem relativ zugewandten Menschen Denk- und Verhaltensweisen ohne größeren psychischen Druck übernimmt. Die Übernahme erfolgt aber alternativlos, weil die beispielgebende Person keine schöpferischen oder verschieden mögliche Varianten anbietet oder individuelle Ausführungen fördert. Die erworbene Gewohnheit wendet das Individuum entsprechend dieser Aneignungsbedingung relativ regelmäßig auf neue Anforderungssituationen an, auch im suboptimalen Kontext. Dissoziationen treten gelegentlich als interaktive Abwehr von Situationsredundanz auf.

Gewohnheitsstate – RZ II
Kurzdefinition:
Unter RZ II werden bewusstseinsfähige, größtenteils ICH-syntone Aneignungserfahrungen eines Individuums verstanden, die es aus interaktiven Einflussnahmen von größtenteils positiv eingestellten Bezugspersonen übernimmt. Der Gewohnheitseinfluss ist dabei einerseits positiv, andererseits aber auch mit gewisser Interaktionsenge verbunden, wodurch ein sanfter aber nachhaltiger Nachahmungsdruck ausgeübt wird. Abweichungen vom Verhaltensvorbild werden vom interaktionsüberlegenen Individuum jedoch nicht mit Gewaltantworten bestraft. Dissoziative Abwehr tritt aufgrund von momentanen Unter- oder Überforderungen auf.

Kurzformel für RZ II:
Ein Gewohnheitsstate ist in der Regel eine Aneignungserfahrung durch Vorbildgeber mit sanftem Druck. Dissoziation als Linderung von Redundanz, Monotonie und Erschöpfung.

Beispiele aus der Praxis:

a) RZ II entsteht durch einen gutmütigen aber zwanghaften Großvater, der dem Kind als Mathematiklernhilfe dient. Ab und zu werden die wiederholten Erklärungen des Großvaters redundant.
b) Die Mutter nimmt das Kind zur Christenlehre mit und erzählt religiöse Gutenachtgeschichten neben anderen Volksmärchen usw. Die Glaubensentscheidung steht dem Kind aber frei. Es kann sich auch z. B. atheistisch entwickeln. Manchmal werden die religiösen Geschichten einfallslos-monoton.

Definitionen zum Regulationszustand III

Übertragung

Bezeichnung für inadäquate Übertragungen von früheren Erlebens- und Verhaltensformen auf spätere Situationen. Eine Übertragungsverzerrung ist oft das Produkt einer für das Individuum belastenden Lebenserfahrung mit einem interaktionsüberlegenen Individuum bzw. mit einer wichtigen Bezugsperson. Das unterlegene Individuum kann zwar in der Regel seine eigenen Grenzen und Positionen noch gut wahrnehmen – aber den Ausgang der Interaktion im Grunde nicht mehr maßgeblich bestimmen. Es kämpft sozusagen um den Erhalt seines ICH-syntonen Verhaltensanspruchs. Die Prägung des Erlebens und Verhaltens vollzieht sich größtenteils bewusst und bei Erhalt einer mehr oder weniger positiven Basisbeziehung zum interaktionsüberlegenen Beeinflusser. Dissoziationen treten gelegentlich in zwischenmenschlichen Überforderungssituationen auf, aber in der Regel nicht zur Ausblendung äußerer Verhaltenssequenzen.

Übertragungsstate – RZ III

Kurzdefinition:

Unter RZ III werden bewusstseinsfähige, gemischt ICH-syntone und ICH-dystone, Prägungserfahrungen eines Individuums verstanden, die es im Rahmen einer psychisch belastenden Einflussnahme durch eine interaktionsüberlegene Bezugsperson übernehmen musste. Die unangenehme Erfahrung war dabei in eine noch tragfähige Beziehung eingebettet und vollzog sich unter mäßiger psychophysischer Gewalt des Beeinflussers. Abweichungen vom geforderten Verhalten sind für das unterlegene Individuum in der Regel bei Inkaufnahme von Restriktionen möglich. Dissoziationen treten vorrangig zur Entlastung der innerpsychischen Selbst- und Fremdwahrnehmung auf. Manchmal fehlen deswegen einige Interaktionsaspekte, was aber als unwesentlich reflektiert wird.

Kurzformel für RZ III:

Ein Übertragungsstate entsteht durch stärker belastende/bedrängende Beziehungserfahrungen. Ein passives Ausweichen ist noch möglich. Dissoziationen blenden einzelne Wahrnehmungsaspekte wegen Überforderung aus.

Beispiele aus der Praxis:

a) RZ III entstehen durch emotional belastende Bezugspersonen wie eine anstrengend depressive Mutter oder einen belastenden autoritären Vater oder dauerhaft nörgelnde Großeltern, bei denen das Kind manchmal zur Entlastung abschaltet.
b) Das Kind kann bei depressivem Dauerjammern der Mutter den Raum nur mit Mühe verlassen und spielen gehen. Oder der Jugendliche kann den Anweisungen des autoritären Vaters nicht einfach ausweichen und muss zumindest so tun als ob. Oder der Erwachsene muss zu allen Geburtstagen der nörgelnden Großeltern, weil er sonst verleumdet werden würde u. ä. Dort stellt er seine Wahrnehmung bald auf Durchzug und beteiligt sich nur noch formal am Geschehen.

Definitionen zum Regulationszustand IV
Introjekt
Bezeichnung für ein global noch bewusstseinsfähiges, aber nicht vollständig assimiliertes Erlebens- und Verhaltensabbild aufgrund einer gewaltsamen Vorerfahrung, das sich verhaltenswirksam fortsetzt. Ein Teil der verinnerlichten Erfahrung ist als ICH-dyston noch bewusst wahrnehmbar und kann in psychophysischer Ruhe noch ausreichend gut – oft mit Scham und Widerwillen – reflektiert werden. Ein anderer Teil des Erlebens und Verhaltens ist aber ohne wohlwollende äußere –z. B. psychotherapeutische – Hilfe nicht mehr wahrnehmbar und kann für das Individuum meist nur über die Resultate von Verhaltensinszenierungen erschlossen werden. Diese Introjektseite ist also eine unfreiwillige Aufnahme von Richtlinien, Erlebensformen und Verhaltensweisen äußerer oder alltagsbekannter Einflussnehmer, indem diese Personen Gewalt auf egozentrische, intolerante und grenzüberschreitende Weise einsetzen. Die Basisbeziehung zur Bezugsperson ist einerseits noch erhalten aber ebenso stark erschüttert und dadurch unzuverlässig. Der Willen des interaktionsunterlegenen Individuums wird regelmäßig übergangen, dadurch ist die Bindung meist von Furcht geprägt, welche häufig dissoziativ ausgeblendet wird. Ein Befolgen der Erwartungen oder offenen Forderungen der Bezugspersonen ist bei Strafe Pflicht. Dissoziative Abwehrformen umfassen sowohl Aspekte der eigenen und fremden Wahrnehmung als auch Seiten des eigenen und fremden Verhalten.

Introjektstate – RZ IV
Kurzdefinition:
Unter RZ IV werden bewusstseinsfähige als auch nicht vollständig reflektierbare ICH-dystone Prägungserfahrungen verstanden, die sich impulsartig unter gewisser psychophysischer Spannung Ausdruck verschaffen. Der betroffene Mensch reagiert im Rahmen von Introjektstates sehr widersprüchlich, da häufig seine Verhaltenszielstellung bewusst ICH-synton ist – wohingegen seine Verhaltensausformung meist unbewusst ICH-dyston ausfällt. Dissoziationen der Wahrnehmung und des Verhaltens treten regelmäßig auf und führen zu Wahrnehmungsdefiziten wichtiger Handlungsaspekte, um das Selbst zu schützen.

Kurzformel für RZ IV:
Ein Introjektstate entsteht durch grenzüberschreitende, unabwendbare und ICH-dystone Lebenserfahrungen. Dissoziationen sind regelmäßige psychische Bewältigungshilfen. Wesentliche Situationsaspekte werden häufig ausgeblendet.

Beispiele aus der Praxis:
a) RZ IV entstehen durch emotional aggressiv grenzüberschreitende Bezugspersonen, wie z. B. eine histrionische und schlagende Mutter oder eine emotional sehr unterkühlte Bindungsperson, wie einen unergründbaren, gefühlskalten Vater oder eine

schwer moralisierende märtyrerisch strafende Großmutter. Das Kind versucht regelmäßig und unbemerkt psychisch abzuschalten und führt eine zweite Gedankenebene ein.

b) Es ist dem Kind bei einer Auseinandersetzung nicht erlaubt sich in sein eigenes Zimmer zurück zu ziehen, ohne eine demütigende Entschuldigung vor dem erwachsenen Konfliktpartner abzuleisten. Der Erwachsene betritt solange polternd das Zimmer oder bestraft das Kind mit tage/wochenlanger aggressiver Ignoranz bis das Kind der Aufforderung nachkommt. Das Kind schaltet sofort ab und bekommt danach Schuldgefühle für das ihm vorgeworfene Vergehen, weil es seine, durch den Beziehungsabbruch entstandene Existenzangst anders nicht aushalten kann.

Definitionen zum Regulationszustand V
Implantat
Bezeichnung für ein dissoziatives – das heißt, nur alternativ bewusstseinsfähiges Erlebens- und Verhaltensabbild. Das Implantat hat sich als Muster einer gewaltsamen Vorerfahrung gebildet und verschafft sich mit gewisser täterorientierter Autonomie Aktionsraum und setzt somit unbewusst alte Verhaltensprägungen fort. Diese unfreiwillige und meist unbewusst verinnerlichte Steuerungsstruktur ist für das implantatstragende Individuum ICH-dyston und intellektuell kaum nachvollziehbar, da es bewusste Wertegefüge oft auf den Kopf stellt. Das Bewusstmachen gelingt häufig nur noch mit psychotherapeutischer Hilfe, da hier regelmäßig diffuse Gefühlsverwirrungen und z. B. Angst vor dem Verrücktwerden auftreten können. Implantate werden meist im peritraumatischen, dissoziativen Zustand durch bösartige Gewaltübergriffe erzeugt, die den Willen des interaktionsunterlegenen Individuums gezielt brechen. Ein Abweichen von den Anforderungen des interaktionsüberlegenen Gewaltgebers ist wegen der Konsequenzen für das interaktionsunterlegene Individuum unmöglich, da zumindest die psychische Existenz sofort gefährdet wäre. Die dissoziative Abwehr betrifft die Selbst- und Fremdbeurteilung von Erleben und Verhalten, sie tritt häufig auf und ist als notwendige Überlebensstrategie anzusehen.

Implantatsstate – RZ V
Kurzdefinition:
Unter RZ V werden dissoziative, meist nicht reflektierbare, ICH-dystone Prägungserfahrungen verstanden, die sich selbst für das betroffene implantatstragende Individuum oft überraschend impulsartig, triggergeleitet Ausdruck verschaffen. Der betroffene Mensch reagiert dabei fremdartig hinsichtlich seiner Zielnorm, was er aber erst mit ausgeglichenem Abstand zur Situation selbst oder durch Rückkopplung von vertrauten, positiven Menschen erkennen kann. Der Willen des gesunden ICHs ist gebrochen. Später kann der gestörte, fremde Wille implantatsbezogen umetikettiert, als eigener übernommen und motivational verfolgt werden, weil psychische Dissonanzen existenziell bedrohlich wären oder weil die implantatsgesteuerten Impulse im Psychischen aufgrund

der unzugänglichen Herkunftsgeschichte chronisch mit gefühlsechten Intuitionen verwechselt werden. Dissoziationen sind häufig und für die Sicherung der psychischen Existenz überlebensnotwendig.

Kurzformel für RZ V:
Ein Implantatstate entsteht durch grenzüberschreitende, willenbrechende Gewalt und setzt sich im dissoziativen Zustand im Individuum als autonom impulsives Gefühls- und Gedankenmuster ab.

Ein RZ V erzeugt in der Psychotherapie starke Täterübertragungen auf die Behandler, die wegen ihrer intuitiven Verankerung äußerst schwer auflösbar sind. Dissoziationen und doppelte Buchführungen sind eine regelhafte Überlebensnotwendigkeit. Zentrale Handlungsaspekte können deswegen häufig nicht mehr bewusst gespeichert werden.

Beispiel aus der Praxis:

a) RZ V entstehen durch emotional feindselig grenzüberschreitende Bezugspersonen wie z. B. durch einen cholerisch-sadistischen Vater oder eine märtyrerisch-masochistische Mutter oder durch einen äußeren sexuellen Gewalttäter oder durch eine rituell-satanistische Tätergruppe. Das Kind muss hier sofort psychisch abschalten, um die Situation seelisch zu überleben.
b) Dem Kind wird häufig frühzeitig der Willen zum eigenen ICH gebrochen. Es wird hart und ausdauernd angebrüllt, gemaßregelt mit empfindlichen demütigenden Strafen oder körperlichen Züchtigungen bestraft. Das Kind dissoziiert sehr wichtige szenarische Zusammenhänge und erlebt häufig große Verwirrungen.

Da Implantate dissoziativ übernommen werden, übt das Kind das Täterverhalten später oft impulsiv selbst aus, wonach es sich aber meistens schlecht fühlt, weil der dissoziative Entstehungshintergrund Schuld-Wut und Ambivalenzen erzeugt.

Definitionen zum Regulationszustand VI

Programm

Bezeichnung für dissoziative, unbewusste, nicht assimilierte Erlebens- und Verhaltenszyklen, die sich als Muster einer von außen angezielten, organisierten, existenziell bedrohlichen Gewalteinflussnahme installieren. Diese Programme umfassen situationsspezifische Wahrnehmungen, Gefühle, Gedanken, Verhaltensausführungen und Szeneninterpretationen in komplex vernetzten Algorithmen, welche durch codierte Trigger ausgelöst werden. Kleine Programme sind punktuelle Reiz-Reaktionskopplungen, die bspw. für eine gewaltsam erzwungene Verhaltensausführung dienen und über ein Verhaltensimplantat hinausgehen, weil sie ein täterkonformes Verhalten nicht nur initiieren, sondern komplexeren Täterwünschen explizit entsprechen und komplexere Erlebens- und Verhaltensmuster auslösen. Daneben gibt es verzweigtere Konditionierungen, die von Tätern als Handlungszyklen unter sporadischer oder wiederholter Folter in den dissoziativen Menschen hineingeprägt werden. Die grausamste und diffizilste Form sind weit vernetzte Programmstrukturen, die unter wiederholter und systematischer menschen- und lebensverachtender Folter gezielt zur Verformung eines Menschen installiert werden. Je nach Schwere der gewaltsamen Einflussnahme wird die Person quasi immer mehr zum Roboter auf Abruf. Der Mensch kann auch außerhalb des Programmstates das gesunde bzw. andere ICH meist nicht mehr finden; der eigene Wille ist zerstört. Der Programmalgorithmus ist so defizil installiert, dass es dem ausführenden Individuum im Rahmen seiner psychophysischen Impulse so vorkommt, dass einzig die sofortige und bedingungslose Ausführung des Programms bzw. der intuitiven Reaktionszielstellung das (heimliche) Überleben in der Triggersituation sichern könne. Reizdistanzierungen sind nicht ohne Hilfe möglich. Dissoziationen sind hier als psychophysische Überlebensstrategie im Rahmen einer andauernden Lebensbedrohung bzw. zur Ausblendung unerträglicher Nahtoderfahrungen anzusehen.

Programmstate – RZ VI
Kurzdefinition:
Unter einem Programmstate werden dissoziative, in der Regel unbewusste, ICH-zerfahrene Prägungsmuster verstanden, die für das Individuum aufgrund der dissoziativzyklischen Netzstruktur nicht mehr nachvollziehbar und distanzierungsfähig sind. Punktuelle Kopplungen, Konditionierungen oder systematische Programme werden durch Trigger, gezielte Zeichen und Symbole der Täter oder durch programmierte zyklische Abläufe selbst ausgelöst und müssen vom Programm tragenden Individuum unmittelbar ausgeführt werden, weil sonst installierte Selbstbestrafungshandlungsketten einsetzen. Da häufig der Willen und die ganzheitliche Persönlichkeit des Programmträgers erheblich zerstört sind, greifen viele psychotherapeutische Hilfen ins Leere, weil ein paranoider Beziehungsstil neue verändernde Bindungen unmöglich macht und schwere Täterübertragungen und Beziehungstests die Psychotherapie extrem belasten, da alle intuitiven, lebenssichernden Kräfte der Patienten gegen ein neues Ausliefern antreten. Programmiert sein heißt, dass nicht nur rationale Zugänge blockiert sind, sondern, dass bereits das initiierte Innehalten zum Reflektieren zur puren Bedrohung für die Patienten wird. Dissoziationen haben den Stellenwert einer psychischen Hauptüberlebensstrategie und weiten sich quasi selbstständig zunehmend auf alle Lebensbereiche aus. In diesem seelisch-körperlichen Notzustand werden zentrale Interaktionssequenzen auch unbewusst nicht mehr vollständig gespeichert. Spätere Erinnerungsversuche lösen oft ambivalente Panik aus.

Kurzformel für RZ VI
Ein Programmstate entsteht durch gezielt willen- und persönlichkeitsvernichtende Gewalt von Absichtstätern, die mit Foltermethoden Menschen zur dissoziativen Übernahme von wesensfremden Programmen zwingen. Dissoziationen sind zur Hauptüberlebensstrategie für die Vergangenheits- und Zukunftsbewältigung geworden.

Beispiele aus der Praxis:

a) RZ VI entstehen durch extrem feindselig sadistisch grenzzerstörende Bezugspersonen wie durch einen psychopathischen kriminellen Vater, der das Kind zum sexuellen Inzest- oder Zeugungsakt zwingt oder eine sadistisch sexuell perverse Mutter, die das Kind benutzt und zur sexuellen Prostitution nötigt. Das Kind schaltet chronisch ab, weil es die andauernde Erwartungsangst nicht mehr bewältigen kann.
b) Ein Kind oder ein/e Jugendliche/er wird von einer satanistischen Kultgruppe zum sexuellen Missbrauch abgerichtet oder zur Gewaltorgie an äußeren Opfern. Das Kind bekommt eine dissoziative Störung höherer Ordnung.
c) Ein Geheimdienst oder eine Terrorgruppe programmiert unter Folter einen Selbstmordattentäter. Die Folge ist eine DIS oder ein dissoziativer Psychopath.
d) Eine Geheimsekte macht mit nicht registrierten Menschenkindern Programmierungsexperimente in Kombination mit Tierversuchen. Die Folge ist höchstwahrscheinlich eine hochdissoziative Störung mit extremen Täterübertragungen bis hin zur Nicht-Therapierbarkeit in einer späteren Psychotherapie.

Definitionen zum Regulationszustand VII

Duale psychische Prozesse

Diese Bezeichnung beschreibt den Zerfall der ganzheitlichen psychischen Wahrnehmung in seelisch-lebendige Reste aus dem Lebenserfahrungsspeicher des Individuums und hirnphysiologisch-todesnahe Vorprodukte aus dem phylogenetischen Basisspeicher des noch existierenden Lebewesens im Überlebenskampf.

Der Mensch hat im Rahmen einer unerträglichen psychophysischen Gewalterfahrung – im peritraumatischen, dissoziativen Zustand den Abschaltpunkt seines lebendigen Daseins überschritten und wird von autonomen Basissteuerungen geführt. Reste der Gewaltszene und des Täters werden im unterschwelligen Wahrnehmungsfeld behalten und physiologisch-multimodale Wahrnehmungsfragmente der todesnahen Erfahrung strömen ins Beachtungsfeld.

Ein Teil der körperbezogenen Wahrnehmungsmuster hat dabei nichts mehr mit dem aktuellen äußeren Handlungsgeschehen, sondern nur noch mit den inneren somatischen Vorgängen zu tun und kann somit später nicht mit psychodynamischen Interaktionshypothesen untermauert werden. Ein anderer Teil der psychophysischen Speicherprozesse kopiert nur undifferenziert Informationen des Täters oder der hirnphysiologischen Überlebens-/Abschaltimpulse. Der Mensch als seelische Struktur existiert quasi nicht mehr; das Individuum als körperliche Struktur kämpft aber mit genetischen Steuerungen noch gegen den Existenzverlust an. Alle Informationen der gespeicherten Prozesse sind diffus zerstückelt und brüchig fixiert, wodurch psychotische Syndrome entstehen können und Menschen vor psychotherapeutischen Beziehungsangeboten paranoide Flucht ergreifen. Die eigene Existenz kann nicht als beseeltes Leben reflektiert werden, da das Leben entweder früh-vorgeburtlich noch nicht eingetreten ist oder aber auf unbestimmte Zeit verschwunden ist.

Dualer State – RZ VII

Kurzdefinition:

Unter RZ VII werden dissoziative, bewusstseinsfern-bewusstlose, ICH-zerfallene Prägungserfahrungen verstanden, die für das Individuum im Falle des Überlebens zerfahren und mosaikhaft unschlüssig sind und zunächst bleiben.

In der besonderen Mischung aus täterorientierter und körperorientierter Wahrnehmung wird das auf Sinnhaftigkeit und ICH-Bezug ausgerichtete Individuum an seine Belastungsgrenzen geführt. Zunächst muss der Überlebende verkraften, dass er im dualen State quasi nicht mehr existierte und er nur noch im psychischen Interaktionsrest seines Seins die letzten Wahrnehmungen aus der dezentralen Tätersicht zur Verfügung hat, genauer gesagt, unsystematische Splitter dieser täterbezogenen Wahrnehmung. Vermischt, durchkreuzt und abgewechselt werden diese Splitter von eigentümlichen körpereigenen Existenzkampf- und Existenzloslassbildern, die bestimmte optische, akustische, kinästhetische und vielfältige Körperattribute hervorbringen können. Das bringt Menschen häufig an die Grenzen der gesunden Verstandeskontrolle, weil sie hier psychotische Labilisierungen wie in RZ VI erleben, diese aber nicht deuten und normalerweise nicht bewusst verkraften können. Da beide dualen Kanäle in einer dauerhaft dissoziativen bzw. bewusstseinsfernen/unbewussten Verfassung ineinandergreifen, ist die Mischung sehr willkürlich wie bei einer technischen Ton- und Bildstörung.

Ohne eine professionelle psychotherapeutische Begleitung kann man sich nicht lange zur Erforschung der Symptomatik im dualen State aufhalten. Die Verluste von Ort, Raum und Zeit sind zu riesig – die Vielfalt der „archäologischen Mosaikzuordnungen“ ist zu groß. Duale States laufen bei einigen komplextraumatisierten/dissoziativen Patienten oft als Hintergrundstates mit und zeigen sich durch wechselvolle Albträume oder psychoseähnliche Spontanphänomene ohne nachvollziehbaren Trigger. Dissoziationen von Selbst-, Fremd- und Realitätserleben bestehen in andauernder Form, um den Übergang in den wahrscheinlichen Tod zu erleichtern oder eine minimale Restüberlebenschance zu sichern. Die unbewusste Gedächtnisspeicherung ist daher stark beschädigt und zersplittert.

Kurzformel für RZ VII:

Ein dualer State entsteht durch ein gezieltes oder unwillkürliches Überschreiten des psychophysischen Abschaltpunktes eines Individuums. Das ganzheitliche Erleben zerfällt in ein bewusstloses fragmentiertes Fortführen der dezentralen nicht beseelten Wahrnehmung und der Einspeisung von autonomen Körpersinnesinformationsimpulsen im Todeskampf. Vorgeburtliche oder todesnahe Dauerassoziation mit mannigfaltigen An- und Abschaltinformationen verschiedener psychophysischer Kontexte.

Beispiele aus der Praxis:

a) Duale States entstehen durch programmierende Folterprozeduren, da gerade an diesem Abschaltpunkt eine systematische Prägung vorgenommen wird und das Individuum seine Identität vollends verliert.

b) Duale States können auch in anderen lebensgefährlichen Situationen entstehen, wenn ein Mensch eines todesnahen Zustand durch einen Unfall erlebt und kollabiert, ins Koma fällt oder durch schwierige lebensgefährliche Operationen gerettet wird. Hirnphysiologische Dissoziationsprodukte dominieren.

c) Duale States treten auch während hochfrequenter akuter Psychotraumaflashbacks bei seelisch und körperlich traumatisierten Soldaten in unwillkürlicher, spontaner Abfolge auf. Während der Flashs kommt es zu Dauerdissoziationen.

d) Auch eine eigenartige Mischung von Bildern und seelischen Zuständen bei der imaginativen körperlichen Aufarbeitung eines lebensbedrohlichen Geburtstraumas kann einen dualen State zum wieder Aufflammen bringen. Häufig kommt es dabei zunächst zu sehr gefühlsabgespaltenen Dissoziationen mit bizarren Inhalten.

e) Akute psychotische Zustandsbilder verschiedenartiger Genese können als willkürliche, diffuse Syndrome in Form eines dualen States imponieren. Hier können wir von Dauerdissoziationen während der akuten psychotischen Schübe ausgehen.

Andere Ansätze zur Introjektbehandlung bei Komplextrauma und Dissoziation

Colin Ross

Täterintrojekte in der Trauma Model Therapy (TMT)

Ziel dieses Artikels ist es, einen Überblick über meine klinische Erfahrung mit Täterintrojekten zu bieten (ich habe meine Facharztausbildung für Psychiatrie in Kanada 1985 abgeschlossen). Wenn ich meinen ersten Fall multipler Persönlichkeitsstörung, den ich als Medizinstudent 1979 bei einem Patienten feststellte, (Ross, 1984) mitrechnen würde, dann liegt meine erste Begegnung mit einem Täterintrojekt technisch gesehen schon 31 Jahre zurück. Ich werde in diesem Artikel nicht versuchen, einen Überblick über die gesamte vorhandene Literatur zu Introjekten zu geben. Stattdessen möchte ich versuchen meine klinischen und forscherischen Erfahrungen zu vermitteln, die in einer Reihe von Büchern näher nachlesen werden können (Ross, 1989; 1994; 1995; 1997; 2004; 2006; 2007a; 2007b; 2009; Ross & Halpern, 2009).

Ich weiß noch, wie ich mich damals in meiner Facharztausbildung ziemlich schwer getan habe, mir die genauen Unterschiede zwischen Introjektion, Identifikation und Einbindung einzuprägen. Ich gehe davon aus, dass alle drei Prozesse zur Psychodynamik der Introjektbildung beitragen. Hier werde ich mich aber stärker auf die innerpsychischen und zwischenmenschlichen Funktionen der Introjekte, ihre Zusammenhänge, Geschichten; ihren Sinn und Zweck konzentrieren.

Ich habe den Eindruck, dass Introjekte auf einer Skala einzuordnen sind. An einem Ende findet man die Alter-Persönlichkeiten oder States der dissoziativen Identitätsstörung (DIS). Nicht alle Identitäts-States sind Introjekte, aber die, die es sind, verhalten sich wie eigenständige Personen im gleichen Körper. In ihrer inneren Welt haben sie unterschiedliche demografische Merkmale wie Lebensalter, Name, Haarfarbe, Geschlecht, Erinnerungen und Einstellungen. Oft realisieren die Alter-Persönlichkeiten nicht, dass sie im gleichen Körper sind. Oft streiten sie jegliche Anteilnahme oder Verantwortung für die Gedanken, Gefühle und Verhaltensweisen der anderen Alter-Persönlichkeiten ab.

Am anderen Ende auf der Skala gibt es keine eigenständige „Person", kein Ego-State, keine psychische Struktur an sich, sondern lediglich eine Einstellung, ein kognitives Set oder ein Verhalten, das auf einem bestimmten Rollenmodell basiert. Vati schlug Mutti, also schlage ich meine Frau. Es gibt eine endlose Bandbreite an Strukturen, Personifizierungen und Kristallisierungen des introjizierten Materials auf dieser Skala.

Ich werde mich als Erstes mit den introjizierten Alter-Persönlichkeiten in der DIS befassen und zum Schluss noch kurz auf die Besonderheiten bei Fällen nicht-dissoziativer Identitätsstörung eingehen.

Introjizierte Persönlichkeitsanteile in der Dissoziativen Identitätsstörung

Die dissoziative Identitätsstörung ist eine sehr aufschlussreiche Störung, weil sie generelle Grundsätze der Psychologie in sehr extremer und konkreter Form darstellt. Wenn wir mit einem Mann sprechen, der seine Frau prügelt, stellt sich oft heraus, dass er mit dem Aggressor, seinem gewalttätigen Vater, identifiziert ist. Allerdings beruht diese Beobachtung auf einer Theorie bzw. auf der Folgerung, dass innerpsychische Mechanismen dem Verhalten zugrunde liegen. Ich werde jetzt einen Überblick über unterschiedliche Typen von Introjekt-Alter-Persönlichkeitsanteilen geben, die wir bei der dissoziativen Identitätsstörung finden. Sie liefern sehr konkrete, beobachtbare Manifestationen, von dem, was sonst unsichtbare Abwehrmechanismen sind.

Vaterintrojekte als Alter-Persönlichkeiten

Ich weiß noch, wie ich mit einer Frau über den sexuellen Missbrauch durch ihren Vater sprach, als es plötzlich einen Switch[1] in der äußeren Kontrolle gab und plötzlich ihr Vater mit mir redete. Er identifizierte sich als ihr Vater und nannte auf Nachfrage ein Datum, das einige Jahrzehnte zurücklag. Er sagte, dass Mary, seine Tochter (die 37-jährige Frau, mit der ich im Gespräch war), zwölf Jahre alt sei, und momentan mit ihm in einem anderen Bundesstaat wohne. Er war sich nicht sicher, in welchem Gebäude wir uns gerade befanden, aber er war sich sicher, dass es in diesem weit entfernten Bundesstaat sein müsse. Er meinte, ich solle mich um meine eigenen Angelegenheiten kümmern und seine Tochter in Ruhe lassen. Er sagte, dass er in seinem Haushalt das Sagen habe, und er wolle nicht, dass ich weiterhin seine Familie belästige.

Ich fragte ihn nach seinem Namen, Alter und Geschlecht, und er bestätigte, dass er sehr kurze Haare hatte, und auf keinen Fall Ohrringe trug. Ich war mir sicher, dass er homophob war, und nicht als schwul gelten wollte. Ich fragte den Vater, ob er, da er ja ein Mann mit kurzen Haaren war, der keine Ohrringe trug, eventuell sein rechtes Ohr und sein Haar, (welches schulterlang war) anfassen würde. Als er das tat, bemerkte er die Ohrringe seiner Tochter und ihre langen Haare. Ein Ausdruck von Panik und Angst trat auf sein Gesicht, es gab einen Switch und Mary war wieder da, amnestisch für mein Gespräch mit ihrem Vater.

Das ist ein praktisches Beispiel für die Identifikation mit dem Aggressor. Wie konnte das irgendjemand übersehen? Anstatt einer bloßen Theorie über innerpsychische Mechanismen, wurde die „Identifikation mit dem Aggressor" in diesem Moment eine Beschreibung beobachtbaren Verhaltens. Da die Person, mit der sich identifiziert wurde, ein gewalttätiger Pädophiler war, hätte ich davon ausgehen können, dass diese Alter-Persönlichkeit negativ, ein Problem, widerständig und unkooperativ wäre. Und bis zu

[1] Anmerkung der Übersetzerin: to switch = umschalten. Der Begriff „switchen" ist mittlerweile so häufig in Gebrauch im deutschsprachigen psychotraumatologischen Fachbereich, dass er in diesem Artikel nicht übersetzt wird.

einem gewissen Grad trafen all diese Beschreibungen auch zu. Es ist allerdings interessanter und therapeutisch-sinnvoller zu bedenken, dass das Vaterintrojekt ein Verteidigungsmechanismus Marys ist und keine feindliche Einpflanzung der externen Welt (dies war, meines Erachtens, kein Fall von tatsächlicher Besessenheit durch den Geist des Vaters). Und das führt uns wiederum zu einer Analyse der Gegenübertragung. Die Persönlichkeit des Wirts, Mary, übernahm die Rolle des Opfers und sah ihr Vaterintrojekt, dessen sie sich generell bewusst war, als einen Verfolger, und wollte, dass ich sie vor ihm rettete. Meine Aufgabe bestand darin, mich nicht an dieser Opfer-Beschützer-Täter Reinszenierung zu beteiligen und mich nicht mit den Dreiecksdynamiken, die Mary auf mich projizierte, zu identifizieren.

Ich habe mit der Zeit viele Dinge gelernt, die offensichtlich sind, sobald man sie verstanden hat. Ich weiß zum Beispiel, dass sich die Verteidigungsstrukturen und Funktionen des inneren Systems bei DIS-Patienten weiterentwickeln, während die Person älter wird. Sie bleiben nicht eingefroren in der Zeit. In der Kindheit war eine Funktion des Vaterintrojekts das Familiengeheimnis des Inzests zu bewahren und somit die Tochter als eine Sexualpartnerin für die Zukunft zu erhalten. Aber in der heutigen Gegenwart hat das Bewahren des Familiengeheimnisses einen anderen Zweck: Es ist viel stärker eine rein innerpsychische Verteidigung Marys gegen ihre eigenen Gefühle, Konflikte und Selbstbeschuldigungen hinsichtlich des Inzests. Sie musste sich nicht mit diesen Themen auseinandersetzen, solange ihr innerer Vater es ihr verbot. Wie die meisten Täter-Anteile war das Vaterintrojekt ein getarnter Helfer. Wir können die Aufgabe des Täterintrojekts als eine Form des Widerstands bewerten, was zutrifft; aber wir können es auch als eine hilfreiche Form von Regulation und Steuerung sehen: Würde das Introjekt durch irgendein magisches therapeutisches Ritual in Luft aufgelöst werden, würde die Wirts-Persönlichkeit überflutet werden und müsste regredieren und ausagieren, um das nicht zu bewältigende Material wieder einzudämmen.

Außerdem brauchte Mary ihren Vater nicht zu vermissen und sich nicht mit der Situation ohne ihn in der Welt zu leben, zu konfrontieren, solange sie ihn immerzu in sich trug. Emotional konnte sie ein kontrolliertes Kind bleiben und musste keine erwachsene Verantwortung für ihre Gedanken, Gefühle und Wahrnehmungen übernehmen. Das Täterintrojekt war also auf verzerrte Weise eine positive Bezugsperson. Sie hatte niemals den Vater gehabt, den sie sich gewünscht hatte, einen freundlichen, liebenden und beständigen Vater – diesen unzureichenden inneren Ersatzvater zu haben war immer noch besser, als ganz alleine auf der Welt zu sein.

Eine weitere Aufgabe von Täterintrojekt-Persönlichkeiten besteht darin, die traumatisierten inneren Kind-Anteile in Schrecken zu versetzen, sie zu misshandeln, zu kontrollieren und zum Schweigen zu bringen. So werden sie ruhig gehalten und die Wirts-Persönlichkeit muss sie nicht anerkennen, trösten oder versorgen. Sie beschuldigt und vernachlässigt ihre inneren Kinder genauso, wie ihre nicht-gewalttätige Mutter sie vernachlässigt hat, die den Missbrauch passiv ermöglicht hat, um selber keinen Sex mit ihrem Ehemann haben zu müssen. In vielen DIS Fällen beobachtet die Mutter den sexuellen Missbrauch durch den Vater direkt oder nimmt sogar daran teil oder prostituiert ihr Kind für Geld oder Gefälligkeiten.

Die meisten väterlichen Introjekt-Persönlichkeiten werden nicht konkret als der Vater identifiziert. Sie haben verschiedene Namen und Alter und können möglicherweise sogar weiblich sein. Die Kerneigenschaften des Vaters sind aber dennoch introjiziert. Was auch immer ihre demografischen Charakteristika sind, Täterintrojekte gehören zu meinen Lieblings-Charakteren der inneren Welt. Ich bin sehr oft durch eine Wirts-Persönlichkeit vorgewarnt worden wie böse, gefährlich und unberechenbar ein Täterintrojekt sei, wenn ich dann direkt mit dem Introjekt spreche, stellt sich heraus, dass er oder sie klüger, geistreicher und einsichtiger ist, als die Wirts-Persönlichkeit und ein ironischer Kommentator der Marotten und Abwehr-Versuche der Wirts-Persönlichkeit. Kein Wunder, dass der Wirt mich vor den Gefahren des Introjekts gewarnt hat!

Täterintrojekte als Abwehrmechanismen des Ungeschehenmachens

Im Opfer-Retter-Täter-Dreieck verkörpern die Täterintrojekte oft das Ungeschehenmachen. Ein typisches Beispiel ist das der promiskuitiven Alter-Persönlichkeit, die nach dem Vorbild des inzestuösen Elternteils entstanden ist und das sexuell pathologische Verhalten wiederholt. In einer 23-jährigen DIS-Patientin diente solch eine Alter-Persönlichkeit gleichzeitig mehreren unterschiedlichen Abwehrfunktionen. Obwohl sie, also die Alter-Persönlichkeit, sexuell promiskuitiv war, selten das Interesse eines männlichen Sexualpartners ablehnte, und manchmal als Prostituierte arbeitete, war sie der einzige Anteil der Frau, der überhaupt imstande war sexuelle Erregung oder einen Orgasmus zu empfinden. Insofern war dieser Anteil auch dafür zuständig die normale Sexualität zu bewahren. Die traumatisierten Kind-Anteile waren asexuell, während die Wirtsperson eine Sexualphobie hatte und jeglichen Sex ablehnte, weil sie der Ansicht war, dass Sex ekelig, böse und schmutzig sei.

In dieser Hinsicht schützte ein vielschichtiger Abwehrmechanismus die Wirtspersönlichkeit vor ihrer eigenen Sexualität: Sie hatte ja all ihre eigene Sexualität verdrängt; sie war eine komplett andere Person, als die des promiskuitiven Introjekts; sie war normalerweise amnestisch für das Verhalten des Introjekts; und sie stritt jegliche Beteiligung oder Kontrolle über das Verhalten des Introjekts ab. Das war praktisch, weil die Wirts-Persönlichkeit so in der Lage war, heimliche und stellvertretende sexuelle Erfahrungen zu machen, ohne für sie verantwortlich zu sein. Das wiederum erinnert mich an eine Frau mit DIS, die immer ihre Schokolade vor sich selbst versteckte, damit sie sie nicht essen würde. Unglücklicherweise linsten allerdings ihre bulimischen Alter-Persönlichkeiten manchmal, während die Wirtspersönlichkeit dabei war die Schokolade zu verstecken, und stopften sich dann während nächtlicher Fressattacken damit voll.

In einem anderen Fall war die Wirtspersönlichkeit moralisch entrüstet, dass ihre promiskuitive Alter-Persönlichkeit weiterhin mit ihrem Vater Geschlechtsverkehr hatte, wenn sie vom College zu Hause war. Ihr Vater bezahlte für ihr Zimmer, ihre Verpflegung und ihre Studiengebühren, stellte ihr ein Auto und großzügiges Kleidergeld zur Verfügung. Als ich aber den entrüsteten Wirt fragte, ob sie denn bereit sei, einen Kredit aufzunehmen und sich selbst das College zu finanzieren, lehnte sie die Idee resolut ab. Sie war der Ansicht, dass ihr Vater ihr das wegen des Inzests schuldig sei.

In Fällen dieser Art war die Person als Kind ein Inzestopfer. Als Erwachsene hat sie, in Form einer promiskuitiven Introjekt-Alter-Persönlichkeit, die Kontrolle über die Situation. Sie hat Sex, wann sie will, wo sie will und mit wem auch immer sie will und manchmal wird sie dafür bezahlt! Dies ist ein Abwehrmechanismus des Ungeschehenmachens. Das vorherige Opfer ist jetzt der Täter und tut anderen an, was ihr selber in der Kindheit angetan wurde. Sie hat sich mit dem inzestuösen Vater identifiziert und hat jetzt in der Gegenwart die Kontrolle, so wie er sie in der Vergangenheit hatte.

Ich fragte eine Prostituierten-Alter-Persönlichkeit, wo die Kind-Anteile seien, wenn sie Sex mit ihren Freiern hatte. Sie hatte sich bis dahin als gleichgültig, narzisstisch und anti-sozial präsentiert, aber in Reaktion auf meine Frage guckte sie entsetzt und sagte, dass sie nicht zugucken dürften, und erklärte, dass sie immer sicherstellte, dass die inneren Kind-Anteile schon schliefen. Ich wies darauf hin, dass das freundlich und fürsorglich von ihr sei und dass es offensichtlich mehr in ihrem Charakter gäbe, als sie nach Außen zeigte. Sie bestätigte das widerwillig. Ich fragte sie, was mit den inneren Kindern passieren würde, wenn sie dabei zugucken würden, wie sie einen Freier bediente. Sie sagte, dass sie überfordert wären und retraumatisiert werden würden. Darauf antwortete ich, wenn man ihre Person als Ganzes betrachtet, dann sei die Prostitution offensichtlich retraumatisierend für sie. Der einzige Grund, weshalb sie in der Lage war, die Illusion aufrechtzuerhalten, dass ihre Arbeit ihr Spaß machte und Okay war, war, dass sie von ihren inneren Kindern dissoziiert war. Das schützte einerseits die Kinder, aber es schützte auch sie davor, von den Reaktionen der Kinder überflutet zu werden, was es ihr wiederum ermöglichte, ihren Abwehrmechanismus des Ungeschehenmachens aufrechtzuerhalten. Ich hatte ihr dieses Konzept kürzlich erst erläutert. Das toughe Straßenmädchen verstand sofort was ich zu sagen versuchte und meinte, dass sie aufhören wolle mit der Prostitution. Stattdessen wolle sie daran arbeiten, warum andere Persönlichkeitsanteile in ihrem System immer noch die Tür öffnen würden, wenn ihr Vater zu ihrer Wohnung käme, um Sex mit ihnen zu haben.

Die Alter-Persönlichkeit, die am stärksten mit dem Aggressor identifiziert zu sein schien, war schließlich diejenige, die in der Gegenwart den Täter verpfiff. Es schien so, dass es in diesem Fall tatsächlich andauernden väterlichen Inzest gab, obwohl es unmöglich war, sich da sicher zu sein.

In einem anderen Fall inszenierte eine Alter-Persönlichkeit, die in Inzest und Kinderpornografie verwickelt war, mehrmals einen sexuellen Übergriff auf die Wirts-Persönlichkeit. Das lief so ab, dass die Wirts-Persönlichkeit sich daran erinnerte, von Mitgliedern eines organisierten Pädophilen- und Pornografie-Ringes verfolgt zu werden, dann abschaltete und nackt wieder aufwachte mit Händen, die mit Klebeband auf dem Rücken gefesselt waren. Im Endeffekt stellte ihr Therapeut fest, dass diese Übergriffe durch eine Alter-Persönlichkeit inszeniert wurden, um die Wirts-Persönlichkeit zu kontrollieren und sicherzustellen, dass sie die Täter nicht verriet. Dieses Schweigen wurde nur in der Therapie gebrochen, nirgends sonst. Es schien so, dass der Pornografie-Ring immer noch aktiv war, aber dass die Frau schon seit mehreren Jahren nicht mehr an Filmen beteiligt gewesen war – seit sie zu alt für das Rampenlicht geworden war. Andere Persönlichkeiten hatten Indizienbeweise dafür, dass der Ring noch aktiv war.

Die Alter-Persönlichkeit die die Übergriffe inszeniert hatte verkörperte einerseits einen Abwehrmechanismus des Ungeschehenmachens – sie hatte jetzt die Kontrolle über die Angriffe auf ihren Körper – und andererseits die Loyalität gegenüber den Tätern, was auch auf der Identifikation mit dem Aggressor basiert und eine Variante des Stockholmsyndroms ist.

Abwehrfunktionen der andersgeschlechtlichen Alter-Persönlichkeiten

Etwa zwei Drittel der DIS-Fälle enthalten Alter-Persönlichkeiten, die ein anderes Geschlecht als das des Körpers haben. Anders-geschlechtliche Persönlichkeiten sind oft, aber nicht immer Täterintrojekte. Wie schon oben beschrieben sind Täterintrojekte in ein Netz von Verteidigungen eingebettet und dienen oft selber multiplen Verteidigungsfunktionen. Die innere Welt ist immer ein komplexes, nicht-lineares dynamisches System. Das gilt auch für Anders-geschlechtliche Alter-Persönlichkeiten.

Ein Mann mit DIS wurde als Kind von seinen älteren Brüdern und einem Onkel väterlicherseits sexuell missbraucht. Sexueller Missbrauch durch seinen Vater wurde vermutet, aber noch nicht aufgedeckt. Die Wirts-Persönlichkeit war ein heterosexueller Mann, der sich selbst die Schuld für den Missbrauch gab. Er wurde von der Angst überflutet, dass er vielleicht heimlich schwul wäre, eine Möglichkeit, die er als unmoralisch und ekelig betrachtete. Er hatte mehrere Alter-Persönlichkeiten, die sich als heterosexuelle Frauen identifizierten. Sie hatten Sex mit männlichen Kollegen und Männern, die sie in Kneipen abschleppten. Die Wirts-Persönlichkeit war sich dieses Verhaltens bewusst, lehnte aber jegliche Verantwortung oder Kontrollmöglichkeit dafür ab und verlangte vom Therapeuten, dass er diese für ihn empörenden Alter-Persönlichkeiten loswerde. Er kam nicht auf den Gedanken, dass die sexuellen Aktivitäten dieser weiblichen Anteile darauf hindeuteten, dass er als ganze Persönlichkeit bisexuell sein könne. Seine Angst war, dass er, als Wirts-Persönlichkeit, heimlich schwul sein könnte.

Die Wirts-Persönlichkeit warf den weiblichen Alter-Persönlichkeiten vor, dass sie dem Sex mit den älteren Brüdern und dem Onkel zugestimmt hätten. Er war der Meinung, dass sie es wollten und es genossen. Die weiblichen Alter bestätigten, dass das stimmte. Sie machten sich für den Inzest verantwortlich und sprachen somit die eigentlichen Täter von aller Schuld und Verantwortung frei. Also waren diese Anteile, obwohl sie heterosexuelle Frauen waren, mit den homosexuellen männlichen Tätern identifiziert und ihnen gegenüber loyal. Dieser Fall illustriert, dass die Oberfläche oder die demografischen Eigenschaften einer Alter-Persönlichkeit nicht notwendigerweise etwas über ihre Abwehrfunktionen aussagt bzw. darüber welche äußere Person introjiziert wurde, um die primäre Identifikation der Alter-Persönlichkeit zu bilden.

Frauen mit DIS haben oft toughe adoleszente männliche Beschützer-Persönlichkeiten, die auftreten, um Männer mit amourösen Absichten zu bekämpfen und sie einzuschüchtern, um damit die Wirts-Persönlichkeit, die inneren Kinder und den Körper zu beschützen. Manchmal wird diese Funktion auch von einer männlich anmutenden lesbischen Alter-Persönlichkeit erfüllt. In diesen Alter-Persönlichkeiten wurde die Identifikation mit dem Aggressor so umfunktioniert, dass sie positiven Selbstschutzmaßnahmen in der äußeren Welt dient. Nicht alle Täterintrojekte sind schlecht. Man darf nicht vergessen, dass sogar der Täter über positive Selbstanteile verfügte, die dem Kind einen gewissen Grad an Fürsorge und Sicherheit boten.

Eine Frau mit DIS, deren Wirts-Persönlichkeit auf defensive Weise asexuell ist, kann über schwule männliche Alter-Persönlichkeiten verfügen, die Sex mit Männern haben, lesbische weibliche Alter-Persönlichkeiten, die Sex mit Frauen haben, heterosexuelle männliche Persönlichkeiten, die Sex mit Frauen haben oder heterosexuelle weibliche Persönlichkeiten, die Sex mit Männern haben. Jede dieser Permutationen und Kombinationen ermöglicht es der Person, Sex mit PartnerInnen zu haben, deren Geschlecht am wenigsten bedrohlich ist, was wiederum ein Abwehrmechanismus ist, um keinen Sex mit dem phobisch vermiedenen Geschlecht zu haben. Jede dieser Varianten kann ein Abwehrmechanismus sein, die durch das Geschlecht der hauptsächlichen Täter aus der Kindheit angetrieben wird. Alternativ können sie auch Abwehrmechanismen gegen die eigene abgestrittene Homosexualität darstellen. Oder sie können beides zugleich sein.

Ich bin noch nie einer Person mit DIS begegnet, deren Geschlechtsidentität nach der Integration nicht mit dem Geschlecht des Körpers übereinstimmte. Nichtsdestotrotz können Männer und Frauen mit DIS nach der Integration homosexuell oder heterosexuell sein. Die unterschiedlichen Permutationen der Geschlechter bei Alter-Persönlichkeiten scheinen keine Abwehrmechanismen gegen Geschlechtsidentitätskonflikte an sich zu sein, außer bei einer sehr kleinen Minderheit der Fälle. Sie zeigen vielmehr die Verstrickung in Konflikte der sexuellen Orientierung, des Geschlechts der Täter und der Selbstbeschuldigungen bezüglich des Inzests.

Täterintrojekte, die zur satanischen Organisation zurückkehren wollen

Ich habe mit Hunderten von DIS-Fällen gearbeitet, in denen mir die Person erzählt, dass sie in ihrer Kindheit satanischen rituellen Missbrauch (SRM) erlebt hat (Ross, 1995). Ich bin niemals einem Fall begegnet, in dem Beweise für die Realität von rituellem Missbrauch vorlagen. Das beweist nicht, dass der rituelle Missbrauch nicht stattfand, es ist lediglich eine Tatsache.

In meiner Arbeit mit DIS halte ich immer therapeutische Neutralität aufrecht, was die geschichtliche Wirklichkeit der Trauma-Erinnerungen anbelangt, unabhängig davon ob das Trauma Inzest, Krieg, Vergewaltigung oder körperlicher und verbaler Missbrauch ist. Die Gründe für diese Haltung in Bezug auf SRM Fälle habe ich in Ross (1995) und in Bezug auf Nicht-SRM Fälle in meinen anderen Büchern erläutert. Prinzipiell gilt: Ich war nicht dabei, und ich kann mir nicht sicher sein, ob der Missbrauch stattfand, genauso kann ich mir nicht sicher sein, dass er nicht stattfand. Die therapeutische Neutralität deckt beides ab.

Der Therapeut hat nicht die Aufgabe, den Missbrauch zu beweisen oder zu widerlegen. Für die Ermittlung von Missbrauchsgeschichten fehlen ihm die Ressourcen, die Vollmacht und die Expertise. Der Therapeut hat die Aufgabe, die Person dabei zu unterstützen sich in der Gegenwart und in der Zukunft besser zu fühlen und besser zu funktionieren. Die Therapie beinhaltet selbstverständlich eine Menge Gespräche über die Vergangenheit, aber die Genesung findet in der Gegenwart und in der Zukunft statt. Die Behauptungen des Opfers beweisen nicht, dass der Missbrauch stattgefunden hat und die Verleugnung der Täter beweist nicht, dass er nicht stattgefunden hat. In gelegentlichen Fällen gibt es eine Bestätigung des Missbrauchs in Form von Geständnissen oder einer Festnahme der Täter, direkte Zeugenschaft durch andere Menschen oder fotografische Beweise, aber in den meisten Fällen gibt es keine Beweise der einen oder anderen Seite. Wie verstehe ich Täterintrojekte in SRM Fällen unter diesen Voraussetzungen?

1991 bin ich nach Dallas, Texas gezogen und hörte sofort Geschichten über sowohl satanischen rituellen Missbrauch als auch CIA-/Militärexperimente zur Bewusstseinskontrolle. Ich begegnete einer Reihe von Fällen, wo Alter-Persönlichkeiten, die in Kulten involviert waren, verkündeten, dass sie derzeit an satanischen Ritualen teilnahmen, und vorhatten dies in der Zukunft fortzusetzen. In manchen Fällen, wenn ich diese Kult-involvierten Persönlichkeiten danach fragte, welches Jahr wir hatten, bekam ich als Antwort, dass es 1959, 1963, 1972 oder ein anderes Kindheitsjahr war. Sie sagten, dass sie letzten Monat noch bei einem Kult-Ritual waren – im Jahre 1959. In anderen Fällen waren die Alter-Persönlichkeiten allerdings im derzeitigen Jahr orientiert und machten immer noch eine andauernde Teilnahme geltend. Aus einer Gegenübertragungs-Perspektive war es schwierig, nicht in die Retter-Rolle zu rutschen und die Kult-involvierten Anteile als Täter zu sehen.

Über Jahre ergründete ich die tiefere Abwehrfunktion der Kult-involvierten Alter-Persönlichkeiten. Freudianisch gesehen musste ich nach dem latenten Inhalt im manifesten Inhalt suchen. Auf der Oberfläche waren die satanischen Alter-Persönlichkeiten kalte Psychopathen, Kriminelle (wenn sie es nicht in der objektiven Realität waren, dann zumindest von der Einstellung her) und moralisch abstoßend. Sie hatten Satan die Treue geschworen und freuten sich darauf, sich ihm für immer in der Unterwelt anzuschließen. Sie verachteten die Wirts-Persönlichkeit und drohten damit sie zu zerschneiden, sie zurück zum Kult zu bringen, oder sie zu töten, wenn sie sich ihren Plänen widersetzen würde. Sie schienen über gar keine Tugenden zu verfügen.

Die Wirts-Persönlichkeiten in diesen SRM-Fällen waren allgemein entsetzt von dem Kult. Alter-Persönlichkeiten, verleugneten jede Verbindung zum Satanismus, waren häufig praktizierende Christen und stritten jede Liebe für ihre Väter ab, die üblicherweise die Hohepriester im Kult waren. Die satanischen Alter-Persönlichkeiten drohten damit die Wirts-Persönlichkeit umzubringen, falls die sich weigern, sollte am nächsten vereinbarten Ritual teilzunehmen oder in irgendeiner Weise ihre Bemühungen daran teilzunehmen behindern sollte. Nicht unüblich war es, dass das nächste Ritual für einen der Tage im satanischen Kalender vereinbart war, dass die Wirts-Persönlichkeit bis nach diesem Datum im Krankenhaus bleiben wollte und dieser Zeitraum zu lang war, als das die Versicherungsgesellschaft die Finanzierung übernommen hätte.

Es ist nicht überraschend, dass es starke Spaltungen innerhalb des Personals zur Realität von SRM, der Legitimität von DIS und darüber gab, ob „die Frau nicht einfach nur Borderline" war. Der betreuende Arzt konnte der Realität von SRM misstrauen, trug aber dennoch die rechtliche Verantwortung für Selbstmordversuche oder vollzogenen Selbstmord nach der Entlassung. Sollten andererseits zu viele Leute auf Station bleiben, nachdem ihre Versicherungsleistungen ausgelaufen waren, wäre das Trauma-Programm finanziell nicht mehr tragbar und müsste geschlossen werden – mit dem Resultat, dass niemand mehr eine Spezialbehandlung bekommen könnte.

Diese ganzen Schwierigkeiten und Dilemmas spiegelten einfach die Logik und die Struktur der inneren Welt des SRM-Opfers wider. Man bekam Sehnsucht danach, eine einfache geradlinige Doppelbindung zu behandeln, im Gegensatz zu den endlosen multidimensionalen Verstrickungen und Bindungen höherer Ordnung dieser Fälle.

Allmählich gelang es mir, die Sprache der satanischen Alter in einfaches Englisch zu übersetzen. Sie erzählten mir, dass sie programmiert wurden, um ihre Ausbildung im Kult weiterzuführen, vorgesehen dazu Hohe-Priesterinnen zu werden und Satan treu zu sein, der ungeheuer viel mächtiger war als der einfache Sterbliche Dr. Ross. Schließlich entschlüsselte ich, was sie mir sagten: Die verdorbenen, schrecklichen, unmenschlichen satanischen Alter-Persönlichkeiten wollten Zeit mit Vati verbringen, wollten Teil an seinen Aktivitäten haben, als Besonders in seinen Augen gelten und ihn stolz machen. Das erschien mir eigentlich ziemlich normal und gesund.

Mir wurde klar, dass diese Täterintrojekte die abgelehnte und verleugnete positive Bindung zum Vater personifizierten. Ich verstand, dass sie Abwehrmechanismen der Wirts-Persönlichkeit waren. Sie war Christin, nicht Satanistin. Die Anteile wurden programmiert, nicht sie. Die Anteile wollten Babys töten, nicht sie. Oft waren sie männlich, sie war das nicht. Es war ein vielschichtiger Abwehrmechanismus gegen die zugrunde liegende unerträgliche Realität. Was für ein Wunsch wurde aber damit erfüllt? Einen Vater zu haben, der Zeit mit einem verbringen möchte, der einen liebt und stolz auf einen ist. Die Wirts-Persönlichkeit hasste ihren Vater und wollte nichts mit ihm zu tun haben: Sie war einem guten Vater im Himmel treu, nicht einem bösen Vater in der Hölle.

Das therapeutische Problem bestand also nicht in den antisozialen Kult-involvierten Alter-Persönlichkeiten. *Das Hauptproblem war die Abwehr des Wirts*. Die Wirts-

Persönlichkeit vermied ihre Trauer darüber, dass sie nie den Vater gehabt hatte, den sie gewollt, gebraucht und verdient hätte. Diese Realität war zu schmerzhaft zu begreifen. Was wehtat, war nicht die Tatsache, dass sie ihren Vater hasste, sondern dass sie ihn liebte. Eine komplizierte Form der Reaktionsbildung. Und diese innere Wahrheit und Wirklichkeit galt, egal, ob es den satanischen Kult in der äußeren Welt gab oder nicht. Das therapeutische Problem, die Aufgaben, Vorgehensweisen und Ziele waren die gleichen, egal ob der Kult in der Außenwelt existierte oder nicht. Ich bin noch keinem DIS-SRM-Fall begegnet, in dem der tatsächliche Vater gesund, emotional zugänglich und fürsorglich zu sein schien. Bestenfalls war er kalt, unbeteiligt, emotional nicht verfügbar und unfähig zu verlässlicher Tröstung und Fürsorge. Oft war er auch kontrollierend und bestrafend. Aber, weil er ein Satanist war, hat die Wirts-Persönlichkeit diesen Vater nie geliebt, sich nie nach ihm gesehnt oder ihn gebraucht. Wenn es den Kult in der äußeren Welt nicht gab, dann zeugt das rituelle Essen von Babys von einer zutiefst verletzten Psyche und, freudianisch gesehen, von einer sehr frühkindlichen oralen Fixierung. Falls es ihn doch gab, gilt das Gleiche.

In jedem Fall war das Ziel der Behandlung an der ungeklärten, widerstreitenden, ambivalenten Bindung zum Täter und an der zugrunde liegenden ungeklärten Trauer zu arbeiten. Unter der PTBS und den Erinnerungen und den „traumatischen Ereignissen" gab es noch eine tiefere Form von Trauma: viel mehr als in den bösen Dinge, die passiert waren, lag das eigentliche Trauma in den guten Dingen, die nicht passiert waren. Das Kind wurde nie bedingungslos geliebt. Hamlet scheint das Problem, das SRM-Überlebende mit DIS haben, gut zu verstehen:

Sein oder Nichtsein, das ist hier die Frage:
Ob's edler im Gemüt, die Pfeil' und Schleudern
Des wütenden Geschicks erdulden, oder
Sich waffnend gegen eine See von Plagen,
Durch Widerstand sie enden. Sterben – schlafen –
Nichts weiter! – und zu wissen, dass ein Schlaf
Das Herzweh und die tausend Stöße endet,
Die unsers Fleisches Erbteil – 's ist ein Ziel
Aufs Innigste zu wünschen. Sterben – schlafen –
Schlafen! Vielleicht auch träumen! – Ja, da liegt's:
Was in dem Schlaf für Träume kommen mögen,
Wenn wir den Drang des Ird'schen abgeschüttelt,
Das zwingt uns still zu stehn. Das ist die Rücksicht,
Die Elend lässt zu hohen Jahren kommen.
Denn wer ertrüg' der Zeiten Spott und Geißel,
Des Mächt'gen Druck, des Stolzen Mißhandlungen,
Verschmähter Liebe Pein, des Rechtes Aufschub,
Den Übermut der Ämter, und die Schmach,

Die Unwert schweigendem Verdienst erweist,
wenn er sich selbst in Ruhstand setzen könnte
Mit einer Nadel bloß? Wer trüge Lasten,
Und stöhnt' und schwitzte unter Lebensmüh'?
Nur daß die Furcht vor etwas nach dem Tod –
Das unentdeckte Land, von dess' Bezirk
Kein Wandrer wiederkehrt – den Willen irrt,
Daß wir die Übel, die wir haben, lieber
Ertragen, als zu unbekannten fliehn.

(Shakespeare, zw. 1598 und 1602)[2]

Täterintrojekte in Fällen Nicht-Dissoziativer Identitätsstörung

Die Funktionen die Täterintrojekte in Fällen ohne DIS erfüllen, scheinen die gleichen zu sein wie in Fällen mit DIS. Der einzige Unterschied ist, dass das introjizierte Material nicht personifiziert und in einer Alter-Persönlichkeit kristallisiert ist. Es ist amorpher, hat keine festgelegte innere Lokalisation, kann nicht direkt in ein Gespräch verwickelt werden und scheint irgendwo im Unbewussten untergebracht zu sein.

Auch kann es nicht direkt beobachtet oder mithilfe kognitiver oder verhaltenstherapeutischer Techniken behandelt werden. Das ist ein Grund, weshalb ich gerne mit DIS-Patienten arbeite. Man kann das Problem direkt anpacken. Dank der sekundären Prozesse kann man direkt mit den Abwehrstrukturen ins Gespräch kommen.

Ich hatte schon immer das Gefühl, dass einem die DIS alle Grundsätze der Psychopathologie offenbaren kann. Und diesbezüglich gibt es keine besseren Lehrer als die Täterintrojekte. Ich schließe gern Freundschaft mit ihnen und ich bin ihnen für ihre Anleitung dankbar.

[2] Übersetzung von Schlegel, A.W. & Tieck, L. (1891)

Harvey Schwartz

Behandlung und Transformation von täteridentifizierten States bei dissoziativen Patienten – Eine Alchemie von Wölfen und Schafen

> The shepherd drives the wolf from the sheep's throat, for which the sheep thanks the shepherd as his liberator, while the wolf denounces him for the same act as the destroyer of liberty.
>
> Abraham Lincoln

> *Der Schäfer vertreibt den Wolf von der Kehle des Schafes, wofür das Schaf dem Schäfer als seinem Befreier dankt, während der Wolf ihn für dieselbe Tat als Zerstörer seiner Freiheit beschuldigt.*
>
> Abraham Lincoln

Die spezifischen Muster erzwungener Gewalt

Das Potenzial zum Täter zu werden existiert in allen Menschen. Wenn Täterschaft in der Psyche von traumatisierten Kindern kultiviert wird, wird alle zukünftige psychische Entwicklung verzerrt. Aufgrund von „erfolgreichen" selbstschützenden Tarn-Geschichten, Kompensationen und dissoziativen Selbst-Organisationen leiden erwachsene Überlebende von massivem Trauma unter einem profunden Verlust psychologischer, emotionaler und spiritueller Entwicklung. Diejenigen, die die traumatische Erfahrung machen mussten, dass sie zu extremer Gewalt gegenüber anderen gezwungen wurden, bringen eine besondere Last mit in die Behandlung.

Dieser Beitrag behandelt internalisierte Täter-Identifikationen in erwachsenen Überlebenden erzwungener Täterschaft. Allerdings treffen viele der hier besprochenen Psychodynamiken und Behandlungsperspektiven auch auf erwachsene Patienten mit PTSD (z.B. Kriegsveteranen oder Gang-Mitglieder) zu, die aufgrund von Anweisungen oder Geboten an extremen Gewalttaten gegen andere teilgenommen haben.

Erzwungene und dann internalisierte Täterschaft ist eine der am schwierigsten zu behandelnden Formen von psychischer Schädigung. Von Natur aus versteckt sie sich sehr hartnäckig. Die Wahrheit erzwungener und internalisierter Täterschaft ist nicht bloß in der Psyche des Patienten versteckt, sie wird auch von fast allen Psychotherapie-Ausbildungen nicht beachtet und wird in unserer Kultur größtenteils verheimlicht. Wenn sich internalisierte Täterschaft in der Therapie doch zeigt, wird sie stur die Behandlung abwehren, während die Energien und Verhaltensweisen, die sie zeigt, beängstigend und bedrohlich sein können. Ein Täter-Persönlichkeitsanteil ist oft für extreme Bedrohungen und Handlungen gegenüber Anderen (und gegenüber dem Selbst) verantwortlich, er reinszeniert die Gewalt, den Verrat und den Sadismus des pathologischen sozialen Systems, in dem die Patienten aufgewachsen sind und indoktriniert wurden.

Obwohl die traumatische Täter-Opfer-Bindung und die Verschiebung von Aggression bei posttraumatischer Belastungsstörung sehr gründlich erforscht worden sind, steht es noch aus, dass die spezifischen Dynamiken, die traumatisch-induzierte Täteranteile hervorrufen, offen gelegt und genauso gründlich untersucht werden. Dieses Dilemma wird noch durch den Umstand verstärkt, dass die gewaltsamen Erfahrungen erzwungener Täterschaft von erwachsenen Patienten aus Gründen des Selbst-Schutzes, aus Angst davor, dass ihnen nicht geglaubt wird, aus Scham und der Angst vor strafrechtlicher Haftbarkeit oftmals verheimlicht werden. Wie auch immer, das Kindersoldaten Phänomen[3] – die Techniken mit denen sie trainiert werden und die langwierige Rehabilitation – zeigt derart ähnliche Muster[4], dass wir sie nutzen können, um Täteranteile in westlichen DIS Patienten zu erkennen, zu verstehen und zu behandeln: Besonders im Fall von erwachsenen Überlebenden schwerer Kindesmisshandlung, die bewusstseinsverändernden bösartigen, kriminellen Familien- und Kultsystemen über einen langen Zeitraum ausgesetzt waren und zu unaussprechlichen Taten gezwungen wurde, um eines perversen Zwecks willen oder um Gehorsam und Loyalität herauszubilden.

Die Schwierigkeit internalisierte Täterschaft zu behandeln, liegt primär in dem komplizierten Prozess der Täterbindung und der Identifikation mit dem Aggressor (A. Freud, 1936; Ferenczi, 1932), weil sie ihre Wurzeln in den Ironien und Paradoxien hat, die den Überlebens-Mechanismen unter tyrannischen zwischenmenschlichen Bedin-

[3] Die Vereinten Nationen schätzen, dass es in 85 Ländern Kindersoldaten gibt und dass sie in 75 % der bewaffneten Konflikte auf der Welt zum Einsatz kommen; 60% der Staatenunabhängigen Truppen in der heutigen Welt nutzen gezielt Kindersoldaten (Singer, 2006). Laut Singer werden in Kriegen speziell Kinder rekrutiert, wegen der ihnen eigenen Formbarkeit. Für bewaffnete Organisationen repräsentieren sie eine schnelle und billige Möglichkeit, eine Truppe aufzustellen. Kinder dienen in so verschiedenen Rollen wie Kämpfer, Türsteher, Sicherheitswärter, Arbeiter, Köder, Spione, Sanitäter, Landminen-Deaktivierer, Köche, Sex-Sklaven, Kuriere oder menschliche Opfer (z.B. als Zielscheibe bei Schussübungen, Indoktrinationsübungen für andere oder als menschliche Opfer vor dem Kampf). Kinder bieten große Effizienz auf dem Schlachtfeld. Wenn sie unter Drogen stehen und entsprechend indoktriniert wurden zeigen sie grenzenlose Aggression und Furchtlosigkeit. Sie bewirken außerdem einen Schock-Effekt bei den Gegnern. Dies, zusammen mit ihrer einfachen Verfügbarkeit und Entbehrlichkeit, hat sie zu einem Rohstoff in Kriegen auf der ganzen Welt gemacht.

[4] Die brutalste Gemeinsamkeit der indoktrinierenden Erfahrungen eines Kindersoldaten und denen vieler Überlebender organisierter Kindesmisshandlung im Westen ist der Gebrauch des menschlichen Opfers. Die erzwungene Teilnahme an Folter und menschlicher Opferung zerschlägt die Psyche, schmiedet kriminelle Identitäten, startet gewalttätige Tendenzen und kreiert starke Täterbindung. Ritueller Mord desensibilisiert Kinder gegenüber Blutvergießen und zerstört Tabus gegenüber Mord. Kannibalismus und das Trinken von Blut wird von den Tätern oft gleichgesetzt mit „magischen" Mächten: spiritueller Schutz und Schutz vor Sterblichkeit und Hilfe dabei keine Reue zu fühlen (Honwana, 2006). Eine weitere verstörende Parallele ist der Gebrauch von Vergewaltigung, erzwungener Schwangerschaft, Geburt oder Abtreibung als Werkzeug sozialer Kontrolle und um für zukünftige Gruppenmitglieder/Soldaten zu sorgen (Wessels, 2006).

gungen eigen sind. Die Psychotherapie mit Patienten, bei denen eine Verschmelzung der Opfer- und Täter-Erfahrungen stattgefunden hat, überschneidet sich natürlich mit allgemeiner Psychotherapie, muss aber auch eigene Erhebungs- und Interventionskonzepte entwickeln.

Weil Trauma nicht nur die Persönlichkeit verändert, sondern auch das Gehirn selber, verstricken sich die Beziehungen von Opfern zu ihren Tätern und misshandelnden Bezugspersonen auf komplizierte Art mit den traumabasierten Veränderungen im Gedächtnis und den Abschalt-, Flucht-oder-Kampf- und Bindungssystemen. Wie ein gestörter Sicherungskasten enthält das psychologisch traumatisierte neurobiologische System widersprüchliche Unregelmäßigkeiten, die für Überreaktionen oder Unterreaktionen; also im Wesentlichen für Fehl-Reaktionen auf die gegenwärtige Lebenssituation sorgen, aufgrund der verzerrten Perspektive gegenüber der Vergangenheit. (Stout, 2011). Überlebende chronischen Traumas missinterpretieren viele Gefahren total, während sie andere neutrale Situationen als traumatisch erleben und/oder als gefährlich einstufen. Täter wissen diese Verwirrung exzellent zu nutzen. Sie etablieren sich selber als Herrscher und nutzen die Verletzlichkeit und Biegsamkeit, die der Mensch unter chronischem Stress, Terror, Schmerz, Hilflosigkeit und Gefangenschaft zeigt, für ihre Zwecke aus. Wie Vogt (2008 b) beschreibt: Wenn das schwächere und verletzlichere traumatisierte Individuum sich in die Dissoziation flüchten muss, um unerträgliche Gefühle und Empfindungen abzuschalten, und wenn der einzige Blickwinkel auf die Selbst-Entwicklung die des Täters auf das Opfer ist, dann wird alles, was möglich ist, vom „überlegenen Objekt“ (Täter/Bezugsperson) kopiert. Das ist eine Überlebens-Reaktion, die in unserer Spezies verankert ist.[5]

Die Ausbildung von Therapeuten auf der ganzen Welt, sogar in traumaorientierten Instituten, bereitet Kliniker einfach nicht adäquat auf die bedrohlichen Begegnungen mit internalisierten Täterdynamiken vor.[6] Es kann überfordernd sein, mit den psychologischen Widersprüchen von Opfer und Täter, die in der Psyche eines einzelnen Individuums residieren, umzugehen. Unabhängig davon, ob diese Spaltungen in profund dissoziativer oder weniger fragmentierter Form auftauchen. Durch eine Reihe erzwungener Prozesse sind die Täter des Opfers in den Körper, den Geist und das Gehirn des Patienten eingedrungen und ihre Repräsentationen werden unweigerlich auch in die therapeutische Beziehung eindringen und sie nachhaltig herausfordern. Anteile der Persönlichkeit eines Trauma-Patienten werden die Behandlung unvermeidlich und beharrlich so unterminieren, als ob die ursprünglichen Täter selber im Raum wären und

[5] Vogt betont, dass schnelle Reflex Reaktionen in der Persönlichkeit und Neurobiologie des Opfers institutionalisiert werden können, diese können als Panik-Reaktion zum Abschalten führen oder dazu, Dinge einfach passieren zu lassen ohne jeden eigenen Willen. Unter Folter können psychische Anteile programmiert oder hypnotisch beeinflusst werden, wenn Individuen in Hyper-Arousal oder Abschalt-Zuständen sind. (Schwartz 2000). Eine außergewöhnliche Konsequenz dieser extremen Manipulation durch Folter und Trauma-Bindung ist, wie Vogt beschreibt, wenn später im Erwachsenenalter ein dissoziativer Trauma Überlebender sich genötigt fühlt auf spezifisch Täter-konditionierte Art zu denken und sich zu verhalten. Da die Ursache für den Impuls für ihn unklar ist, erlebt er die Impulse als würden sie aus seinem eigenen Inneren kommen; er geht davon aus, dass es seine eigenen Impulse sind und führt sie aus, obwohl sie Ich-dyston sind.

[6] Die Arbeiten von Salter (2003) und Stout (2005) (siehe Referenzen) sind ein exzellenter Anfang für Professionelle, sowie für Laien um die einzigartigen Denk-Muster von unterschiedlichen Typen von Soziopathen und Tätern besser zu verstehen.

sich dem Therapeuten entgegen stellten. Die Reife, das Wissen und die Fähigkeiten des Therapeuten mit diesen Herausforderungen umzugehen, bestimmt, ob die Behandlung eine Chance hat oder nicht.

Obwohl ich drei Jahrzehnte lang mit den Themen Trauma-Bindung, Mind-Control, Gedanken-Beeinflussung, Täterschaft und Komplizenschaft gearbeitet hatte, begann ich erst, nachdem ich die eindringlichen Memoiren eines ehemaligen Kinder-Soldaten gelesen hatte, eine überarbeitete Methodologie der „liberation psychotherapy“[7] in Erwägung zu ziehen.

Ishmael Beahs *Long Way Gone: Memoirs of a Boy Soldier (Ein weiter Weg: Memoiren eines Soldaten-Jungen)* beschreibt detailliert seinen erschütternden Lebenslauf in Sierra Leone. Von der kindlichen Unschuld über die komplette Korruption durch die Grausamkeit des kindlichen Kriegshandwerks, erstaunlicherweise bis zu Transzendenz und Erlösung. Die durch ein einzigartiges Zusammenspiel von therapeutischen Settings, Prozessen und Beziehungen möglich gemacht wurde. In Beahs Memoiren gibt ein Kindersoldat das erste Mal diesem bizarren und verstörenden Phänomen eine Stimme. Dankenswerterweise ist dieses Thema seit dem Ende des 20. Jahrhunderts endlich im Visier internationaler Menschenrechtsorganisationen (Boyd, 2007).

Beahs Erfahrungen im afrikanischen Bürgerkrieg sind voll von soziopathischen Rebellenführern und nationalen Armee-Truppen, die teuflische Grausamkeiten verübt haben, zumeist an Zivilisten. Dazu gehörte auch die Teilnahme Beahs an der Ermordung von Bewohnern seines eigenen Dorfes, eine verbreitete Initiations-Praxis im Training von Kinder-Soldaten (Singer, 2006; Wessels, 2006). Beim Lesen von Beahs Buch war ich sehr berührt von seiner inspirierenden Moral.

Diese Moral entstand daraus, dass sich seine tief verwurzelte Täter/Soldat-Identität mit dem nachhaltigen Mitgefühl und der Liebe verband, die er von den Menschen bekam, die darum kämpften, ihn aus seinem entarteten Leben zu befreien.

Viele der hochgradig dissoziativen Traumapatienten, die ich über die letzten drei Jahrzehnte behandelt habe oder in der Beratung hatte – vor allem jene, die in destruktive, kriminelle Familien- und/oder Kultsysteme verwickelt waren – berichten von ähnlich grauenhaften Formen organisierter Kindesmisshandlung, wie sie Beah vom Bürgerkrieg berichtet. Die skrupellosen Täter dieser Welt, wie Zuhälter, Pädophile, charismatische Kult-Führer, Soziopathen, Militär-Kommandanten und andere bösartige narzisstische Menschen wissen, wie sie die Vulnerabilität eines Kindes gegenüber Täuschung und Traumabindung ausbeuten können. Sie wissen wie sie Schweigen, Komplizenschaft und Ungläubigkeit in Opfern und auch in größeren Gemeinschaften aufbauen und benutzen können. Sie verstehen instinktiv (wenn manche auch von mächtigen Führern trainiert wurden), wie sie Unschuld zerstören können – wie man Unschuld in Schuld und unerträglicher Scham ersticken kann. Diese taktische Gerissenheit erlaubt es opportunistischen Tätern Situationen sozialen Verfalls auszunutzen, um unkontrol-

[7] [Anmerkung der Übersetzerin: Ein empirischer Psychotherapie-Ansatz der von Frank Reinhardt Morris entwickelt wurde.]

liert Amok zu laufen. Indem sie die gesunde menschliche Liebe und Bindung pervertieren und sie sich auf teuflische Art zunutze machen, schaffen es erfolgreiche menschliche Täter ihre Opfer in hingebungsvolle Verbündete zu verwandeln. Wenn die Selbstschutz-Mechanismen und das Urteilsvermögen des Opfers systematisch ausgeschaltet werden, wird der Täter zur einzigen Quelle für Anleitung, Trost und Schutz, die einem isolierten Opfer zur Verfügung steht. Diese Strategie findet überall auf der Welt Anwendung, von Familiensystemen, über Menschenhandel und Gangs bis zu Gefängnis-Hierarchien.

Die Selbstschutz-Reflexe und gesunden Bindungsmuster, die unsere Entwicklung absichern, werden dort, wo dissoziative Störungen kultiviert und ausgenutzt werden, außer Kraft gesetzt. Die Kapitulation eines Opfers, im Kampf um die Herrschaft über seinen eigenen Geist, ist eine besonders tückische Konsequenz von chronischem Trauma (Schwartz, 2000). Erwachsene mit hochgradig dissoziativen Identitäten sind besonders anfällig für eine Reviktimisierung, weil sie die Anzeichen für Gefahr ausblenden, indem sie dissoziieren, um mit der Gefahr umzugehen (Waller, Quinton & Watson, 1995). Wenn die Opfer immer mehr von allen anderen Menschen, außer den Tätern isoliert werden, vertieft sich ihre korrumpierte Abhängigkeit, weil sie sich mit den grundlegenden menschlichen Bedürfnissen nach einer geteilten Weltsicht, emotionaler Versorgung und in manchen Fällen auch physischer Bedürfnisse nur noch an die Täter wenden können (Herman, 1992). Vielen kindlichen Opfern werden zahlreiche religiöse oder spirituelle Rechtfertigungen für den Missbrauch erzählt, wie z. B. dass Gott sie auserwählt hat, sie aufgrund oder wegen der traumatisierenden Ereignisse liebt, bestraft oder verlässt.

Durch die erzwungene Täterschaft lernt das Kind seine eigenen Bedürfnisse nach Anerkennung, emotionaler Geborgenheit und danach zu entkommen abzuspalten. In manchen Situationen chronischer Ausbeutung werden die Wut und der Schmerz eines Kindes gezielt nicht anerkannt und/oder brutal bestraft. Viele meiner Patienten berichteten von radikalen Spaltungen in ihren dissoziativen Systemen zwischen „Tag und Nacht" – Selbst oder „links und rechts" – Selbst. Sie bestanden darauf, diese getrennt zu halten, noch lange, nachdem ihre Aktivität in Tätergruppen vorbei war. Die Fähigkeit eines Kindes Tätern gegenüber eine symbiotische Loyalität aufrechtzuerhalten ist von der dissoziativen Abspaltung der Aggression oder ihrer Verschiebung auf andere ausgesuchte Opfer abhängig. Unter solchen Umständen wird das Kind seine eigene Aggression als bedrohlich identifizieren, anstelle der des Täters. (Howell, 1997). Verständlicherweise wird das eigene Selbst abgewertet, wenn der Täter idealisiert wird; das eigene Selbst erlebt nur dann eine Aufwertung, wenn es den Täter ehrt oder imitiert.

Dieser widersprüchlichen Form von Bindung zwischen Geiselnehmer und Geisel wurde 1973 das erste Mal ein Name gegeben: Das Stockholmsyndrom. Hier zeigen sich mehrere der essenziellen Bindungs-Paradoxien (Graham, 1994): die Dankbarkeit gegenüber dem Täter, dafür das Leben des Opfers verschont zu haben, das Überbewerten kleiner Freundlichkeiten, die falsche Vermittlung und „Resolution" zwischen Geiselnehmer und Geisel durch erzwungene Sympathie mit der ideologischen Agenda des Täters und/oder Identifikation mit der Abwertung der Gegner des Täters (Soskis & Ochtberg, 1982). Diese Bindungen kompensieren und verzerren das Gesamtbild von der Grausamkeit des Täters. Graham (1994) sagt, dass der gesamte Sinn für das eigene Selbst nur noch aus dem Blickwinkel des Täters erlebt wird, wenn Terror und Isolation länger andauern. Viele Zuhälter machen sich diese Dynamik geschickt zunutze, um große Mengen Prostituierter effizient zu managen, indem sie den Wunsch der Opfer ihren Tätern zu gefallen, ausnutzen (Schwartz, Williams & Farley, 2007).

Viele Patienten intergenerationaler, interfamiliärer und/oder krimineller Kults beschreiben spezifische Praktiken mit denen Kinder erzogen werden, zu denen der Einsatz von Schmerz und Angst gehören (z. B. hungern lassen, verbrennen, schlagen, sensorische Deprivation, das Aussetzen extremer Hitze und/oder Kälte, sexueller Sadismus, Folter durch elektrischen Schock). Wenn durch solche Erfahrungen im frühesten Alter dissoziative Reaktionen etabliert werden und die normale Differenzierung zwischen dem Selbst und dem Anderen zerrüttet wird, dann entsteht ein großes Potenzial gespeicherter Wut, das von den Führern einer Gruppe eingesetzt und gelenkt werden kann.

Die hinterhältigste Opfer-Täter Dynamik entsteht allerdings dann, wenn ein Kind zur Täterschaft gegen andere Unschuldige genötigt wird. Dies ist in fast jedem Fall von rituellem Missbrauch anzutreffen. Die erzwungene Täterschaft sabotiert den freien Willen und das Moral-Bewusstsein des Kindes entsprechend der bösartigen Zwecke der Täter; während es vom Erwachsenen so dargestellt und vom Kind so erlebt wird, als hätte es „eine Wahl“. Wenn ein dissoziativer Patient sich (oftmals durch einen Kind-Anteil der Persönlichkeit) an Dinge erinnert wie z. B.: anderen Schmerz zugefügt zu haben, Sex mit anderen Kindern gehabt zu haben oder sie geködert oder gekidnappt zu haben, um sie zu Opfern zu machen und manchmal zu töten oder ausgewählt haben zu müssen welches Kind gefoltert oder getötet werden würde oder daran auf eine Bibel gekotet haben zu müssen; „Gott ins Gesicht zu spucken“ oder Tiere gefoltert oder verstümmelt haben zu müssen – dann erlebt er sich als hoffnungslos „schuldig“, weil er auch als Erwachsener noch, in der falschen Wahrnehmung feststeckt, freiwillig daran teilgenommen zu haben. Die unnachgiebige Identifikation einiger dissoziativer Patienten mit einer solchen Selbst-Verdammung kann den therapeutischen Integrationsprozess streckenweise bremsen oder noch schlimmer: dauerhaft den Weg zur Heilung verbauen.

Täter-identifizierte Selbstanteile kommen unter schwer dissoziativen Patienten möglicherweise häufiger vor, als bisher anerkannt wurde. Bei dem Versuch diese Selbstanteile zu identifizieren und in Kontakt mit ihnen zu kommen, werden Therapeuten hartnäckigen Formen der Vermeidung, der Ablenkung und des Gegen-Angriffs begegnen – die alle sehr wahrscheinlich eine Störung des Therapieprozesses provozieren werden. Natürlich sind diese Selbstanteile, so wie auch andere Komponenten des DIS-Persönlichkeitssystems, Teil eines komplexen Schutzsystems. Täter-identifizierte Selbstanteile verschieben die Verantwortung von sich selber und den ursprünglichen Tätern auf das Opfer. Einige DIS-Patienten haben Selbstanteile, die glauben, dass der sie bewachende Täteranteil der echte Täter ist. Täteranteile können sogar „beste Freunde" des echten Täters sein; in dieser Rolle dienen sie als exzellenter Schutz gegenüber strafrechtlichen Ermittlungen und Regressforderungen. Nicht alle Täteranteile reagieren gleich gut auf die therapeutische Behandlung. Da wo die internalen Spaltungen besonders groß sind, wird die Behandlung bei jeder Gelegenheit durch die unermüdliche Reinszenierung des Verrats unterminiert. Insbesondere dann, wenn der Patient verbotene Geheimnisse preisgibt oder einen signifikanten Entwicklungsschub macht, indem er eine tiefere Bindung mit dem Therapeuten eingeht.

Obwohl zum Heilen im klinischen Kontext der Kontakt zu je einem einzelnen Individuum zum selben Zeitpunkt gehört, kann es für den Therapeuten und den Patienten gewinnbringend sein, die Reise zur Heilung im weitesten Sinne in den historischen Kontext heroischen Machtkampfes zu stellen. Ähnlichkeiten in der Bildung und der Heilung von Täteranteilen in Kindersoldaten und Opfern organisierter Kindesmisshandlung im Westen legen nahe, dass es universelle Muster der Opferbildung gibt, die sich über die gesamte menschliche Gemeinschaft erstrecken. Erzwungene und dann internalisierte Täterschaft ist eine bewusstseinsverzerrende Form der Misshandlung, durch die die Opfer gegen sich selbst gerichtet werden. Es ist einer der schwärzesten Schatten der menschlichen Erfahrung.

Allerdings beinhaltet dieser unheimliche Schatten auch das archetypische Potenzial, das in allen menschlichen Kämpfen liegt. Archetypische Potenziale dienen dazu die Möglichkeit offen zu halten, dass es nach dem Zusammenbruch aller Hoffnung eine unerwartete Rückkehr zur Ganzheit geben kann. Dies steckt in *allen* archetypischen Geschichten, in denen eine innere Landschaft von Angst, Selbst-Zweifel und Selbst-Verrat durchreist werden muss, während das heimtückische Terrain der äußeren physischen Welt mit moralisch-ambiguen Gestaltwandlern bevölkert ist.

Internalisierte Täteranteile – Entstehung, Darstellung und Behandlung

> *„Wenn man ein Individuum so behandelt, als wäre es das, was es sein sollte und könnte, so wird es das werden, was es sein sollte und könnte!"*
>
> Goethe

Alle Täteranteile repräsentieren traumatische Einkapselungen von Verhalten, das von Täter gebilligt, initiiert oder erzwungen wurde (Vogt, 2008 b). Täteranteile haben eine große Bandbreite von Aufgaben, Fähigkeiten und Motivationen z. B. Mörder, Kuriere, Informanten, Folterer, sadistisch-sexuell Handelnde, Aufpasser, Priesterinnen und Führer. Persönlichkeitsanteile hochdissoziativer Patienten sind hauptsächlich durch das Überleben motiviert, aber auch durch Macht, Schmerz-Erleichterung und Ängstlichkeit, Selbstberuhigung, narzisstische Gratifikation und Rache-Impulse. Weil Täter außergewöhnlich gut darin sind, die Psyche ihrer Opfer auszubeuten und zu spalten, indem sie den natürlichen Entwicklungsfortschritt zerstören, bedeutet das Aufarbeiten der erzwungenen Täterschaft immer auch eine Rehabilitation der Entwicklungskapazitäten des Individuums.

Gemäß Vogt (2008 b) ist eine Möglichkeit die relative Schwere dissoziativer Selbst-Systeme zu beschreiben über Vergleichsmessungen entlang der folgenden Dimensionen: 1) Die Ausprägung der Dissoziation, 2) die Ausprägung der Verfügbarkeit für eine Modifikation und 3) die Stärke, mit der ein Patient „ausgeschaltet" war (chemisch, traumatisch, hypnotisch etc.) während der Bildung des Persönlichkeitsanteils. Im moderaten Mittel-Bereich und an den extremen Enden des Vogt'schen Systems[8] kann die am stärksten internalisierte Persönlichkeits-Struktur gefunden werden. Man kommt entlang des Kontinuums von milden und leichter beobachtbaren Täter-Internalisierungen über zunehmend hartnäckigere Introjekte[9] bis hin zu den schwierigsten und renitentesten implantierten und programmierten States.

Man muss tiefer eintauchen und die einfache Idee des „Mind-Control" und der Gehirnwäsche hinter sich lassen, um die gezielte Kultivierung einer DIS in kindlichen Opfern einordnen zu können, in deren Folge multiple täterloyale States mit getrennten aber sich überlappenden Motivationen und Funktionen ausgebildet werden, die einem autoritären Kult dienen können und zugleich die Entdeckung in der Gesellschaft vermeiden.

Gemäß Vogt (2008 b) stehen einige Introjekte, Implantate und die meisten programmierten States unter der exekutiven Kontrolle des Täters oder der Gruppe. Im Extremfall erlebt sich der Patient, als ob er ferngesteuert würde mit absolut Ich-dystonen Gefühlen, Gedanken, Glaubenssätzen, Impulsen, Verbindlichkeiten und Absichten, die getrennt von seinem Alltags-Selbst sind. Dieses System extrem Ich-dystoner Erfahrungen des Patienten resultiert aus dem, was in der Mainstream-Kultur allgemein als Gehirnwäsche und Bildung eines „Mandschurischen Kandidaten" beschrieben wird – nach einem Buch von 1959 „*The Manchurian Candidate*" von Richard Condon (und einem von zwei nachfolgenden Hollywood Filmen mit demselben Namen). Gehirnwäsche wurde auch durch die berühmte Entführung der Erbin Patty Hearst in den 70ger Jahren durch die Symbionese Liberation Army (SLA) in das öffentliche Bewusstsein gebracht. Die SLA machte durch die Anwendung einer Kombination von Vergewaltigung,

[8] Vogts (2008 b) Kontinuum rangiert von den normaleren „Situations-flexiblen States" über neurotische und geringfügig charakterologische „elastische Gewohnheits-States", ernsteren „Übertragungs-States", bis hin zu schwer gestörten „Introjekten", „Implantaten". Letztendlich am extremsten Ende des Unterbewussten, mit einem maximalen externen formenden Einfluss, bei gleichzeitig niedriger Kapazität für Integration liegen die „Programmierungen".

[9] Vogt (2008 b) schreibt, dass „Implantate" in Form von Aktivitäts-spezifischen Impulsen und automatisierten Verhaltens auftreten; Implantate haben immer das Ziel dem Selbst oder Anderen zu schaden und sie verbreiten immer die Ideologie und die Aktions-Aufträge der Täter-Gruppen. Implantate sind zuerst immer Täterloyal, Täteridentifiziert und treten innerhalb des Rahmens eines eingeschränkten Bewusstseins auf, sodass es meist zumindest partielle Amnesien gibt für bestimmte Impuls-Aktivitäten und Fantasien. Verkompliziert wird das Ganze noch durch die Möglichkeit, dass der Therapeut multiple Formationen dissoziierter Regulations-Implantat-States antreffen kann und viele dieser States Seite an Seite existieren und sich sporadisch und impulsiv abwechseln können im Switching-Prozess einer hoch entwickelten dissoziativen Identitätsstörung.

Folter und Mind Control innerhalb von ein paar Monaten aus einer Debütantin eine kriminelle Soldatin (wobei die Umbenennung in Tanya als Teil des Rekonditionierungs-Prozesses dem Identitäts-Wandel diente). Ohne die Konzepte, die in Cordons Buch (und dessen weiter verbreiteten Film-Adaption) aufgezeigt wurden, wäre Patty Hearsts Unschuld vielleicht gar nicht vorstellbar gewesen.

Wenn Täter-Identitäten im Behandlungsprozess auftauchen, können sie allen vorangegangenen Therapiefortschritt unterminieren, indem sie damit drohen die Therapie vorzeitig abzubrechen oder durch Androhungen von Gewalt und Erpressung. Unvorbereitete Therapeuten werden verständlicherweise unsicher sein, wie sie die Verantwortung sich selber und ihrem Patienten gegenüber verteilen sollen. Unbehandelte unintegrierte Täteranteile bringen einige Patienten in Gefahr, sich kriminell zu verhalten und/oder sich wieder auf ihre Täter einzulassen. Es ist wichtig, dass der Therapeut mit der Literatur zur Psychologie von Gedanken-Beeinflussung und Gruppengewalt vertraut ist, einschließlich soliden Wissens über extreme Viktimisierungen in der Menschheitsgeschichte, sodass er den Patienten dabei unterstützen, kann seine traumatischen Erfahrungen in einen größeren Kontext der Geschichte extremer Traumata einzuordnen. Da die meisten traumatischen Unterwerfungs-Erfahrungen dem Opfer in der Isolation zugestoßen sind, dient es praktisch als Öffnung die persönliche Geschichte des Opfers mit der größeren Geschichte unmenschlicher Misshandlung zu verknüpfen, durch die der Patient seine oder ihre eigene Deprogrammierung, Destigmatisierung und Genesung angehen kann.

Das tief gehende Befragen und Kontextualisieren ist zentral für die Behandlung von internalisierter Täterschaft. Die Kapazität des Therapeuten eine furchtlose und detaillierte Untersuchung der Gefühle, der spezifischen Vorkommnisse und Mechanismen der Täterschafts-Erfahrungen, wie z. B. Folter vorzunehmen, ist für die erfolgreiche Behandlung unbedingt erforderlich. Diese Untersuchung muss die volle Aufdeckung der täterloyalen Glaubenssysteme, der Täter-identifizierten Anteile, der Indoktrinations-Techniken und der Drohungen/Konsequenzen (mit denen im Falle eines Verrats gedroht wurde) beinhalten, die in das innere System des Opfers eingebettet wurden.

Unerschrockene Aufmerksamkeit gegenüber den abstoßenden Details der erzwungenen Täterschaft demonstriert Stärke und Courage aufseiten des Therapeuten sowie aufseiten des Patienten gegenüber Dingen, die von den meisten Menschen entweder offen bezweifelt oder verleugnet würden. Täter setzen ihr unglaublich abscheuliches Verhalten auch als Taktik ein, um die Aufdeckung ihrer Taten oder die Glaubwürdigkeit ihrer Opfer zu behindern. Die unbequemen Gefühle auszuhalten, die beim Bezeugen der Details entstehen, ist eine unerlässliche Grundlage um internalisierte Täterschaft zu heilen.

Fallstudien

Sara

Sara war eins von 12 Kindern, die in einer sehr verarmten Gemeinschaft im Mittelwesten aufwuchsen. Ihre extrem gewalttätige und sexuell übergriffige Familie war außerdem noch in einen staatenübergreifenden Kult involviert, der mit Nazi- und satanischen Ideologien operierte. Nach Jahren sexueller Misshandlung durch viele Täter, Beteiligung an Kinder-Pornografie und Prostitution, wurde Sara unter Drogen und mit Folter dazu gedrängt, vor einer Gruppe von Kult-Mitgliedern gewalttätige Handlungen an einem Säugling und einem jungen Kind auszuüben. Als sie der Nötigung nach beträchtlicher Folter immer noch nicht Folge leistete, brachten die Gruppen-Anführer ihre geliebte jüngere Schwester, platzierten sie auf einem Opfer-Altar und drohten, sie vor Saras Augen zu vergewaltigen und umzubringen, wenn sie sich weiter weigern sollte. In dieser zugespitzten Situation zersplitterte die Ganzheit von Saras Identität und ein Persönlichkeitsanteil, der in der Lage war anderen wehzutun, kam nach vorne, um ihre Schwester zu beschützen. Saras Handlungen wurden gefilmt und diese Filme wurden danach genutzt, um Sara zur Teilnahme an weiteren täterloyalen Straftaten zu nötigen.

Ich traf Sara das erste Mal Jahrzehnte nach diesen lebensverändernden Vorfällen in der geschlossenen Abteilung eines psychiatrischen Krankenhauses. Sie wurde streng überwacht wegen akuter Selbstverletzungsgefahr, da ihre Erinnerungen an die grauenhaften Geheimnisse ihrer Kindheit anfingen hochzukommen. Trotz der Überwachung in einer geschlossenen Abteilung rutschte Sara immer wieder in die sadistischen Täteranteile, die ihr Pentagramme in Blöcken von ungeraden Zahlen in die Arme schnitten, bis sie die Nummer 13 erreichte; sobald sie erfolgreich dreizehn Pentagramme in ihre Arme geschnitten hatte, begann sie mit der ganzen Selbst-Verstümmelung wieder von vorne. Sara machte letztendlich über viele Behandlungsjahre hinweg große Fortschritte, in denen sie die meisten ihrer Täter-identifizierten Anteile in ihr größeres Selbst-System reintegrierte. Sie starb mit Ende Vierzig aufgrund medizinischer Komplikationen der physischen Verletzungen, die aus der jahrelangen Folter resultierten.

Anna

Anna war eine DIS-Patientin von der Ostküste, sie wuchs in einem kriminellen Familiensystem auf, die in Drogenhandel, Prostitution, Pornografie und in die Herstellung und den Vertrieb von Snuff Filmen[10] involviert waren. Durch eine Kombination von sexuellem Missbrauch, Folter und familiärer Loyalitäts-Programmierung wurde ihre Persönlichkeit von ihrem Familiensystem in Alltags- und kriminelle Anteile gespalten. Diese Spaltung ermöglichte es ihr, die Schule zu besuchen, tagsüber normal zu wirken und abends und am Wochenende an kriminellen Aktivitäten teilzunehmen. Zu Annas versteckten Aktivitäten gehörte das Agieren als Vermittlerin, Kurierin und als Trainerin

[10] [Anmerkung der Übersetzerin: Snuff-Filme sind pornografische Filme, in denen das vergewaltigte Opfer vor laufender Kamera umgebracht wird.]

von anderen Kindern für die Ausbeutung; und manchmal war sie Teilnehmerin an extremer Gewalt, sogar Mord. Anna wurde in der zweiten Klasse dazu genötigt ihre beste Freundin aus der Schule zu sich nach Hause zu locken, wo die Freundin dann misshandelt wurde, während Anna zuguckte. Natürlich stoppte dies jede weitere Bindung zu anderen Kindern. Extreme soziale Isolation war ein Hauptmerkmal ihres langen Kampfes mit posttraumatischem Stress und ihrer dissoziativen Störung. Sie hatte lebenslang schwerwiegende Diabetes und andere gesundheitliche Probleme. Als die Erinnerungen an ihre Beteiligung an den dunklen Machenschaften ihrer Familie anfingen wieder hochzukommen, untergruben feindselige täterloyale Anteile, die implantiert wurden, um Amnesie-Barrieren aufrechtzuerhalten, ihre Selbstkontrolle. In gezielten Aktionen „vergaßen“ diese täterloyalen Anteile ihr Insulin zu nehmen und lösten eine wiederholte medizinische Krise aus, um die Erinnerungen von anderen Alltagsanteilen der Persönlichkeit zu unterdrücken. Anna beendete eine erfolgreiche Langzeit-Behandlung. Sie kultivierte schrittweise die Fähigkeit, soziale Beziehungen aufzubauen und aufrechtzuerhalten. Eine spezifisch auf Mitgefühl basierende spirituelle Gemeinschaft, in der sie Bindungen entwickelte, stellte einen Grundstein für ihre Fähigkeit dar, ihr Vertrauen anderen gegenüber und ihr Vertrauen in sich selbst wieder herzustellen.

Jack

Jack war ein extrem intelligenter, hoch-funktionaler DIS-Patient, der ursprünglich eine Symptomatik der Selbstverletzung, des sexuellen Ausagierens und des Drogenmissbrauchs zeigte, was die darunter liegende Persönlichkeitsfragmentierung verdeckte. Nachdem er seine Abhängigkeiten überwunden hatte und offen gelegt hatte, dass seine Familie in einen gewalttätigen kriminellen Kult involviert war, folgten Erinnerungen an das Training, dass er bekommen hatte, um andere zu töten. Seine Tätergruppe betrieb Mord-Training, sowie Kinder-Prostitution, Kinder-Pornografie und bizarre sadistische Rituale ohne Verknüpfung zu irgendeiner bestimmten spirituellen Ideologie. Beim ersten Training wurden Implosions-Verfahren zusammen mit einer Gruppen-Initiation eingesetzt, um die geforderte Gewalt zu erzwingen. Im Alter von fünf wurden Jack desorientierende Drogen verabreicht und er wurde von mehreren Tätern sexuell missbraucht und daraufhin nackt und kalt in einem Pappkarton an einen anderen Ort transportiert. Als er am zweiten Ort ankam, wurde er aus dem Karton geholt und, weiterhin nackt, in einen Kreis von wartenden Erwachsenen gesetzt, die in seiner Erinnerung in einer Art feierlicher Stimmung zu sein schienen. Er wurde in einen Kreis gesetzt und aufgefordert einen Säugling zu erstechen, der auf einem Operationstisch festgebunden war. Verschiedene Folter- und Gruppenzwangmethoden wurden angewendet, um ihn anzuspornen. Es war, jedoch erst als er seine Mutter in dem Kreis der Erwachsenen entdeckte, dass sein Herz taub wurde. Nach einem, wie er es erinnert, wissendem Nicken seiner Mutter war er schließlich in der Lage die Taubheit, die er fühlte, zu nutzen, um den Säugling zu erstechen. Nach diesem Ereignis jubelte die Gruppe und feierte mit einem großen Festmahl. Jacks Mord-Training ging weiter, aber in der frühen Jugend zeigte Jack Zeichen von „Undichtheit" indem er in Kursen für kreatives Schreiben in der Junior High-School extrem morbide und grauenhafte Bilder beschrieb. Nach verschiedenen Versuchen seine Gewaltbereitschaft zu verbessern und sein unbewusstes Durchsickernlassen von Kult-Geheimnissen zu kontrollieren wurde Jack vom „Grooming" Programm[11] ausgeschlossen, stattdessen wurden Amnesie-Programmierungen für seine Kult-Erlebnisse angewendet. Jack machte riesige Schritte in der Behandlung, konnte sich aber nicht darauf einlassen, alle seine traumatischen Erlebnisse durchzuarbeiten. Er brach die Behandlung für lange Perioden ab, durch lange Auslandsaufenthalte oder indem er Jobs in anderen Städten annahm. Einige seiner Täteranteile gaben zu, dass sie alles taten, um ihn davon abzuhalten, weiter in die Behandlung zu gehen. Seine anderen Persönlichkeitsanteile waren allerdings jedes Mal überzeugt, das sie versuchten das Leben zu leben, auf das sie immer gehofft hatten.

Thomas

Thomas war ein hoch-funktionaler DIS-Patient mit einem extrem fragilen und verletzlichen Auftreten. Seine Mutter war Amerikanerin, sein Vater ein Flüchtling des Zweiten Weltkriegs, der in den Arbeitslagern der Nazis war, nachdem sein Land besetzt wurde. Thomas wuchs abwechselnd in den USA und in Südasien auf, wo sein Vater von einer multinationalen Firma angestellt wurde, um Ingenieurs-Arbeiten zu verrichten. Thomas endete in einer „speziellen Schule", in der zahlreiche Erwachsene die Kinder sadistisch sexuell missbrauchten und sie darin trainierten Schmerz zuzufügen und auszuhalten. Schließlich wurde es Thomas klar, dass seine Mutter und sein Vater irgendwie in diese kriminelle Gruppe involviert waren, die Verbindungen zu Drogen- und Waffenhandel, Kinder-Prostitution und Pornografie und zu paramilitärischen Operationen hatte. Thomas' erste Erfahrung mit erzwungener Täterschaft fand in einem Klassenraum-Setting statt, in dem eine etwas ältere Schülerin für etwas benutzt wurde, was zuerst wie eine harmlose Schuldemonstration wirkte. Die Szene wandelte sich allerdings schnell, als das junge Vorbild sich selber Schmerzen zufügte, indem sie sich mit Nadeln stach und stolz darauf war keinen Schmerz zu zeigen. Ihre Kontrolle über den Schmerz wurde von den Instruktoren hochgelobt. Jedes Kind wurde aufgefordert das Mädchen mit einer Nadel zu stechen, um seinen oder ihren Mut zu zeigen. Kinder, die sich weigerten, wurden Einschüchterungen durch die Gruppe und qualvollen Demütigungen ausgesetzt, die Urinieren und Defäkation beinhalteten. Wenn die Kinder die Aufgabe erfolgreich beendeten, wurden sie gelobt und mit Süßigkeiten belohnt. Obwohl Thomas langen Phasen des Gewalt-Trainings ausgesetzt wurde, wurde sein Verhalten von den Gruppenanführern als zu inkonsistent und unberechenbar eingeschätzt. Er wurde daraufhin als Zielobjekt im Training für die anderen Kinder benutzt und schließlich wurde er extremer Amnesie-Programmierung ausgesetzt, um zukünftige Enthüllungen der

[11] [Anmerkung der Übersetzerin: grooming beschreibt das gezielte Befreunden mit übelwollendem Hintergrund. Zum Beispiel child/sexual grooming, indem eine emotionale Bindung zum Kind etabliert wird, um seine Befangenheit zu reduzieren als Vorbereitung für sexuelle Handlungen.]

Geheimnisse der Gruppe zu verhindern. Zusätzlich wurde Thomas einer Versagens-Programmierung unterzogen, um gehässigerweise sein eigenes Potenzial für Selbstbewusstsein und gesunde Entwicklung zu sabotieren. Die Haltung der Gruppe belief sich auf das Motto: „wenn *wir* dich nicht haben können, dann kannst *du* dich auch nicht haben." Thomas beendete eine erfolgreiche Psychotherapie, integrierte und begann eine liebevolle und sichere langfristige Partnerschaft, die er auch halten konnte.

Stacey

Stacey war eine DIS-Patientin, die in Kalifornien aufwuchs und deren Training in Täterschaft in einem gefälschten Klassenzimmer-Setting in einem nachschulischen Programm stattfand, mithilfe einer langsamen systematischen Desensibilisierung gegenüber Gewalt und Tod. Nach dem Anhören von eigenartigen Liedern mit satanisch anmutenden Botschaften wurde eine kleine Gruppe von Kindern aufgefordert, Hühnereier vor der Klasse zu zerquetschen. Dann wurden die Kinder aufgefordert Eier zu zerquetschen, die fast ausgewachsene Baby-Vögel enthielten. Zeichen von Bestürzung oder Verstörung wurden nicht ermutigt und der „Mut zu töten" ohne mit der Wimper zu zucken wurde hoch belohnt. Auf diese Weise wurden die Kinder manipuliert und für jede erfolgreich ausgeführte Gewalttat ausgezeichnet, die von kleinen Mäusen bis zu Katzen und Hunden reichte. Jeder Ausdruck von Zögern oder Widerstand bei den Kindern wurde mit Folter und Erniedrigung durch die anderen Kinder bestraft. Kinderspiele, so wie die „Reise nach Jerusalem" wurden mit gewalttätigen Konsequenzen für das Kind, das verlor, gespielt. Gewalttätige Perversionen unschuldiger Aktivitäten, wie sie auf Kinder-Geburtstagspartys gehören, wurden in das Training integriert, welches dazu diente, die Kinder für die Teilnahme an einer Vielzahl von Unterwelt-Aktivitäten zu trainieren. An einem bestimmten Punkt im Training musste jedes Kind entscheiden, ob es selbst derjenige sein würde, der den Schmerz zufügte oder ob es selbst Ziel des Experiments werden würde. Manchmal wurden den Kindern desorientierende Drogen gegeben, um die Implantierung noch zu erhöhen. Die erzwungenen Täterhandlungen der Kinder wurden gefilmt und die Filme wurden genutzt, um den Kindern zu „beweisen", dass sie sich „frei dazu entschieden" hatten die Straftaten zu begehen und sie wurden als Beweis für den „wahren" Charakter der Kinder angeführt. Die Filme wurden auch als Drohung benutzt. Wenn Kinder sich falsch verhielten oder Anzeichen zeigten, den Schweigekodex zu brechen, wurde ihnen von den Gruppen-Trainern und Anführern gesagt, dass die Filme im Fernsehen gezeigt würden, dass ihre Schullehrer sie zu sehen kriegen würden oder die Polizei. Außerdem wurden im Training ihre nicht-gewalttätigen Selbstanteile als minderwertig, nicht vertrauenswürdig und illegitim herabgesetzt.

An einem Punkt in ihrer Psychotherapie offenbarte Stacey, dass sie immer noch aktiv in der Tätergruppe ihrer Familie sei und das einer ihrer programmierten Informanten-Anteile die Enthüllungen, die sie in der Therapie gemacht hatte, der Gruppe zurückgemeldet habe. Stacey erklärte schließlich, dass die Gruppe die Bewegungen der Therapeutin und deren Familie genau unter Beobachtung gestellt habe und Leute habe, die den Kindern der Therapeutin in deren Schule nachstellten. Staceys feindselige täterloyale Anteile kündigten an, dass die Tätergruppe in Erwägung zöge, eins der Kinder der Therapeutin für eine rituelle Opferung zu kidnappen. Es war nicht festzustellen, ob das, was Stacey sagte, tatsächlich stattfand oder ob es nur das Produkt intensiver Programmierung war, die dazu dienen, sollte die Therapie abzubrechen. Das Risiko wurde für die Therapeutin aber zu groß, um sich noch sicher mit der Fortsetzung der Behandlung zu fühlen. Stacey und die Therapeutin kamen zu dem gemeinsamen Entschluss die Therapie abzubrechen, nachdem sie auch die Polizei in Bezug auf die Sicherheit und den Schutz der Familie der Therapeutin konsultiert hatten. Vor Beendigung der Therapie bekam Stacey noch Unterstützung dabei eine Relokalisation in Erwägung zu ziehen und ein „sicheres Haus" zu finden, falls sie sich dazu entschließen sollte, ihre Tätergruppe zu verlassen.

Formen und Transformationen von Täterschaft

Internalisierte Täterschaft zeigt sich in der Behandlung in drei grundlegenden Kategorien:

(a) **Direkte Offenbarung und Geständnis**
als ein dem Patienten bewusstes aber gut gehütetes Geheimnis;

(b) **Analyse der Übertragung/Gegenübertragung**
dem Bewusstsein des Patienten nur teilweise zugänglich;

(c) **Täterloyale States und Persönlichkeitsanteile**
die hinter Lagen verwirrender Symptome auftauchen.

Unabhängig von der Form verstärkt die Realisierung und das Aufdecken von Täterschaft die schon etablierte falsche Annahme, dass das Opfer keine Erlösung verdient hat. Einige Überlebende haben das Gefühl, dass die Täter-Identifikationen in ihrer Psyche ihr Recht auf eine Mitgliedschaft in der menschlichen Familie ganz zerstören. Jede dieser drei Kategorien beinhaltet einzigartige Herausforderungen und Möglichkeiten für die Behandlung.

(a) Direkte Offenbarung und Geständnis

Viele dissoziative Trauma-Patienten halten die Erfahrungen, die sie mit der Übertretung sexueller Normen, mit Verrat und mit gewalttätigen/kriminellen Handlungen gemacht haben, bewusst lange Jahre geheim. Offenbarungen von Täter-Aktivitäten, die als relativ lineare Geschichten präsentiert werden, tauchen normalerweise erst auf, nachdem die therapeutischen Grenzen und die emotionale Standhaftigkeit des Therapeuten genügend getestet wurden. Das Geständnis einer bewusst erinnerten Täterhandlung eines Patienten kann einen großen Vertrauens-Fortschritt bedeuten. Es kann jedoch auch einen Test der Loyalität und/oder Moral des Therapeuten repräsentieren. Die erste Version des Berichts einer Täterhandlung, den ein Patient offenbart, muss mehrere Male im Gespräch untersucht werden, um alle Details, Gefühle und multiplen Perspektiven, die der Patient in seiner Geschichte trägt, zu erfassen. In der ersten Version fehlen oft die (noch begrabenen) Gefühlszustände oder die spezifischen Details, um die herum sich die meiste Schuld und die meiste Scham organisiert haben. Der ersten Wiedergabe dieses Materials einfach nur ruhig und nicht wertend zuzuhören und gleichzeitig die Signifikanz, den die Offenbarung für die Therapie-Beziehung hat, zu verarbeiten ist ein idealer Anfang. Später wird es dann ein wichtiger Aspekt des Integrationsprozesses sein, die darunter liegenden Gefühle, sowie auch die Reaktionen des Patienten auf die Erfahrungen *seiner* Opfer während der erzwungenen Täter-Handlungen herauszufinden. Es ist wichtig achtsam zu bleiben, damit die Befragung nicht durch die Ekel- und Vermeidungsstrategien des Therapeuten selber limitiert wird. Ein verständlicher Fehler den Therapeuten oft machen, wenn sie der Präsentation von Täterschaft gegenüberstehen, ist, in der Befragungsphase besonders zaghaft und passiv zu sein aus Angst, dass der Patient sich sonst noch schlechter oder abgelehnt fühlen könnte. Stattdessen sollte der Kliniker im Zweifel Courage zeigen, um an die Wahrheit zu gelangen.

Der Therapeut sollte hier diese wichtige Tugend vormachen, das wird dabei helfen das gemeinsame Therapie-Schiff über Wasser zu halten, wenn es sich unvermeidlich in tiefere und beängstigendere turbulente Gewässer bewegt.

Wenn der Therapeut sich nach den Details ihrer wiederholten Täterschaft erkundigt, berichten Patienten oftmals von einer Mischung aus Scham, Zwang, Erleichterung und einem kurzzeitigen Gefühl der Allmacht, das sie während des Höhepunkts ihrer Täterhandlungen erlebt haben, wenn ihr Opfer sich hilflos oder erniedrigt fühlte. Der flüchtigen Erleichterung und dem omnipotenten Ego-Gefühl folgten oft direkt im Anschluss an diese prahlerischen Momente, sogar noch innerhalb der gewalttätigen Episoden, große Reue und Selbsthass. Manchmal berichten Patienten von einem suchtartigen inneren Druck rückfällig zu werden, um mit der Angst vor der moralischen Verfehlung umzugehen. Nach einer Sequenz von Geständnis und Befragung übernimmt der destabilisierte Patient möglicherweise zu viel oder zu wenig Verantwortung für seine Handlungen. Patienten werden die vergangenen Ereignisse anfangs entweder minimieren oder übermäßig dramatisieren, um Schuld und Scham zu kompensieren oder um das Nachbohren von „Außenstehenden" abzulenken. Es kann eine Weile dauern, bis der Patient sich der Aufgabe ganz öffnet, die Natur seines tatsächlichen Geisteszustandes während der Täterhandlungen zu untersuchen.

Das Konzept „eine gründliche und furchtlose Inventur von sich selbst machen", ein Begriff, der in 12-Schritte-Programmen verwendet wird, beinhaltet eine umso größere Herausforderung, an der Stelle, an der es um Offenbarungen von Täterschaft geht. Ein zuvor unbekanntes Maß an Mut und Vertrauen wird von einem Patienten gefordert, um diesen Sprung im Therapieprozess zu machen.

Die Wiederherstellung der Würde und des Selbst-Respekts des Patienten beginnt, indem er seine eigene Destruktivität anerkennt und es schafft, die Details von dem was genau passierte zu beschreiben. Der Patient dekonstruiert damit seine durch die Täter implantierte Verwirrung über die wahren Motive, die hinter der Viktimisierung des Patienten und hinter den begleitenden sadistischen Antrieben, dem Verlangen nach Macht, Rache und Gruppen-Akzeptanz stehen. Eine erfolgreich fokussierte Befragung wird zu einer transformativen Schlüssel-Sequenz in der Psychotherapie führen: Katharsis, Reue und Betrauern. Dieser Prozess bedeutet eine Gratwanderung, die unter herkömmlichen moralischen Gesichtspunkten nicht leicht zu bewerkstelligen ist – es ist eine nuancierte dialektische Untersuchung, in der zwischen Rechenschaft und Schuldigsprechung differenziert werden muss und dazwischen Verantwortung für inhumane Handlungen zu übernehmen und sie dennoch in mancher Hinsicht zu entschuldigen.

Nach Täterschafts-Offenbarungen erlebt der Patient oft zuerst ein großes Gefühl der Erleichterung zusammen mit einer großen Angst vor Zerstörung durch den Ekel, die Verurteilung und Ablehnung, die er vom Therapeuten erwartet. Diese Angst entsteht aufgrund der positiven Bindung zum Therapeuten. Intensive Gefühle der Wertlosigkeit treffen auf vorsichtige Gefühle der Hoffnung auf Selbst-Vergebung und Erlösung. Nach einem Geständnis vergangener Straftaten sind selbstverletzende Impulse nicht ungewöhnlich, um mit der überwältigenden Scham umzugehen oder als fehlgeleitete Buße.

Der Therapeut muss dem Patienten helfen nicht in Selbst-Mitleid oder Selbsthass zu kollabieren oder mithilfe verschiedener anderer Formen der Selbstberuhigung abzuschalten. Die entspannte Haltung, mit der der Therapeut irgendeinen oder alle Aspekte der Offenbarungen des Patienten bespricht, wird in sich selbst schon einige der Täter-Erfahrungen des Patienten destigmatisieren. Wenn beide Partner der therapeutischen Dyade lernen mit der moralischen Ambiguität von dem, was offenbart wurde umzugehen und zusammen verstehen, dass es keine einfachen Lösungen für gelebte Täter-Geschichte gibt, dann kann ein gesunder Trauerprozess folgen.

Wenn der trancehafte undurchdringliche Selbsthass zu tauen beginnt, kann die Isolation und Entfremdung durch menschliche Verbundenheit und Aufklärung ersetzt werden. Der Therapeut fügt der einsamen Interpretation, die sich im Kopf des Patienten jahrelang ohne Unterbrechung wiederholt hat, eine anteilnehmende menschliche Stimme hinzu. Die Angst vor den eigenen Gefühlen, wie auch die Angst vor der eigenen Gefährlichkeit kann dann durch eine Bereitschaft zum Betrauern von dem, was durch die gewalttätigen Taten in der Vergangenheit verloren gegangen ist, ersetzt werden. Vermischt mit dieser Trauer entsteht eine neue Einschätzung des gesunden Gebrauchs von Aggression, im Dienste und als Verteidigung einer selbstbestimmten Individualität. Der Patient wird verstehen, dass jede wiederholte Täterhandlung zugleich ein Angriff auf das Selbst ist und das alle Taten, unabhängig davon, wie widerwärtig sie sind, einer anteilnehmenden Befragung, im Dialog mit einem mitfühlenden, nicht-wertenden Zeugen, unterzogen werden können.

Die einfache Handlung des „Auslüftens“ von tief sitzenden Geheimnissen über Täter-Aktivitäten ermöglicht die Störung und potenzielle Reorganisation von starr aufrechterhaltenen selbstabwertenden Glaubenssätzen. Die Schande der vergangenen Täterschaft kann ein Teil der eigenen Lebensgeschichte werden, anstatt die eigene Identität oder Lebensgeschichte komplett zu definieren. Ein aufklärender, empathischer Dialog wird den Patienten dazu befähigen mutig (und nicht dissoziativ) mit der ethischen Mehrdeutigkeit oder der scheinbar paradoxen Moral seiner Vergangenheit zu leben.

(b) Analyse der Übertragung/Gegenübertragung

Jenseits einfacher Offenbarungen und Geständnisse können sich Täter-Muster, die für den Therapeuten sichtbar, aber für den Patienten unsichtbar sind (oder unsichtbar für Beide), in subtiler oder symbolischer Form ausdrücken.

In der relationalen Behandlung von Trauma und Dissoziation pendeln die Interpretationen zwischen den Beschreibungen der inneren Welt des Patienten und den zwischenmenschlichen Dynamiken hin und her, die durch die Schnittmenge der getrennten und doch voneinander abhängigen Realitäten des Therapeuten und des Patienten produziert werden.

In verschiedenen zeitgenössischen relationalen Schulen psychoanalytischer Theorie und Praxis werden Konzepte wie das “turning passive into active” [das Passive ins Aktive verwandeln] (Foreman, 1996) und “enactment” [Inszenierung] (Aron, 1996; Ehrenberg, 1992, 1996; Maroda, 1991, 1999) benutzt, um das komplexe System der unbewussten Kommunikation zwischen Therapeut und Patient zu beschreiben, das einen potenziell offenbarenden Charakter hat.

Kliniker können damit rechnen, dass klassische Täter-Muster in der therapeutischen Beziehung auftauchen, in konkreter sowie in indirekter Form: Angriffe auf Grenzen, mundtot machen, Angriffe auf den Therapeuten und/oder das Testen des Therapeuten, Ablehnung, im Stich lassen, „Lust am Lügen“, Hass, erzwungener Ekel, erzwungene Hilflosigkeit, emotionaler Sadismus, Vertrauensverrat, Erpressung, Einschüchterung über Drohungen gerichtlicher Schritte, Drohungen gegen das Leben der Familie des Patienten und/oder der Familie des Therapeuten, Stalking, Geiselnahme und andere Konfrontationen auf Leben und Tod. (Es ist wichtig festzuhalten, dass auch Therapeuten unbewusst Aspekte dieser Dynamiken inszenieren können).

Die oben gemachte Liste entspricht den Techniken, mit denen in „erfolgreichen“ pathologischen Systemen die Macht über Prostitution, Menschenhandelsringe, Kinder-Soldatenschaft und organisierte Kindesmisshandlung aufrechterhalten wird. Solche Manipulationen der Beziehungsdynamiken durch die Täter haben die Opfer verinnerlicht. Therapeutischer Fortschritt wird hier hauptsächlich durch die Unmittelbarkeit und Authentizität aufrechterhalten, mit denen der Therapeut auf die Provokationen und Vermeidungs-Manöver des Patienten reagiert (Ehrenberg, 1992, 1996; Grand, 2000; Maroda, 1991, 1999; Schwartz, 2000). Das ultimative Ziel dieses Aspekts der Therapie ist natürlich mehr als nur ein Anhalten der ursprünglichen bösartigen Beziehungsmuster mithilfe eines Modells der Empathie, Güte und des Mitgefühls durch den Therapeuten. Die Chance, die in dieser „emotional korrektiven Erfahrung" (Alexander & French, 1946) liegt, ist die volle Aufdeckung der traumabasierten pathologischen Beziehungsdynamiken, damit sie dann aufgelöst werden können.

Die Untersuchung der Inszenierungen innerhalb der therapeutischen Beziehung bietet eine Bühne, auf der eine systematische Nicht-Bestätigung der Erwartungen und falschen Glaubenssätze stattfinden kann, die dem Patienten durch die pathologischen und misshandelnden Systeme eingeimpft wurden.

Nicht-Bestätigung, wohlwollende Unterbrechung und kreative Einflussnahme sind essenzielle Werkzeuge, um die psychologischen Strukturen wiederherzustellen, die zuvor durch erzwungene Täterschaft und Komplizenschaft verzerrt wurden. Ein Therapeut sollte versuchen die pathologischen Dynamiken aus der Vergangenheit nicht (bewusst oder unbewusst) zu wiederholen. Eine Verpflichtung zu Ehrlichkeit, Empathie und Respekt erhält den Prozess der Nicht-Bestätigung. Die Nicht-Bestätigung stört die eingebetteten Erwartungen und Reflexe. Relationale psychoanalytische Perspektiven der Behandlung von Trauma haben immer stärker anerkannt, dass es nicht die absolute Vermeidung von Reinszenierung auf Therapeuten- sowie auf Patienten-Seite ist, die der Schlüssel für transformatives Bewusstsein und erfolgreiche Behandlungsergebnisse ist; vielmehr ist es die Bereitschaft zu erkennen, wenn diese pathologischen Dynamiken aktiv sind. Wichtig ist dabei die Bescheidenheit anzuerkennen, wie leicht wir alle in den Strudel der Reinszenierung gesogen werden, und dann unsere gemeinsamen Erkenntnisse über die giftigen Reinszenierungen als ein Fundament für Reparation und Heilung zu nutzen.

Zeitgenössische relationale psychoanalytische Theorien postulieren, dass psychologische Transformation nicht durch Interpretation und Einsicht alleine zustande kommt, sondern durch neue Beziehungserfahrungen. In einem neuen Beziehungskontext können neue Repräsentationen des Selbst und der Anderen und ein neues Verständnis von menschlichen Beziehungen entwickelt und internalisiert werden (Greenberg & Mitchell, 1983; Levenson, 1972). Es kann keine wirkliche Heilung entstehen, ohne das die therapeutische Dyade einige der pathologischen Dynamiken des misshandelnden Systems ausagiert (Aron, 1996; Maroda, 1999). Von der relationalen psychoanalytischen Perspektive aus sind die Reinszenierungen der zwischenmenschlichen von Tätern initiierten Dynamiken weder zu vermeiden noch sind sie verboten. Tatsächlich sind es die gemeinsam bezeugten alten Muster und ihre Einschränkung durch gesunde Grenzen in einer Beziehung des Wohlwollens und des gegenseitigen Respekts, die reparative Ergebnisse fördern. Das Eintauchen in einen solchen Prozess der anteilnehmenden Befragung löst systematisch die dominierenden Reaktionen, die im ursprünglichen Trauma entstanden sind, inklusive der zugrunde liegenden internalisierten Erwartungen, aus.

Wenn wir „die Unschuld wieder herstellen" wollen, müssen wir, da wo es um den Umgang mit Bösartigkeit in der Übertragung geht, drei klinische Haltungen gleichzeitig aufrechterhalten:

- Täter Reinszenierungen sind im Wesentlichen als kommunikativ zu verstehen – das heißt, als Bemühung des Unbewussten des Patienten die Beziehungsdynamiken aus seiner Geschichte auf die einzige Art auszudrücken, die ihm zu dem Zeitpunkt in der Therapie möglich ist;
- Den Patienten für sein Verhalten (und die Auswirkungen) verantwortlich machen und dabei die grundlegenden Vereinbarungen des Therapie-Vertrags aufrechterhalten;
- Den Standpunkt vertreten – und den Patienten unterstützen zu verstehen – dass alle Begegnungen und Reinszenierungen mit internalisierter Täterschaft Gelegenheiten für das Umlernen, für Reparation und Erlösung darstellen.

Der Reparationsprozess kann durch die Unterbrechung der rigiden falschen Glaubenssätze bezüglich des Selbst oder der Täter zustande kommen oder durch die neue Erfahrung empathisch gehört, respektiert und getröstet zu werden. Gleichermaßen erlebt der Patient leidenschaftliche aber friedliche Auseinandersetzungen und Uneinigkeiten (innerlich und zwischenmenschlich), wobei durch die gleichzeitige Führung und Beachtung gesunder Grenzen durch den Therapeuten alte Objekt-Beziehungen aufgebrochen und neue Beziehungs-Muster eingeprägt werden.

Diese drei klinischen Haltungen formen auch das grundlegende Fundament von dem, was Winnicott (1971) das „Überleben der Destruktion“ in der psychoanalytischen Behandlung genannt hat.[12] Winnicotts ursprüngliche Formulierung vom „Überleben der Destruktion“ spricht von dem Bedürfnis des Patienten die Echtheit und Verlässlichkeit „des Anderen“ zu testen, indem er guckt, ob der Andere die Bemühungen ihn zu zerstören überlebt. Es ist die Verantwortung des Therapeuten destruktiven Gefechten nicht mit Rückzug, im Stich lassen und Vergeltung zu begegnen – unabhängig von dem, was im Behandlungsprozess stattfindet.

Nirgendwo ist die Haltung vom „Überleben der Destruktion“ passender als in der Arbeit mit Täteranteilen, die den Therapeuten wahrscheinlich dazu provozieren und verführen werden abwertend, ängstlich und/oder mit ätzender Vergeltung zu reagieren. Einladungen an aggressiven polarisierenden oder im Stich lassenden Reinszenierungen teilzunehmen, müssen vom Therapeuten mit Spontanität, Ehrlichkeit und manchmal mit anteilnehmender Konfrontation begegnet werden – indem das Verhalten zurück zu seinen Ursprüngen im Tätersystem des Patienten verfolgt wird. Alle Reinszenierungen bieten die Gelegenheit, die psychologischen Dynamiken der Vergangenheit aufzudecken und sie auf eine andere, empathischere und selbstbestimmte Weise umzusetzen. Die laufende kreative Einflussnahme des Therapeuten verdrängt die destruktive Programmierung des Trauma-Opfers.

[12] Es gibt viele Arbeiten zu „Mitgefühlsmüdigkeit“, „stellvertretende Traumatisierung“ und „sekundäre Traumatisierung“ von Therapeuten die Trauma behandeln (Grand, 2000; Perlman, 1999; Saakvitne, 1995; Pearlman & Saakvitne, 1995, Schwartz, 2000) und zum effektiven Nutzen dieser Erfahrungen, um sich einzufühlen und die Komplexität der Erfahrungen der Patienten zu interpretieren. Gleichzeitig können reale Gefahren der klinischen Arbeit mit Überlebenden extremer Traumata nicht übergangen werden und Therapeuten müssen gewissenhaft damit umgehen ihre Gesundheit, ihre Grenzen und ihre Teilnahme an anderen sozialen und familiären Aktivitäten zu erhalten, um in einem gut ausgewogenen psychologischen Zustand zu bleiben, damit sie sich sicher und produktiv in dieser Arbeit engagieren können.

(c) Täterloyale States und Persönlichkeitsanteile

Die erste Begegnung mit stark abgespaltenen personifizierten Täteranteilen findet normalerweise erst nach den Anfangsphasen der Psychotherapie statt. Wenn der Therapeut sich der Möglichkeit der Existenz solcher personifizierter Täteranteile nicht bewusst ist, ist es unwahrscheinlich, dass sie überhaupt auftauchen. Im zeitgenössischen psychoanalytischen Verständnis der unbewussten Therapeut-Patient Kommunikation, wird grundsätzlich davon ausgegangen, dass Patienten in der Lage sind, zu ahnen, womit der Therapeut umgehen kann und womit nicht und was der Therapeut hören, fühlen und tolerieren kann, bzw. nicht kann. Ein Ergebnis ist, dass wenn der Therapeut das, was der Patient erlebt, nicht wissen will, dann wird der Patient dieses psychologische Material zurückhalten oder so ablenken, dass die Möglichkeit zu substantiver analytischer Arbeit vereitelt wird.[13]

Idealerweise wird sich, bevor die Täter-States auftauchen, eine gute Vertrauensbasis in der Therapie-Beziehung entwickelt haben und es wird eine ausreichende Menge Erfahrungen von erfolgreicher Verarbeitung von Trauma-Erinnerungen und Affekten geben. Dennoch, trotz aller Vorbereitung, wenn hasserfüllte, arrogante oder roboterhafte Täteranteile auftauchen, um die Behandlung zu bedrohen und zu sabotieren, kann es sich so anfühlen als hätte mörderisches Chaos die Praxis übernommen. Täterloyale Anteile können auftauchen und engagierte, erbitterte, verbale Angriffe gegen den Patienten (z. B. andere Anteile) und/oder gegen den Therapeuten und den Therapieprozess ausführen. Wenn sie rückhaltlos nach vorne kommen und sich zu einer satanistischen oder anderen nihilistischen Ideologie bekennen, stehen gänzlich neue Herausforderungen für die Behandlung vor der Tür. Einige Täteranteile agieren Reinszenierungen aus, in denen Patienten (über spezifische Anteile) in das persönliche Leben des Therapeuten eindringen. Ich habe persönlich Fälle beraten, in denen Patienten betrunken bei ihren Therapeuten zu Hause vor der Tür standen, die Kinder ihrer Therapeuten verfolgten, unangekündigt zu öffentlichen Treffen kamen, Waffen mit in die Therapiestunde brachten oder ihre Ursprungsfamilie/Tätergruppe auf die Therapeuten losließen, die ihnen mit emotionalem, physischem und strafrechtlichem Schaden drohten.

Wenn ein sanfter Patient, den ein Therapeut seit Jahren kennt und um den er sich seit Jahren kümmert, plötzlich bizarre selbstgerechte Aussagen über Gewalt und das Böse macht, dann ist das extrem nervenaufreibend. Wenn ein Patient sich das erste Mal durch einen spezifischen Täter-Persönlichkeitsanteil erlebt oder ausdrückt, dann wünscht er sich normalerweise wegzulaufen, endlose Bestrafung zu erleiden oder umgehend zu sterben. Wir haben es hier mit einer Doppelbindungs-Suizidalität zu tun: Der unschuldige Opfer-identifizierte Selbstanteil will aus „unauflösbarer" Schuld und Scham sterben, während der Täter-identifizierte Selbstanteil die anderen Anteile um-

[13] Es ist nicht ratsam, in die Arbeit mit Täter-Introjekten, Implantaten oder programmierten States einzutauchen, wenn Patienten: medizinisch oder psychiatrisch instabil sind, kürzlich Selbstmordversuche gemacht haben oder im Krankenhaus waren, wenig psychosoziale Unterstützung haben, immer noch verschiedene Süchte haben oder immer noch regulären Kontakt zu ihrer Tätergruppe haben.

bringen will (als ultimative Verdammung oder aufgrund der Programmierung die Geheimnisse der Misshandlung für immer versteckt zu halten). Drohungen die Behandlung abzubrechen sind häufig in dieser Zeit. Die erste Begegnung mit einem eigenen Täteranteil ist offensichtlich extrem stressreich und verändert das Selbstgefühl der Patienten für immer. Es ist eine Sache einen metaphorischen Schatten zu haben, den man versuchen will zu integrieren; es ist ganz eine andere zu begreifen, dass man „unabhängige“ Selbstanteile hat, die durch die Verbrecher des Kindheitsterrors kontrolliert werden. Noch schlimmer ist es für den Patienten, den Angeber in einem Teil von ihnen selbst (ihrem Täter-identifizierten Anteil) zu hören, wie er stolz erklärt, dass er die Teilnahme an abscheulicher Gewalt genossen hat.

Anspruchsvolle Tarnung, Verhüllungsmittel und Täuschungsstrategien sind andere häufige Herausforderungen für den Therapieprozess, wenn wir Täter-identifizierte Anteile interviewen. Diese „Tricks“ werden von Täteranteilen eingesetzt, um im Hintergrund der Psyche des Patienten zu bleiben und von dort die Behandlung zu unterminieren. Solche Taktiken helfen den täterloyalen Selbstanteilen dabei, durch Einschüchterung, Stiftung von Verwirrung und durch das gezielte Anstoßen von emotionalen Triggern, die Kontrolle über andere Anteile der Persönlichkeit zu behalten. Diese Taktiken sorgen dafür, dass der Patient weiter schweigt, damit die Mechanismen, die vom organisierten Misshandlungs-System in der Kindheit des Patienten (und in einigen Fällen durch andauernden Kontakt auch im Erwachsenenalter) angewendet wurden, nicht aufgedeckt werden. Einige Patienten haben eine so elaborative Matrix von Täter-trainierten Selbstanteilen, dass es manchmal unmöglich ist, den Überblick über das ganze System zu behalten. Diese sehr komplexen Selbstsysteme beinhalten oft ein Aufgebot von versteckten Sprengladungen, hypnotischen Sabotage-Einstellungen, zahlreichen Persönlichkeitsanteilen, die ineinander stecken, wie russische Matroshka-Puppen und Suizid- und Mord-Programmierungen. Verständlicherweise fühlt sich der Therapeut überrollt von der nicht handhabbaren Masse an Details oder ist eingeschüchtert und unsicher, ob er die Behandlung ganz abbrechen sollte. Um hier weiterzukommen, muss der Therapeut die Hilfe, die er vom restlichen dissoziativen, aber nicht Täter-identifizierten Persönlichkeitssystem des Patienten erwartet, kommunizieren (unabhängig davon wie überrollt oder eingeschüchtert sich der Patient selber zu dieser Zeit fühlen mag).

In der Folge muss eine neue und tiefere therapeutische Allianz entwickelt werden, die auf der früheren Phase der Psychotherapie aufbaut, in der es hauptsächlich darum ging, Aspekte der Viktimisierung zu akzeptieren. Diese Arbeit kann nicht ohne eine Einverständniserklärung des Patienten und nicht ohne eine bewusste Vereinbarung mit dem Patienten (durch die Mehrheit seiner Persönlichkeitsanteile) weitergeführt werden. Das ist nicht nur eine ethische und rechtliche Notwendigkeit in der klinischen Praxis, der laufende Prozess des Einverständnisses ist außerdem ein zentrales Therapie-Werkzeug für die Behandlung von Patienten, deren Willen und Identitäten beschädigt wurden.

Typen täteridentifizierter States

Zu kategorisieren, wie sich dissoziative Persönlichkeitsanteile in der Therapie präsentieren, ist ein Vorhaben, das stark vereinfacht und nur eingeschränkt praktikabel ist. Dennoch, wenn man sich neuen und komplexen psychologischen Bereichen annähert, können Klassifizierungssysteme nützliche Entwurfsvorlagen bieten, vor allem wenn wir die individuelle Variation über das gesamte Spektrum berücksichtigen. Es ist unmöglich etwas so komplexes wie internalisierte Täterschaft mit einem Typologie-System komplett zu erfassen, aber in meiner klinischen Erfahrung fallen die meisten der dissoziativen psychologischen Täterstrukturen in eine der drei folgenden Kategorien. Je nachdem wie sie sich in der klinischen Arbeit zuerst zeigen.

Die grundlegenden Präsentations-Muster von Persönlichkeitsanteilen sind[14]:

1. hasserfüllt/depressiv
2. grandios/verachtend
3. roboterhaft/abwesend

Hasserfüllter/depressiver Typ

Ungeachtet ihrer anfänglich störrischen und menschenfeindlichen Art sind hasserfüllte/depressive Täter-Selbstanteile letztlich die, die in der Behandlung am zugänglichsten sind. Sie sind die, die am ehesten traumatisches Material offenbaren; die, die sich kurz nach den ersten Kennenlern-Gesprächen am ehesten in hartnäckige Depression, Schuld und Scham verstricken. Diese Anteile scheinen nur eine oberflächliche Identifikation mit der Tätergruppe und deren Ideologien zu haben. Sie scheinen sich aus purem Überlebensinstinkt innerhalb des Persönlichkeitssystems manifestiert zu haben. Sie wollen die Qual beenden und haben die Kapazität den „Job abzuschließen" – mit einem Minimum an Gefühlen und einem Maximum an Präzision. Trotz ihres anfänglich verächtlichen Auftretens ist ihr Selbstschutz nicht an die Loyalität gegenüber der Tätergruppe gekoppelt. Dieser Typ des Selbstanteils hat „nur mitgemacht" bei den Taten, ohne stolz darauf zu sein. Die Intention dieser hasserfüllten/depressiven Täter Selbstanteile ist stärker darauf ausgerichtet, die entsetzlichen Qualen zu vermeiden, als darauf die Anerkennung der Täter zu bekommen. Sie haben vielleicht versucht sich ihre Taten rational zu erklären und können ihre Täterschaft anfangs zwar mit einer feindseligen, höhnischen oder hochmütigen Haltung darstellen, aber ihre psychologische Verbundenheit mit dem größeren Selbst verfestigt sich, je mehr sie von ihrer Geschichte offen legen. Ihre emotionale Verletzlichkeit liegt dicht unter der Oberfläche und wird zugänglich, sobald einige Gespräche geführt wurden und eine grundlegende Beziehung etabliert wurde.

[14] In der Behandlung vieler PTBS Patienten (z. B. Überlebende von Krieg oder Gang-Gewalt) können sich diese dissoziativen States mit weniger personifiziertem Ausdruck als in den beschriebenen drei grundlegenden Mustern präsentieren.

Da die hasserfüllten/depressiven Täter-Selbstanteile nie erwarten würden, dass irgendjemand ihren Nihilismus akzeptieren würde, ist das bloße Aufrechterhalten eines Dialoges eine Form kreativer Einflussnahme, weil es ihre Erwartungen, abgelehnt oder angegriffen zu werden, durchkreuzt. Gespräche zu Themen wie Verachtung und Bedeutungslosigkeit dienen dazu, das Potenzial dieser Anteile für die Kooperation auf einem tieferen Level der Therapie vorzubereiten. Das diese Täteranteile eine selbstschützende Funktion haben, wird schnell evident: „Ich habe das getan, wozu niemand sonst bereit war", wie ein Anteil so treffend bemerkte. Ein anderer sagte: „Mich kümmert es nicht, hat es noch nie und wird es auch nie, weil das nötig war, um den Job zu machen – also hab ich es getan. Also machen Sie jetzt nicht, dass ich anfange was zu fühlen oder mich zu kümmern, sonst geht das alles hier in die Luft!" Oftmals hat dieser Typ von Täteranteil ein bewusstes Wissen um die Ausbeutung, die in der Kindheit stattgefunden hat. Sie können sogar das volle Wissen um die Korruption und den Verrat durch ihre Täter offenbaren. Anders als andere Täter-identifizierte States neigen sie nicht dazu ihre Indoktrinations-/Initiierungs-Erfahrungen zu glorifizieren, sie erinnern sich an den Schmerz, selbst dann, wenn er verpackt und in einen anderen Bereich der Psyche umgesiedelt wurde. Oftmals ist eine erzwungene Opiat-Abhängigkeit Teil ihrer Geschichte; erzwungene Gewalt und mörderisches Verhalten wurden mit der Beendigung gezielt eingesetzter Entzugserscheinungen belohnt.

Anstatt loyal gegenüber den Tätern zu sein, sind diese hasserfüllten/depressiven Täter-Selbstanteile überhaupt niemandem gegenüber loyal. Die erste intime Beziehung außerhalb des Misshandlungskontextes ist möglicherweise die zum Therapeuten. Diese Anteile beginnen mit einem hohen Grad an narzisstischer Investition in das Getrenntsein (Kluft, 1999; Putnam, 1989, 1997), dementsprechend gibt es einen intensiven Glauben an die eigene Pseudo-Autonomie und das Gefühl, dass sie nicht Teil der restlichen Persönlichkeit des Patienten sind. Die ersten Schritte in der klinischen Arbeit bestehen darin, sie über die Natur der dissoziativen Identitätsstörung und über die Methoden mit denen Täteranteile kreiert werden, aufzuklären. Viele dieser hasserfüllten/depressiven Täteranteile haben einen sardonischen Durchblick bezüglich der dunkleren Seiten der menschlichen Natur, der in späteren Phasen der Therapie sehr nützlich ist. Sie haben das Wissen über Opfer-, Kollaborateurs- und Täter-Verhalten aus erster Hand und können so das größere Selbst mit Weisheit führen, sobald der nihilistische Verteidigungs-Stil durchgearbeitet ist und der Aufbau einer soliden Bindung in der Therapie begonnen wurde. Wenn die meisten der Erinnerungen und Gefühle verarbeitet wurden und wenn der Therapeut gleichzeitig ein Beziehungsbündnis mit dem Rest des Persönlichkeitssystems hat, können diese hasserfüllten/depressiven Selbstanteile dabei helfen, einen Zugang zu den bösartigen, extrem dissoziierten, täterloyalen Anteilen zu bekommen.

Damit die hasserfüllten/depressiven Anteile eine solche kollaborative Rolle übernehmen, müssen sie die Erinnerungen ihrer eigenen traumatischen Entstehung integrieren. Dabei werden oftmals die dissoziativen Grenzen porös und ermöglichen so einen Abbau der verteidigungsmotivierten Ängstlichkeit.

Dieser Typ Täteranteil scheint besonders davon zu profitieren, wenn im Zuge der Behandlung seine eigenen Erfahrungen als Opfer in den größeren Kontext von Viktimisierungen in der menschlichen Geschichte eingeordnet werden. Mut und Feigheit sind in ihrer Geschichte aufeinandergetroffen und es muss ihnen geholfen werden beide Aspekte anzunehmen. Sie werden erst dann fähig sein, Freundlichkeit als real und legitim zu akzeptieren, wenn ihre anfänglich übermäßig selbstbewusste, zynische und defensive Haltung Raum für angemessene Gefühle des inneren Konflikts macht. Auch während sie noch damit ringen, sich das Recht auf freundlichen Kontakt zuzugestehen und Gefühle der Vergebung sich selbst gegenüber auszuhalten.

Anders als andere internalisierte Täter States, haben hasserfüllte/depressive Anteile Angst vor erneuter Täterschaft und dadurch Angst vor ihren eigenen Impulsen und Aggressionen. Die neue befreite und umgelenkte aggressive Reaktion der hasserfüllten/depressiven Anteile kann vom Therapeuten eingesetzt werden, um andere Anteile des Persönlichkeits-Systems aufzudecken und zu befreien. Die Angst der hasserfüllten/depressiven Anteile vor ihrer eigenen Aggression und Verzweiflung muss in Richtung einer belebenden und spielerischen Rebellion gegenüber ihren Tätern gelenkt werden. Der spielerische Umgang mit Aggression ersetzt die Angst vor und den impulsiven Gebrauch von Gewalt und Aggression. Wenn die Heilung vorangeht, ist die Auseinandersetzung mit ihrer Zerbrechlichkeit und Verletzlichkeit, mit der Vernachlässigung und dem Verlust, den sie erleiden mussten und mit ihrer verständlichen Wut Teil der Behandlung. Wut nicht nur gegenüber den Tätern, sondern auch gegenüber den sozialen Systemen (und den Individuen darin), die danebenstanden und das was ihnen passierte passiv befürwortet und dann ihr Leiden für ungültig erklärt haben.

Wenn ein hasserfüllter/depressiver Anteil sich einmal von der vorangegangenen Loyalität gegenüber den Tätern gelöst hat, kann er ein starkes Verlangen nach Wahrheit, Gerechtigkeit, Schlichtung, Freiheit und der Unterstützung von anderen entwickeln.

Der grandiose/verachtende Typ

Diese extrem defensiven, arroganten, dissoziativen Anteile sind leicht in Wut zu versetzen und neigen dazu, sich zurückzuziehen, wenn sie mit Gesprächen konfrontiert werden, in denen sie nicht sofort die Oberhand haben. Oder sie zeigen ein „Fahrerflucht"-Verhalten, indem sie mit Drohungen, Einschüchterungen oder Beschuldigungen aufbrausen und das relationale Feld verlassen (durch den Abbruch oder das Aufschieben der Therapie), bevor das, was passiert ist, analysiert werden konnte.

Ähnlich den tatsächlichen Tätern, die sich hinter der Verletzlichkeit und dem erzwungenen Schutz durch ihre Opfer verstecken, verwenden viele dieser grandiosen/verachtenden Täteranteile eine weitere „Fahrerflucht"-Taktik, indem sie den Therapeuten angreifen und dann schnell das System des Patienten mit traumatischen Erinnerungen oder Selbst-Verletzungs-Befehlen überfluten. Manchmal wird im Kielwasser eines solchen plötzlichen Verschwindens ein verängstigter und verwirrter Kind-Anteil auftauchen. Auch wenn diese Taktik manchmal „erfolgreich" ist, so sind ihre omnipotenten defensiven Tricks letztlich nicht sehr resistent. Sie reagieren wütend und hochmütig, wenn sie in irgendeiner Weise unterbrochen werden. Sie vermeiden den innerpsychischen Konflikt, damit Gefühle oder Informationen, die nicht zu ihren ursprünglichen autoritären Glaubenssätzen (oder aufgeblasenen Selbstkonzepten) passen, systematisch abgewehrt werden. Einige dieser grandiosen/verachtenden Anteile, die vom Katechismus ihrer Tätergruppe durchdrungen sind, verhalten sich in der Diskussion über Moral, Geschichte und Ideologie ziemlich durchtrieben. Einige, die in satanischen Kulten aufgewachsen sind, zeigen fesselnd theatralische Darstellungen eines dämonischen Charakters.

Sie sind eher an der Loyalität und Bestätigung durch die Täter orientiert, als an der eigenen Schmerzlinderung und sie haben den Fakt abgespalten, dass sie durch Qual und extreme Nötigung und Brutalität entstanden sind. Der Teil ihrer Psyche, der diese Erinnerungen enthält, wurde von den Tätern sehr überzeugend für tot erklärt. Die Linderung der Folter durch Opiate, genauso wie durch Amphetamine verstärktes Verstümmelungs- und Tötungstraining, stehen oft hinter der Entstehung dieser grandiosen/verachtenden States. In einigen Fällen haben diese Täteranteile ihr Leiden und dessen Beherrschung glorifiziert, und so für eine grandiose Selbsterhöhung gesorgt, die sie mit Ideologien verstärken, die auf sadomasochistischen Glaubenssätzen über Macht und Prestige beruhen. Ganz ähnlich ist das beim Blutopfer, das im Training von Kindersoldaten eingesetzt wird, um den Kindern zu „helfen" ihre Angst vor dem Töten zu bezwingen. Hier wird suggeriert, dass durch das Blutopfer Kraft erlangt wird und die Kinder sollen durch die direkte Teilnahme an einem solchen bindenden, heiligen Ritual der menschlichen Opferung und des Kannibalismus an die Gruppen-Ideologie gebunden werden.

Die Art und Weise, auf die sich grandiose/verachtende Täteranteile in einem DIS-Patienten zeigen, spiegelt ihre sehr beschränkte Ausdrucksbandbreite und ihre limitierten kognitiven Möglichkeiten, sowie ihre schwache (wenn überhaupt vorhandene) Verbindung zu gesunder Schuld und Scham wider. Diese kalten und herablassenden Selbstanteile erinnern ihre Geschichte genauso wie die Täter es wollen und stellen sie entsprechend dar. Sie werten die anderen Persönlichkeits-Anteile innerhalb des Selbstsystems des DIS-Patienten rigoros ab und bestrafen sie für illoyale Meinungen, Mitteilungen und Fluchtfantasien. Wenn sie mit alternativen Blickwinkeln konfrontiert werden, gestalten sie ihre eigenen „Geschichten" reflexartig um und zeigen damit ihr Gefangen-Sein in einem paranoiden und solipsistischen kognitiven System. Dieser Anteils-Typ gibt anfangs fast immer an, dass er die Täter-Aktivitäten voll verantwortlich genossen hat. Aufgeblasen und stolz neigen sie zu endloser Streitsucht und Provokation, während sie ihre Darstellungen von Macht und Überlegenheit immer mehr steigern.

Die Rettung liegt darin, dass diese Anteile nicht alles sind, was den Patienten ausmacht, wenngleich die Idee von *Rettung* natürlich allem zuwiderläuft, wofür sie stehen.

Diese Anteile werden das Wohlwollen, die guten Intentionen und die gewachsene positive Bindung zwischen Patient und Therapeut auf der Suche nach Schwächen beim

Therapeuten (und bei anderen Anteilen des Patienten) vernichtend angreifen. Ihre Angriffe sind aber nicht nur eine Reinszenierung des brutalen Verrats ihrer Kindheit, sondern ein paradoxer Versuch in Kontakt mit menschlicher Wärme und Empathie zu kommen, auch wenn es ein dysfunktionaler und kontraproduktiver Versuch ist. Da sie in Beziehungen mit einigen der skrupellosesten kriminellen Elemente auf dieser Welt trainiert wurden, haben viele dieser arroganten grandiosen/verachtenden Persönlichkeits-Anteile ein exzellentes Gespür für die menschlichen Schwächen. Sie nutzen dieses Wissen dazu, den Therapeuten in jedem Bereich herauszufordern, in dem er auch nur leicht unsicher ist oder irgendeinen Fehler in der Behandlung macht.

Ähnlich wie religiöse oder politische Fanatiker eine sich-selbst-verstärkende Rhetorik einsetzen, besitzen manche dieser grandiosen/verachtenden Täteranteile eine Art luftdichte Intelligenz, und setzen diese, gekoppelt mit repetitiven ideologischen Erklärungen, dazu ein, Gefühle abzuwehren und jede Erfahrung, die den Glaubenssätzen der Tätergruppe widerspricht, zu vermeiden.

Diese Anteile sind am machtvollsten, solange sie unabhängig und im Verborgenen aktiv sein können. Man kann sie mit der Zeit erfolgreich untergraben, indem der ganze Patient bzw. seine reifsten Selbstanteile sich bereit erklären, an der Auseinandersetzung und am Dialog teilzunehmen und sich der Einschüchterung oder dem Impuls zur Selbst-Verletzung zu widersetzen. Einer der vielversprechendsten Meilensteine in der Besserung eines Anteils vom grandiosen/verachtenden Typ ist, wenn an die Stelle der indignierten Selbstgerechtigkeit Verwirrung tritt.

Es ist für Kliniker wichtig vorbereitet zu sein, um auf die heimtückischen Herausforderungen dieser grandiosen Anteile zu reagieren. Der Therapeut wird sich darum bemühen müssen, diese Anteile aufzustören, um die darunter liegenden, motivationalen Systeme ans Licht zu bringen und um spezifische Herausforderungen für diese Anteile zu produzieren. Der Therapeut muss immer wieder allen Anteilen des Patienten die Dynamiken des Tätersystems erklären, auch den arroganten/verachtenden Anteilen, und wenn es in Form von Meinungsverschiedenheiten ist.

Diese extrem täterloyalen Anteile fühlen sich sehr unwohl mit der Kombination aus Wissen, Verletzlichkeit und Autorität, die der Therapeut repräsentiert. Wenn sie Zeuge werden, wie der Therapeut in der Arbeit mit seinen eigenen Verletzlichkeiten und Beschränkungen auf eine nicht-defensive Art umgeht oder wenn sie erleben, dass er anerkennt, dass er in defensive Muster fällt, aber in der Lage ist diese Erfahrungen ins Gespräch zu bringen, dann kann das die rigiden Haltungen dieser Anteile gewinnbringend destabilisieren. In ähnlicher Weise hat das Erleben von Kraft beim Therapeuten und die wohlwollende Anwendung von Autorität einen osmotischen Effekt, der die Glaubens- und motivationalen Systeme dieser extrem täterloyalen Selbstanteile untergräbt.

Anfänglich verachtende Täteranteile neigen zu einer extremen Nicht-Identifikation mit dem Gesamtselbst des Patienten. Das kann so weit gehen, dass sie verleugnen, dass die anderen Selbstanteile überhaupt existieren oder jemals existiert haben. Rituale, Indoktrinationen und spirituelle Wiedergeburten, die in einigen Tätergruppen angewendet werden, stellen Traumata her, in denen dem Selbstanteil, der hergestellt wurde, um die extremen Anforderungen des gewalttätigen Gruppenlebens zu meistern, beigebracht wird, dass die „andere" vorangegangene Gesamt-Persönlichkeit tot ist. Es wird ihm beigebracht, oft mit Hilfe von psychoaktiven Drogen, dass der vorangegangenen Gesamt-Persönlichkeit nicht geglaubt werden kann und dass er (der Selbstanteil) jetzt das einzige reale Selbst ist.

Hier wird verständlich, warum die Art in der einige „hergestellte" dissoziative Identitäten die Realität testen psychotisch, wahnhaft oder paranoid wirkt. Dementsprechend kann sich ihre narzisstische Investition ins Getrennt-sein als noch viel schwieriger herausstellen, als die der Täteranteile vom hasserfüllten/depressiven Typ.

Am Ende müssen aber die Methoden der Indoktrination, die diese Anteile erlebt haben, mit ihnen gemeinsam untersucht werden, um ein neues, reiferes und kritisches Denken zu kultivieren. Dabei ist starke Opposition zu erwarten. Grandiose/verachtende Selbstanteile erleben Verletzlichkeit als sehr vernichtend, deshalb werden sie bis zum Äußersten gehen, damit sie nicht anerkennen müssen, dass sie nur ein kleiner Splitter eines größeren Selbst, einer größeren Identität sind.

Es ist ein langer Sozialisationsprozess, die grandiosen/verachtenden Anteile darin zu unterstützen Konflikte, Verhandlungen und Unterschiede in der Perspektive auszuhalten, da sich diese Anteile gegen Gewissenskonflikte des Selbstsystems wehren. Wenn die Heilung auf den Weg gebracht ist und erste Abweichungen von der extremen Selbstgerechtigkeit auftreten, werden viele dieser Patienten heftige Angst vor dem Tod und vor Auflösung bekommen. Sie wurden oft mithilfe von beängstigenden Todesbildern programmiert. Natürlich löst alles, was einer Veränderung der Grenzen oder einer Auflösung ähnelt, intensive posttraumatische Gefühlszustände aus. Durch das gemeinsame neue Einvernehmen mit dem Therapeuten können diese grandiosen/verachtenden Anteile so sanft wie möglich in einen Integrationsprozess geführt werden. Dabei untergräbt schon die Sanftheit und Leichtigkeit, mit der der Übergang vonstattengeht, die täterbasierten Erwartungen von Qual und Erniedrigung. Das Mitgefühl, mit dem der Therapeut gesunde Aggression vorlebt, unterhöhlt die Loyalität dieser Anteile an die Täter.

Die Schwächen und Manipulationen der grandiosen/verachtenden Anteile aufzudecken, kann gleichzeitig zu Enttäuschung und Erleichterung führen. Der Wahrheit ihrer eigenen verräterischen und täuschenden Handlungen ins Auge zu blicken ist für diese Persönlichkeits-Anteile eine heroische Aufgabe, weil solche Gefühle ihre rigide Identität destabilisieren. Hierbei kann es zu Phasen erhöhter Ängstlichkeit und potenziell nützlichen Zuständen der Verwirrung kommen. Verwirrung kann deshalb nützlich sein, weil sie die zuvor undurchdringliche Selbstgerechtigkeit der falschen Identität zerreißt.

Nicht-wertend ist die Begegnung des Therapeuten mit täterloyalen und Täter-identifizierten Anteilen dann, wenn er ihnen mit einer Kombination aus Aufnahmefähigkeit, Mitgefühl und Standhaftigkeit begegnet. Und diese Haltung wird die alten traumatischen Bindungen und Weltanschauungen systematisch durchbrechen und eine neue relationale Erfahrung mit den alternativen Werten des Therapeuten möglich machen. Um stabilen Fortschritt mit besonders starrköpfigen Anteilen zu erreichen, muss der Patient auf automatische Gewohnheiten dissoziativen Rückzugs verzichten. Um diese Entwicklung möglich zu machen, muss der Therapeut mit dem Patienten an dessen tiefsitzenden Komplizenschaft-Verhalten arbeiten, zum Beispiel daran, dass er nicht mehr bei jeder Einschüchterung reflexartig in Passivität kollabiert.

Einige grandiose/verachtende Persönlichkeits-Anteile kann man bekehren, sodass sie das Projekt der Behandlung unterstützen. Manche dieser extremen Täteranteile widersetzen sich möglicherweise den Integrationsbemühungen und bleiben nicht-integriert, dafür aber im Wesentlichen nicht-bedrohlich und eingegrenzt, während der Rest der Persönlichkeit sich weiter entwickelt hin zu einem kohärenten Selbst. Für einige extrem mutierte Aspekte des Selbst ist es eine unmögliche Aufgabe ihre Geschichte zu betrauern und zu beklagen und die volle Teilnahme am Projekt Therapie können sie nur als Unterwerfung und Niederlage erleben. Nicht alle Heilung von komplex dissoziativen Störungen führt zu einem komplett vereinigtem, voll integriertem Selbst. Einige strukturelle Kompromisse können auch bei der konsistentesten heroischen Therapie in der Psyche bestehen bleiben. Es kann sein, dass eine kleine Anzahl sehr stark beschädigter Täter-identifizierter Aspekte des Selbst eine lebenslange aber impotente Loyalität gegenüber dem Täter oder der Gruppe aufrechterhalten. Ein solches unglückliches Ergebnis ist umso wahrscheinlicher, wenn der Patient während der Therapie noch immer Kontakt zu den Tätern hat und/oder immer noch reale oder eingebildete Drohungen vom Tätersystem erfährt.

Der roboterhafte/abwesende Typ

Roboterhafte/abwesende Anteile sind, die am wenigsten personifizierten und die, die am stärksten immun gegenüber der therapeutischen Beziehung sind, da ihre Kapazität für Reflexion, Dialog oder kritischem Denken minimal ist. Sie sind auffällig durch die eigenartige Kombination eines abwesenden Affekts bei gleichzeitigen (durch die Täter programmierten) gewalttätigen Handlungen. Wie bei psychischen Zombies wurde ihre Existenz für die Vervollständigung von spezifischen Aufgaben gebildet, z. B. für die Abspaltung von geheimen Anweisungen, die andere Persönlichkeiten ausführen sollen. Roboterhafte/abwesende States dienen als Tor zurück zu den tatsächlichen Tätern und/oder zurück zu anderen internalisierten Täteranteilen. Sie können hinter hypnotisch-hergestellten „Einweg-Spiegeln" aufgestellt sein, sodass sie von anderen Teilen des DIS-Systems nicht beobachtet werden können, während sie selber sehr wohl auf die Gedanken und das Verhalten des Patienten reagieren und/oder darüber Bericht erstatten können. Sie haben zudem am ehesten die Funktion einer psychologischen „Landmine" mit suizidalen oder mörderischen Absichten, die zum Beispiel durch das Offenbaren von Informationen über die Tätergruppe getriggert wird. Wenn Patienten mit roboterhaften Anteilen berichten, dass sie sich innerlich tot fühlen, wie ferngesteuert, und so als ob sie absolut kein Gefühl und keine Verbindung zu den Handlungen haben, an denen sie sich beteiligen oder den Themen, die sie diskutieren, dann wird Motivation ein fraglicher Punkt. Nichtigkeit dominiert ihre innere Landschaft. Diese Anteile vom roboterhaften/abwesenden Typus blenden sich während der Behandlung ein und aus, wie in einem Traum, weil sie immer in einem Zustand der erzwungenen Amnesie und aufgezwungenen Dissoziation (durch Schock Behandlung, Folter und Drogen) hergestellt wurden. Sie reagieren am besten, wenn sie mit anderen Persönlichkeits-Anteilen, die den Zielen der Behandlung verbunden sind, kollaborieren.

Das Behandlungsziel für Anteile dieses Typs ist ihre Deaktivierung, Demobilisierung und Assimilation mit dem Rest der Persönlichkeit. Dafür braucht es oftmals die Erinnerung anderer Persönlichkeits-Anteile an zumindest einige der Gefühle des Traumas, um herauszufinden, unter welchen Bedingungen die roboterhaften Anteile hergestellt wurden.

Wenn die Demobilisierung von roboterhaften Selbstanteilen in Angriff genommen wird, muss der ganze Patient mitwirken, um die verstörenden Informationen der roboterhaften Selbstanteile zu wissen, zu fühlen und an weiterentwickelte und individuierte Anteile der Persönlichkeit zu übermitteln. Der kreative Einsatz von Fantasie aufseiten anderer Anteile kann als Antidot für die extrem mechanischen und einfallslosen Routinen in Ausdruck und Verhalten dienen, die die roboterhaften Anteile zeigen. Roboterhafte Anteile mögen manchmal immun gegenüber der Logik eines linearen therapeutischen Dialogs sein, aber sie sind auf wehrlose Art empfänglich für Imaginationsspiele zur Affekt-Entladung. Sie haben wenig Möglichkeiten sich gegen die reparativen Fantasien des Patienten zur Wehr zu setzen, Fantasien wie z. B. die Visualisierung, sie in Luftpolsterfolie einzuwickeln und ihre Körperfunktionen abzuschotten, um sie zu entwaffnen. Kreative, metaphorische Imaginationen können das eingeschränkte kognitiv-affektive Repertoire eines roboterhaften/abwesenden Anteils zum Teil deshalb durchbrechen, weil die tatsächlichen Täter ihn nicht darauf vorbereiten konnten, auf diese Art herausgefordert zu werden. Schlussendlich lösen sich roboterhafte States unerwarteterweise durch die Dankbarkeit auf, die sie vom Rest des Patienten-Selbst angeboten bekommen, weil sie eine der extremsten Überlebensfunktionen bedient haben. Getreu ihres Kern-Affekts geht die Integration von roboterhaften Anteilen ohne großes Trara, ohne großen Tusch oder „Persönlichkeit" vonstatten. Dafür ist das Ergebnis allerdings ein enormes Nachlassen der Ängstlichkeit aufseiten des Patienten.

Einige Patienten und auch Kliniker mögen sich irreführen lassen zu denken, der einzige Weg solche extrem unterbelichteten und reaktionsarmen Täteranteile zu entschärfen sei die Anwendung von Hypnose oder der Zugang zu einem geheimen Deprogrammierungscode. Natürlich ist es möglich, dass irgendwelche Persönlichkeits-Anteile behaupten sie hätten den Schlüssel zu solchen komplexen Deprogrammierungs-Prozeduren. Die relationalen psychotherapeutischen Ansätze, wie sie in diesem Artikel beschrieben werden, verlassen sich jedoch auf die beständige Stärkung der Ich-Funktionen des Patienten, um roboterhafte sowie andere täterloyale Aspekte des Selbst durchzuarbeiten. Um diese Ich-Funktionen zu stärken, sollte der Therapeut die Kapazitäten des

Patienten für Verhandlungsfähigkeit, Dialog, gesundes Durchsetzungsvermögen und Grenzsetzung vertiefen, sowie die Improvisationsfähigkeit und kreative Experimentierfreude des Patienten fördern.

Der Integration roboterhafter/abwesender Anteile folgt oft zuerst ein Gefühl von Depression und anschließend einer tiefen Erleichterung gepaart mit einer Steigerung der Verletzlichkeit, die sich aus der neuen Kapazität für Gefühle des Patienten speist. Solcher Fortschritt hat seine Höhen und Tiefen. Patienten sind vielleicht freudig erregt, ein Leben mit einem volleren Spektrum von Gefühlen zu haben, und erleben zudem ein Gefühl von Selbstbestimmung anstelle ihrer psychischen Leblosigkeit und chronischen Hilflosigkeit. Zur selben Zeit betreten diese Patienten aber die menschliche Welt, so könnte man sagen, zum ersten Mal und brauchen Anleitung, um den „normalen" menschlichen Angelegenheiten – wie Frustrationen, Enttäuschungen und Schicksalswenden im alltäglichen Leben – mit Gelassenheit zu begegnen.

Die paradoxen Effekte der Zeugenschaft

Eine der größten Herausforderungen für einen Therapeuten in der Arbeit mit Täter-Identifikationen ist, dass die Zeugenschaft des Therapeuten auf scheinbar paradoxe Weise zugleich Heilung und Störungs-Aktivität hervorruft. Die Zeugenschaft des Therapeuten (die zu signifikantem Fortschritt führen kann) schreitet simultan mit den Enthüllungen des Patienten voran (die zu gefährlichen Regressionen führen können).

Die Betonung der Rolle des Therapeuten als Zeuge gegenüber der traumatischen Erfahrung des Patienten bekam eine zentrale Position in den Theorien zur Trauma-Behandlung, die vor drei Jahrzehnten publik wurden (Briere, 1996; Herman, 1992; Freyd, 1996; Laub & Auerhahn, 1989, 1993). Das Bezeugen ist unverzichtbar, um Patienten darin zu bestärken ihre Isolation, ihre wahrgenommene Skepsis und Scham zu überwinden. Laub (1992; 2005) weist darauf hin, dass die Anwesenheit eines „anderen", der das bezeugen kann, was ein Opfer unfähig war irgendjemandem mitzuteilen, dabei helfen kann, der Erfahrung des Opfers von Leben und Tod eine neutralere oder positivere Bedeutung zu geben. Durch das Bezeugen wird eine Annullierung des Schadens bewirkt, der durch die Vernachlässigung und das im Stich gelassen werden durch physisch nicht-verletzende (jedoch oft stillschweigend kolludierende) Familienmitglieder entstanden ist oder durch den passiven Zuschauer bzw. das heimliche Einverständnis der Gesellschaft im Gesamten. Es gibt eine Beziehung zwischen der Internalisierung traumatischer Ereignisse und der Anwesenheit bzw. Abwesenheit eines menschlichen Beobachters. Die Interpretation, die kontextuelle Einbettung und das Potenzial für die Genesung von traumatischen Verletzungen eines Opfers werden davon stark beeinflusst. Empathisches und anteilnehmendes Bezeugen ist wesentlich für jeden Heilungsprozess von Trauma (Gerson, 2009). Wie Gerson es beschreibt, ist es nicht nur für die Unterstützung beim Prozess des Trauma-Wiedererkennens und Umwandelns, für die das Bezeugen so fundamental ist, sondern auch weil das effektive Bezeugen die Internalisierung der Abwesenheit, der versagenden Fürsorgepersonen und Autoritätsfiguren unterminiert. Gerson nennt das, das „Tote Dritte":

What then can exist between the scream and the silence?
We hope first that there is an engaged witness – an other that stands beside the event and the self and who cares to listen; an other who is able to contain that which is heard and is capable of imagining the unbearable; an other who is in a position to confirm both our external and our psychic realities and, thereby, to help us integrate and live within all realms of our experience. This is [...] the witnessing other that constitutes a 'live third' (p. 1342).

Was kann zwischen dem Schrei und dem Schweigen noch existieren?
Wir hoffen anfangs, dass da ein engagierter Zeuge ist – ein Anderer, der neben dem Ereignis und dem Selbst steht, der interessiert zuhört; ein Anderer der in der Lage ist, das, was er hört, aufzunehmen und in der Lage ist, sich das Unerträgliche vorzustellen; ein Anderer, der in der Position ist unsere externalen sowie unsere psychischen Realitäten zu bestätigen und uns dadurch hilft, zu integrieren und in allen Bereichen unserer Erfahrung zu leben. Das ist [...] der bezeugende Andere, der einen „lebendigen Dritten" konstituiert.

Eine sekundäre Konsequenz des Traumas entsteht durch die Entwertung der Erfahrungen des Opfers, die durch unsensible Reaktionen in persönlichen sowie in professionellen Beziehungen entsteht; dies kann zu einer der destruktivsten Wirkungen des Traumas werden. Die Abwesenheit von empfänglichem Zuhören und Empathie hinterlässt ein verheerendes und anhaltendes Gefühl von Verlassen-Sein in der Psyche des Trauma-Überlebenden.

Wie bei aller Trauma-Genesung ist das aktive Bezeugen eine notwendige Komponente der Arbeit mit Patienten, die zur Bildung dissoziierter Täter-identifizierter Anteile genötigt wurden. Die Herausforderungen, die entstehen, wenn wir Zeuge dabei sind, wie sich Patienten ihren Erfahrungen mit Täterschaft und mit ihrer erzwungenen wiederholten Täterschaft stellen, können sehr kompliziert sein. Validierung und Anerkennung (zwei der Kern-Aspekte des Bezeugens) sind ein Gräuel für täterloyale Anteile, aber lebensrettend für andere Aspekte des Selbst. Im Fall von Patienten mit komplexer DIS, werden die verletzlichen Aspekte des Selbst sich danach sehnen, die Validierung von dem Leid, dass sie erlebt haben, zu akzeptieren. Sie haben zwar Angst, wollen aber wissen, was wirklich in ihrem Leben passiert ist. Wenn die Validierung akzeptiert wird, können jedoch Vergeltungs- und Abschalt-Mechanismen in anderen Täteranteilen in Gang gesetzt werden, die vom Patienten oft auf eine Orwell'sche Art als über-die-Schulter-guckend beschrieben werden – darauf aus jede Möglichkeit des Verrats zu blockieren. Täter-identifizierte Anteile negieren jede Offenbarung von Viktimisierung und Verletzbarkeit, leugnen unerbittlich die Schuldigkeit der Täter und schieben die Schuld oft auf andere Aspekte des Selbst, mit denen sie gar keine Identität mehr teilen. Diese Täteranteile betrachten die anderen Anteile als „nicht ich" und sind der Meinung, dass sie alle Gewalt, die stattgefunden hat, verdient haben.

Mit in dem Mix, der auf Komplizenschaft und Kollusion aufgebaut ist, sind Anteile, die nur darauf abzielen, Konflikte zu vermeiden und Ängste zu reduzieren; die nicht an irgendwelchen Diskursen teilnehmen wollen, die für Aufruhr sorgen könnten. Diese konfliktvermeidenden, kollusiven Anteile haben das Zugehörigkeitsgefühl einer Wetterfahne. Sie besitzen wenig Integrität oder unabhängigen Willen und werden leicht Opfer der Aktivierung durch beide, Täter- und Opferanteile, auf der Suche nach Erleichterung von der Zerrissenheit durch den dissoziativen Status quo. Ihr verfügbarer Vorrat an Ablenkungen und Süchten ist beeindruckend. Das Bezeugen kann Opferanteile dazu bringen sich voller Scham zurückzuziehen, Komplizenschaft-States dazu, abwertend zu reagieren und abzulenken und Täteranteile dazu, Drohungen auszustoßen und die Skepsis zu verstärken. Der Prozess des Bezeugens selber wird zum Schlachtfeld der Psyche und der Seele des Patienten. Ein Zeuge wird dann zu einem gefährlichen „Anderen", der um jeden Preis abgewehrt werden muss. Im schlimmsten Fall bedroht die Tätergruppe des Patienten den Patienten und den Therapeuten ganz offen, sobald der therapeutische Prozess des Bezeugens und Offenbarens begonnen hat. Auf ähnliche Art üben Täter sozialen Druck aus um das Bezeugen, das Bekanntwerden in der Öffentlichkeit oder die Strafverfolgung zu behindern.

Trotz dieser widersprüchlichen Kräfte ist es die Aufgabe des Therapeuten empathisch zu bleiben und konstruktiv in das System des Patienten einzugreifen, um den Veränderungsprozess voranzutreiben, ohne den Patienten gänzlich zu destabilisieren. Diese Philosophie der Intervention ist ähnlich dem oft zitierten Konzept von Brombergs Arbeit mit dissoziativen Individuen: „derselbe bleiben, während man sich verändert" (1993). Um die Doppelrolle als Agent der Aufstörung und als Agent der Zurückhaltung zu erfüllen, muss der Therapeut in der Lage sein, das Vertrauen und den Glauben des Patienten während des gesamten Therapieprozesses zu erhalten.

Die Aufgabe des Bezeugens darf natürlich nicht im Stich gelassen werden oder verloren gehen im Chaos miteinander konkurrierender psychischer Interessen. Die paradoxen Effekte des Bezeugens können dem Patienten als natürliche Aspekte des Genesungsprozesses erklärt werden und als unverzichtbarer Bestandteil der Reifung seiner Ich-Funktionen und seiner Fähigkeiten zum kritischen Denken. Trotz der Widersprüche und als höchstes Ziel verschiebt sich der Charakter der „Kollaboration" durch das effektive Bezeugen von einer unheiligen geheimen Allianz hin zu einer gesunden Partnerschaft in einer Therapie der Befreiung.

Identitäts-Verwirrung als Schlüssel bei organisierter Kindesmisshandlung

Täter, die extreme Misshandlungen durchführen, verwirren systematisch die wahre Identität ihrer Opfer und verankern in ihnen die (falsche) Überzeugung, dass es unmöglich ist, sich jemals zu befreien. Eine solche Identitätsverwirrung ist eine der schwerwiegendsten Grenzüberschreitungen. Im Zuge dieses gezielten Verwirrungsprozesses wird immer auch das Gefühl des Individuums für die eigene Verletzlichkeit und Unschuld ausgelöscht.[15] Häufig folgt auf diese Negierung der gezielte Austausch der Identität des Opfers mit destruktiven täterbasierten Wahrnehmungen und Verbindlichkeiten.

Es ist ein Schlüssel aller Indoktrinations-Praktiken im Bereich der organisierten Kindesmisshandlung, das Gefühl des Opfers für seine eigene freie Entscheidung so zu lenken, dass es die Intentionen und Ambitionen der Täter ausagiert. Eine sehr effektive Methode besteht in Entscheidungssituationen, in denen die Kinder über Doppelbindungen oder Entscheidungen auf Leben und Tod dazu verführt werden bestimmte moralische Grenzen zu übertreten und diese Grenzen dann auszulöschen.[16]

Die Teilnahme an Folter und Mord oder das erzwungene Bezeugen davon zerschlägt die Psyche des Kindes. Die Täter wissen das. Verpflichtet durch Scham und Schuld denkt das Opfer (oder die Täter-identifizierten Persönlichkeitsanteile innerhalb eines DIS-Patienten), dass es keinen Rückweg in ein normales Leben und keine Flucht vor den Tätern geben kann. Ist es einmal in einem Zwangs-Entscheidungs-Szenario, hat das Opfer sein neues Leben selbst gewählt. Wenn es also einmal eine Präferenz für das eigene Überleben um jeden Preis demonstriert hat und sobald es einmal dem Gebot der Täter zugestimmt hat, hat sich innerhalb der Psyche und der Seele dieses Überlebenden etwas für immer verändert. Die Opfer sind durch kriminelle Komplizenschaft gebunden und gezwungen, sich mit der Logik und der Ideologie der Täter zu identifizieren. Um die eigenen Ängste zu bewältigen, um die geistige Gesundheit und das eigene Überleben zu sichern, sind sie gezwungen, eine Bindung mit den Tätern einzugehen und so ist es unwahrscheinlich, dass diese Opfer jemals die Gruppe verlassen oder verraten. Falls solche Individuen ihre Tätergruppen doch verlassen oder flüchten und einen Weg in die Behandlung finden, werden sie vehement gegen die therapeutischen Bemühungen ankämpfen. Auch oder gerade, wenn sie von der traumatischen Bindung und der, durch die Täter indoktrinierten, Glaubenssätze befreit werden sollen.

[15] Kindersoldaten und andere Opfer organisierter Kindesmisshandlung teilen eine absolute Verwirrung bezüglich der Themen Entscheidung, Verantwortlichkeit und Selbstbestimmung, die durch Jahre der Indoktrination und Gewalt entstellt wurden. Diese Kern-Verwirrung ist eins der größten Hindernisse in der Behandlung und im Genesungsprozess für alle Opfer von militaristischen oder anderen tyrannischen Systemen. Internationale Gerichte haben sich entschieden Kinder *nicht* für Kriegs-Straftaten zu verurteilen, unabhängig vom Grad ihrer Beteiligung (Cohn, 2004); dies verweist auf eine mögliche zukünftige Übernahme eines Verständnisses für die Opfer erzwungener Täterschaft in westlichen Gesellschaften.

[16] Kindersoldaten, seien sie mit Gewalt rekrutiert, entführt oder „freiwillig" (durch verschiedene ökonomische, politische, familiäre oder Rache-geleitete Dringlichkeiten) aufgenommen worden, begehen Gewalttaten der ungeheuerlichsten Sorte; manchmal sogar ganz von allein (nicht durch Anführer angeleitet) als präventive Schutzhandlungen oder zum Ausagieren von Rache und paranoiden Fantasien. Wenn zum Training oder im Kampf noch psychotrope Drogen kommen degenerieren viele der ursprünglichen Bewältigungsstrategien der Opfer und es entstehen Abhängigkeits-Kreisläufe (Singer 2006). Film Dokumentationen des Bürgerkriegs in Sierra Leone und Liberien zeigen Aufnahmen von männlichen Jugendlichen, die mit den Schädeln der Opfer hantieren, mit Waffen herumstolzieren und mit Haltungen von Furchtlosigkeit, Hass und Selbstüberschätzung posieren (Huband, 1998; Stack, 2004; VBS.TV, 2010).

Effektive Behandlungsmethoden für alle dissoziativen Trauma-Patienten müssen die Integration der drei hauptsächlichen psychischen Aufspaltungen beinhalten, wie sie die klassische Trauma-Triade vorgibt: das internalisierte Opfer, der internalisierte Kollaborateur und die internalisierten Täter-Identitäten. Die dissoziativen Umgestaltungen der Identität innerhalb der Trauma-Triade sind Überlebensreaktionen, die paradoxerweise die Identifikation mit jeder der drei Rollen bestätigen und negieren.[17]

Jedes Drittel der Trauma-Triade bringt einzigartige Herausforderungen für die Verarbeitung mit sich. In jedem dieser drei Aspekte des internalisierten Traumas wird es zahlreiche Vernebelungen der Wahrheit geben, die aufgrund der überlebensbedingten Selbststrukturierung des Patienten *und* aufgrund der gezielten Formung durch die Täter entstanden sind. Manche Patienten werden sich vehement gegen die Wirklichkeit und die Erfahrungen der Viktimisierung wehren (oder sie manchmal in einer paradoxen selbstabwertenden Haltung überdramatisieren), um die jämmerliche Hilflosigkeit, den Schmerz und den Verrat durch signifikante Andere abzuwehren. Damit sie sich ein Gefühl von Pseudo-Kontrolle über die lähmenden traumatischen Erfahrungen erhalten.

Schon die Negierungen der Opfer-Rolle des Patienten sind komplex, die Verleugnung der Dynamiken von Komplizenschaft ist noch komplizierter durchzuarbeiten. Es gehören nämlich auch die mehrdeutigeren Dynamiken der Vernachlässigung dazu – das Versagen von Familien und sozialen Institutionen, die dazu bestimmt sind, Kinder zu beschützen. Die Dissoziation und Verleugnung internalisierter Komplizenschaft schützt das Opfer vor dem schmerzhaften Eingeständnis, dass sein Körper, sein Geist und/oder sein Leben für ökonomische und narzisstische Eigeninteressen von den Eltern oder der Gesellschaft geopfert wurden. Einige Beispiele der unbewussten Identifikation des Opfers mit Komplizenschaft sind die unbewusste Identifikation mit Mustern der Passivität, des Verrats, des Verzichts und der Vernachlässigung gegenüber sich selbst und der Unachtsamkeit gegenüber Gefahr, das Herstellen co-abhängiger Beziehungen mit destruktiven Individuen und die bedingungslose Kollusion mit Autoritäten. Allerdings ist der potenziell mit Abstand explosivste und tödlichste der drei Schenkel der Trauma-Triade die Täterschaft. Absolut niemand konfrontiert sich willentlich mit dieser Rolle, vor allem wenn sie Aspekte eines kindlichen Geistes entstellt hat. Um die täterbasierten Verwirrungen der Identität und der Schuldzuschreibung vollständig zu überwinden, muss der Therapeut den Patienten dabei unterstützen, seine Verletzlichkeit und Macht, seine Unschuld und deren Korrumpierbarkeit und seine verleugneten, verwundeten und sadistischen Selbstanteile zu verstehen und in Einklang zu bringen. Durch die Integra-

[17] In der Psychotherapie mit kriminellen Tätern und Pädophilen muss man oft einen Zugang zum versteckten und abgespaltenen viktimisierten Kind-Selbst finden. Im Gegensatz dazu muss man in der Psychotherapie mit Trauma-Überlebenden oft den Zugang zu den versteckten und abgespaltenen sadistischen und gewalttätigen Teilen des Selbst finden. Die Opfer-Täter Dualität zu identifizieren bedeutet allerdings nicht, diese zwei Elemente als Äquivalent zu definieren. Obwohl Überlebende von Folter und sadistischer Misshandlung denen die Ihnen nahe kommen, schrecklichen Schmerz und Leid zufügen, sind ihre Dynamiken nicht hauptsächlich feindlich. Vielmehr sind die meisten ihrer Inszenierungen, Ausbrüche und Manipulationen am besten als verzweifelte Versuche zu verstehen, entweder Sicherheit oder Schmerz-Erleichterung zu erreichen (Salter 1995) oder um auf die einzige Art, die sie kennen, etwas über die Misshandlungen in den Familien oder sozialen Systemen mitzuteilen, die das Trauma initiierten, erlaubten und/oder versagt haben es zu erkennen. Manchmal ist ihr rastloses selbstabwertendes und selbstzerstörerisches Verhalten auch ein Resultat der tief implantierten oder unbewusst internalisierten Botschaften oder Vorschriften der Täter, die noch nicht identifiziert wurden (Schwartz 2000).

tion dieser offensichtlichen Gegensätze hilft der Therapeut dem Patienten eine neue Identität zu entwickeln, die auf dem Einsatz von Mitgefühl und angemessener Aggression, zur Herstellung gesunder Grenzen und selbstschützender Reflexe, beruht. Mit dieser neuen Identität kann der Patient lernen, Gefühls-Polaritäten zu integrieren, ein stärkeres und genaueres Urteilsvermögen und kritisches Denken zu kultivieren und jede Form irrationaler Autorität (und jede Gefolgschaft derselben) infrage zu stellen und abzulehnen.

Die Behandlungskurve in der relationalen Psychotherapie mit schwersttraumatisierten Patienten

Der Verlauf relationaler Psychotherapie für Komplextraumatisierte ist ein Weg mit Gipfeln und Tälern, Plateaus, Serpentinen und unerwarteten Klimaveränderungen. Wenn sie erfolgreich ist, bewegt sich die Therapie-Dyade von den anfänglichen Zuständen der Isolation und Verwirrung über eine unbehagliche Entspannung zwischen Hoffnung und Schrecken bis hin zu Sphären neuer Intimität und gegenseitigem Respekt. Manche Patienten entwickeln sich nie über die Anfangsphase hinaus und machen nur kleine Schritte, bevor sie ihre Schwungkraft wieder an die Regression verlieren. Andere Patienten, die in Langzeit-Behandlung bleiben, machen gute Fortschritte, obwohl sie nie die höheren Ebenen der Integration erreichen. Eine kleine Anzahl von Überlebenden kann ihre Verstrickung überwinden und ihren Weg bis zur Verwirklichung eines Zustandes der Vervollständigung finden wie Ishmael Beah (2007); ihre Triumphe können sie zu machtvollen Sprechern, Lehrern, Künstlern oder zu Heilern anderer machen.

Re-Stabilisierung und informierte Zustimmung

Am Anfang dieser Art klinischer Arbeit steht, von Natur aus, das Wiederaufbauen der Stabilisierung und das Etablieren neuer Erwartungen. Die Offenbarungen und das Durcharbeiten internalisierter Täterschaft weckt oft vorangegangene Symptome und Verhalten – wie z.B. Drogenabhängigkeiten, Arbeitssucht, Selbst-Verletzungen oder gefährliches sexuelles Ausagieren – die früher in der Therapie „schlafen gelegt" wurden. Neue Abmachungen müssen vereinbart werden, damit der Patient mit seinen Täteranteilen auf sie zugreifen, sie verhandeln und besprechen kann, was er zuvor durch dissoziative Flucht oder einen antrainierten Kollaps in Passivität unterlassen hatte.

Informierte Zustimmung bringt zu diesem Zeitpunkt einen psychoedukativen Gewinn und, was noch wichtiger ist, es schützt die Rechte des Patienten. Im Sinne eines fortlaufenden Prozesses fördern wiederholte Erneuerungen der informierten Zustimmung ein Gerüst des gegenseitigen Respekts und Vertrauens. Edukation zum Einfluss, den Täter auf die Psyche von Opfern haben, unterstützt den Patienten in seiner Selbst-Erforschung. Hier ist auch hilfreich zu untersuchen, welches Vermächtnis die Methoden des Täters, mit denen er die Folgebereitschaft des Opfers kontrolliert hat, hinterlassen haben. Große Aufmerksamkeit muss darauf gerichtet werden, ein reiferes kritisches Denken zu entwickeln, damit der Patient sein eigenes Verhalten und seine geistigen Gewohnheiten überblicken kann.

Tiefe Erinnerungsarbeit und Katharsis sind in dieser Anfangsphase kontraindiziert; Untersuchungen der Gegenwart und die Lokalisation der psychologischen „Landminen", in Form von suizidalen, mörderischen und Informanten-Programmierungen, fangen hier jedoch schon an. Der Therapeut unterstützt den Patienten darin die „verhüllenden" Mittel zu erkennen und zu deaktivieren, die implantiert wurden, um die Loyalität gegenüber den Täter-Geheimnissen durch Tarnung und Tricks zu schützen. Arbeit ist nötig, um Alternativen zur dissoziativen Spaltung zu entwickeln – dysfunktionale Hierarchien, die durch die Täter hergestellt wurden, werden langsam durch offenere innere Dialoge ersetzt.

Konversion, Abreaktion und Deprogrammierung

Die mittlere Behandlungsphase wird durch den Prozess der Abreaktion, der Konversion und des Deprogrammierens definiert. In dieser Phase kann der Patient allmählich die mitfühlende Perspektive des Therapeuten annehmen, anstatt mit blindem Gehorsam die Täterperspektive seiner eigenen Identität gegenüber beizubehalten.

Während des Konversionsprozesses unterstützt der Therapeut den Patienten dabei die Widersprüche in seinem Geist auszuhalten, ohne zu polarisieren oder zu dissoziieren. Therapeuten müssen mit viel Geduld Raum für die Zustände der Verwirrung und Mehrdeutigkeit schaffen; sie sollten den Prozess nicht vorzeitig abschließen, indem sie oberflächliche Absolutionen anbieten. Denn erst dieser erweiterte Prozess ermöglicht es dem Patienten eine Position zu erreichen, an der eine tiefere Resolution erreicht werden kann. Der Therapeut braucht dabei großes Durchhaltevermögen, um mit der Selbst-Verdammung des Patienten und mit seiner Ablehnung der eigenen Unschuld umzugehen.

Während dieser Phase begegnet der Therapie-Dyade oftmals überforderndes Erinnerungs-Material und Affektzustände, die unter dem Stress von Doppelbindungs-„Entscheidungen" und gewalttätigen Initiations-Erfahrungen entstanden sind. Erinnerungs-Arbeit dieser Art ist die härteste, die man in der Behandlung von Trauma erleben kann. Der Patient muss zahlreiche auf-Leben-und-Tod Situationen durcharbeiten, in denen physische und emotionale Folter und Verwirrung das integrierte Selbstgefühl zerstört haben. Diese Annihilations-Erfahrungen auszugraben und ihnen wieder zu begegnen ist gleichbedeutend mit psychischem Tod. Der Patient und der Therapeut brauchen große Ausdauer, großes Vertrauen und Engagement, um diese Aufgabe zu bewältigen. Durch jede erfolgreiche Erinnerungsintegration, die das Gefühl von Individuation beim Patienten verstärkt, entsteht eine Restauration seines Selbstwertgefühls und Stolzes.

In dieser herausfordernden Phase der Behandlung geht es auch darum, dass der Patient die komplexen Dynamiken des „es Mögens" (d. h. die Deklarationen, die Täterhandlungen genossen zu haben), als Selbstschutzstrategie versteht und bewältigt. Der

Therapeut sollte bedenken, dass es für ein „mögen" der Täterhandlungen vier Gründe geben kann, von denen jeder oder alle zutreffen können:

a) eine Abwehr der Scham und Schuld; b) magisches Denken, nach dem Gewalt im Austausch für Macht oder andere Belohnungen verlangt wird; c) ein selbst-hypnotisches Mittel, um Schwäche während der Teilnahme abzuwehren; und d) unglücklicherweise kann „es mögen" auch tatsächlich *es mögen* bedeuten.

Für uneingeweihte Kliniker, die noch nie mit Kriegsveteranen oder Überlebenden von Gruppengewalt gearbeitet haben, ist es so gut wie unmöglich zu akzeptieren, dass es ein menschliches Potenzial für die Sucht nach dem „Rausch" gibt, den Blutlust, Folter und Mord hervorbringen können. Wenn irgendwelche dieser Aspekte des „es Mögens" in der Psyche eines Überlebenden von erzwungener Täterschaft gefunden werden, müssen sie betrachtet, entmystifiziert und integriert werden. Diese Arbeit ist erst der Anfang in der Behandlung der von Tätern hervorgerufenen kognitiven Verzerrungen (mind control).

Für die Deprogrammierung sollten die Botschaften, die Befehle und die Indoktrinations-Praktiken, die während und direkt nach dem Trauma durch die Täter angewendet wurden, untersucht werden. Die Methode hinter dem Wahnsinn muss entmystifiziert werden, sprich die ideologischen Motivationen und Fußstapfen der Täter, die in der Psyche der Überlebenden angelegt wurden. Danach ist es notwendig spezifische Erinnerungen abzureagieren, Affekte aufzutauen und die Katharsis zu fördern, um Zugang zu implantierten Programmierungen zu gewinnen und sie zu deaktivieren. Dieser Prozess erleichtert das Auflösen von Barrieren zwischen dissoziierten Identitätsanteilen.

Die von den Tätern implantierten und tief eingeprägten Glaubenssätze, die von vielen Selbsttäuschungen maskiert werden, müssen transparent gemacht werden, damit Reflexion, Dialog und Auseinandersetzung möglich werden. Kliniker sollten sehr erfahren in der Gesprächsführung sein, um bestimmte Verschmelzungen entwirren zu können, die die Autonomie des Opfers untergraben haben.

Einige der irrtümlichen Verschmelzungen, deren sich der Therapeut bewusst sein sollte:

- Demut und Demütigung
- Identität und Handlungen
- Wahrheit und Propaganda
- Schuldig fühlen und schuldig sprechen
- selbstgesteuerte Handlung und erzwungene Handlung
- Stärke und Zwang
- Bestrafung und Gerechtigkeit
- Hedonismus und Befriedigung
- Unabhängigkeit und sich gehen lassen
- Leben wertschätzen und Leben kontrollieren

Es ist für den psychischen Bergungsprozess, der ihn aus dem totalitären Gulag befreit, in dem er während seiner Kindheit steckte, notwendig an die Wurzeln der ideologischen, spirituellen und psychologischen Verwirrung eines Patienten heranzukommen. Der blinde Gehorsam und die dissoziative Unterwerfung unter das Täter-Dogma werden mithilfe einer emanzipatorischen Auseinandersetzung und gesunder innerpsychischer Konflikte überwunden. Kliniker sollten nicht darauf abzielen einen Satz Doktrinen mit einem anderen auszutauschen; stattdessen können sie einen offenen psychologischen Raum erschaffen, in dem verschiedene Blickwinkel unvoreingenommen betrachtet werden können.

Wenn die rigiden dissoziativen Interpretationen traumatischer Ereignisse (vor allem die Interpretationen erzwungener Täterschaft) endlich überdacht, neu bewertet und neu definiert werden, nachdem sie in der Isolation gefangen waren, dann beginnt die Dekonstruktion der bösartigen Programmierungen und macht Platz für den Aufbau einer gesunden Identität.

Archetypische Konstrukte als ein Vehikel zur Integration

In der letzten Behandlungsphase auf der Reise zur Heilung kann sich der Traumapatient die Perspektive archetypischer Potenziale erschließen. Dies kann aber erst dann passieren, wenn der Patient seine Geschichte inklusive aller Dynamiken und Konflikte durchgearbeitet hat und wenn die verinnerlichten „Regeln" der Täter das Selbstverständnis des Patienten nicht mehr bestimmen.

Der Patient sollte nicht länger selbstzerstörenden emotionalen Triggern ausgeliefert sein, er sollte vielmehr in der Lage sein, das Gefühl für seine grundlegende Unschuld zu halten. An diesem Punkt erweitert sich der Spielraum in der Therapie und archetypische Potenziale können mit einbezogen werden. Joseph Campbell beschreibt sie in seinem Buch „Die Reise des Helden" (Campbell, 1949/2008). Wenn die Identität des Patienten sich von den fragmentierten und im Widerspruch stehenden Rollen des Opfers, Kollaborateurs und Täters entfernt und sich hin zu einem integrierten, sich selbst respektierenden und selbstbestimmten Wesen entwickelt, dann kann der Therapeut den Patienten dabei unterstützen die scheinbaren Widersprüche, die in der Ansicht "descent for the sake of the ascent" (Sholem, 1974)[18] liegen, anzunehmen. Die Idee, die darin liegt, ist weit bekannt durch das alchemistische Bild des Phönixes, der aus der Asche steigt, nachdem alle Hoffnung durch ein vernichtendes Feuer zerstört wurde.

Die alten Alchemisten beschrieben den Prozess der Erlösung, der aus der totalen Zerstörung entsteht, mit dem runden Symbol des Ouroboros: eine Schlange, die ihren eigenen Schwanz frisst. Dieses urzeitliche Bild des Ouroboros verkörpert das Konzept sich selbst zu verschlingen, um sich selbst zu nähren und wieder zu erschaffen – wichtig ist dabei, dass beide Prozesse voneinander abhängig aber gleichzeitig existieren. Das

[18] Anmerkung der Übersetzerin: „Niedergang um des Aufstiegs willen" – ein altes jüdisches Sprichwort "Yeridah Letzorech Aliya" sagt, dass jeder Niedergang zum Zweck eines letztendlichen Aufstiegs geschieht und entsprechend der Ausprägung des Abstiegs wird auch die Ausprägung des Aufstiegs sein.

Ouroboros ist ein Symbol für die Herstellung einer Ganzheit durch die Integration und die Vereinbarung von Gegensätzen (d. h. die Fragmente des Schatten-Selbst in das Ego-Selbst einzupassen). Gleichzeitig ist der Ring ein Symbol des sich stetig erweiternden und doch grenzenlosen Unendlichen. Es repräsentiert die transzendente Wiedergeburt aus dem Tod heraus. Es wird gesagt, dass Ouroboros, während er sich selber tötet, sich wieder zum Leben erweckt (·Jung, 1958).

Die Konzepte der Archetypen beinhalten wertvolle Bedeutungen und Modelle, durch die Patienten besser verstehen können wie sie mit ihrem eigenen Potenzial das unvorstellbare Leid auf alchemistische Weise in zugängliche Formen der Erlösung verwandeln können.

Trauma-Überlebende, die es schaffen ihre Täter-Identifikation und ihre Loyalität gegenüber den Tätern in eine Loyalität gegenüber sich selbst umzukehren, können ihre eigenen transformativen Handlungen, die sie auf ihrer eigenen *Reise des Helden* vollziehen, mit dem großen mythischen Akt der Wiedergeburt und der Vereinigung von Gegensätzen vergleichen.

Wenn die Reise des Patienten von der Zerstörung zur Auferstehung wie eine archetypische Erzählung betrachtet wird, dann wird eine Perspektive eröffnet, die außerhalb der Logik der Täter liegt, und durch ein Modell der Hoffnung verstärkt. Diese Modelle der Hoffnung sind sehr wertvoll, weil man sie in den Methodologien im traditionellen Gesundheitssystem nicht findet.

Die *Reise des Helden* steht im starken Kontrast zu den abwertenden Geschichten, die durch die Täter implantiert wurden und welche präventiv alles Potenzial für Hoffnung oder Genesung zerschlagen. Es ist typisch für archetypische Erzählungen, dass der zentrale Charakter mutig und mit großer Anteilnahme den schrecklichsten der menschlichen Bosheiten in sich selbst begegnen muss. Ich erinnere jeden Patienten daran, dass in allen archetypischen Konstrukten von *Der Reise Des Helden* die Individuen nicht nur die Hauptfiguren ihrer eigenen persönlichen Geschichte sind, sondern das sie Stellvertreter für alle Helden (in der Vergangenheit, der Gegenwart und der Zukunft) sind, die sich im kollektiven Bewusstsein der Menschheit, durch die Etappen einer lebensbedrohlichen inneren Reise mühen. Korrumpierte Unschuld, Kampf, Versagen, Leid, Hoffnungslosigkeit, unerwartete Gelegenheiten, Hoffnung, Erwachen und Erlösung – auf dem archetypischen Feld dient jeder einzelne Schritt in der Genesung eines Patienten dem kollektiven Prozess der menschlichen Reifung und Befreiung.

Archetypische Konstrukte laden den Patienten informell ein, der Gemeinschaft der Menschen, von der der Patient sich ausgestoßen gefühlt hat, wieder beizutreten. Die Beziehungs-Dyade hat jetzt die Kapazität für tiefere Intimität und Partnerschaft.

Um neue Wege zu entwickeln, müssen wir die Parallelen zwischen unserem eigenen Weg und den archetypischen Verläufen epischer Reisen erkennen, dann können wir Konflikte besser verarbeiten und Mehrdeutigkeit und Widersprüche besser aushalten.

Wenn wir das archetypische Potenzial in unserer eigenen Geschichte erkennen, können wir einen Zugang zu Perspektiven finden, die die Begrenzungen der dualen Gegensätze überwinden. Zum Beispiel lässt der Tod (Suizidalität), als eine ständig präsente Option für die Beendigung von Schmerz, in dem Moment nach, in dem der natürliche Tod die Möglichkeit, ein erlöstes erfülltes Leben zu leben, begrenzt. Das selbstbestimmte kritische Denken, das in jungen Jahren entführt und eingesperrt wurde, findet jetzt eine neue Öffnung, einen Neuanfang, der dem Patienten einen Zugang zu einem unbehinderten Leben ermöglicht, das von seinem authentischen integrierten Selbst geführt wird. Und dadurch wird es ihm auch möglich sich in die gesellschaftliche Gemeinschaft zu integrieren.

Um ein tieferes Verständnis von der Kraft, die in archetypischen Konstrukten liegt, zu entwickeln, muss man seinen Weg durch scheinbar „widersprüchliche" Zugänge finden. Durch mutige Forschung können Patienten ihre eigenen privaten Konflikte neu betrachten: als einen Teil ihrer Mitgliedschaft in der größeren Menschheitsgeschichte der Selbsterforschung. Eine private ungeteilte Hölle kann jetzt zu bislang unbekannten Gefühlen der Verwandtschaft führen. Solipsistische Selbst-Verwirrung kann zu philosophischer Betrachtung erhoben werden, die die Kameradschaft fühlender Wesen über die Zeiten hinweg vereinigt hat.

Wenn wir die persönliche Krise durch die Linse der archetypischen Konzepte betrachten, kann das dabei helfen, unreife und behindernde Schwarz-Weiß Schablonen aufzulösen. Zum Beispiel können Patienten, anhand einer klassischen archetypischen Synthese der Gegensätze, betrachten, wie sich Vertrauen auf dem Zweifel gründet – wie also Vertrauen eine Reise durch den Zweifel benötigt, um zu echtem Vertrauen zu werden, statt nur Konformität zu sein (oder Pseudo-Vertrauen). Und, ganz ähnlich, wie Ehrlichkeit getestet werden muss, damit sie zu echter Ehrlichkeit wird und nicht nur feige Regelbefolgung ist. Wenn man sich das Zweifel/Vertrauen Rätsel genauer anguckt, mag man entdecken, dass das Festhalten an einem „konformitätsbasierten Vertrauen" echtes Wachstum bremst. Gemeint ist, dass es einen davon abhält, sich vertrauensvoll (oder wissentlich „ohne Vertrauen") auf den Weg durch die Feuer des Zweifels zu machen. Und es sind ja erst die moralisch mehrdeutigen Entscheidungen, die es dem Patienten ermöglichen einen Ort zu erreichen, an dem „echte Entscheidungen" existieren und an dem echter freier Wille über dem blinden Gehorsam residiert.

In dieser Phase muss der Therapeut Unterstützung dabei anbieten, das Unwohlsein auszugleichen, das beim Aushalten der Mehrdeutigkeit entsteht. Denn sie ist Teil der Reise des Patienten durch die Ungewissheit, er muss sie ertragen, um zu den höheren Wahrheiten zu gelangen. Der Therapeut muss sich, basierend auf dem stabilen einvernehmlich entwickelten Vertrauen in der relationalen Dyade, als ein verlässlicher anteilnehmender Schäfer bewiesen haben. Kliniker können jetzt unschätzbare Unterstützung bieten, indem sie einfach stabil bleiben in ihrem eigenen Vertrauen in den Prozess. Sie erhalten einen vorsichtigen Zustand der entspannten hoffnungsvollen Erwartung aufrecht (kein unbeteiligtes Warten). Obwohl diese Haltung durchgehend in allen Behandlungsphasen angesagt ist, fördert sie besonders hier, in der Phase der archetypischen Konstrukte, das Potenzial des Patienten sich von niedrigschwelligen Zielen, die auf Folgebereitschaft basieren – und unter erheblichem moralischem Druck oder starken Selbstzweifeln nicht standhalten würden – zu höheren selbstbestimmten und selbst regulierten Zielen zu entwickeln, die die Basis für eine nachhaltige Unabhängigkeit sind.

Der Therapeut zeigt, dass es möglich ist, einen Raum zu schaffen, in dem die scheinbar unerträgliche Mehrdeutigkeit zusammen mit den kontraintuitiven und paradoxen Widersprüchen einer archetypischen Geschichte ausgehalten werden kann. Er begleitet den Patienten bis zu einem Punkt, an dem Unsicherheit nicht mehr länger dissoziative Reflexe triggert, weil sie jetzt als eine unumgängliche und wertvolle Komponente in der Entwicklung emotionaler, intellektueller und spiritueller Reife angesehen werden kann. Selbstzweifel können dem Individuum jetzt anzeigen, dass seine Selbst-Aufmerksamkeit eine archetypische Gelegenheit gefunden hat, sein Selbstvertrauen zu erweitern.

Die Frage der Läuterung kann in dieser Phase der Behandlung angesprochen werden. In den vorangegangenen Phasen der Therapie hat sich der Patient möglicherweise gefragt, ob sein Geist, sein Körper und seine Seele jemals komplett von dem was ihm passiert ist, gereinigt werden könnten. Landläufig verbreitete Missverständnisse über Läuterung und Reinigung können aufgelöst werden, wenn die Versöhnung von Gegensätzen im Feld der archetypischen Potenziale stattfindet. Es gab möglicherweise Genesungsfantasien, in denen Schuld und Scham und Entweihung einfach eliminiert und möglicherweise auch die physischen Zeichen des Traumas entfernt wurden. In einigen Situationen hält der Patient an „unauflösbarem" Schaden und ewiger Verdammung wie an einer Art Preis fest. Die Idee Läuterung und Perfektion allein durch herzergreifende Reue oder durch die Vermeidung neuer „Fehler" zu erlangen, werden durch die archetypischen Konzepte infrage gestellt.

Metaphorisch gesprochen: Wenn das Leben wie ein Gemälde ist, (eine noch unfertige Arbeit) auf dem ein Tableau der Reise des Patienten bis zu diesem Punkt zu sehen ist und auf dem die traumatischen Erfahrungen und Täteranteile Flecken oder Risse im Gemälde sind, dann würde eine unreife Sicht auf die Heilung die komplette Restauration diktieren, sodass das Gemälde aussähe, als wäre es nie beschädigt worden. Ein archetypischer Ansatz der Reinheit aber beinhaltet die Akzeptanz und Integration der Unvollkommenheit. Anhand der Metapher vom Leben als einem unfertigen Gemälde, wird der Schaden in einen neuen Zusammenhang gerückt und als wertvoller Teil der Herkunft des Bildes gesehen; die Validierung seiner Geschichte macht es wertvoller. Wichtig ist dabei, dass nicht die Mängel selber wertvoll werden, es ist der Rest des Gemäldes, das den Flecken oder Rissen ihren Ehrenplatz gibt. Damit dies funktioniert, müssen die anderen Bereiche auf der Leinwand erweitert werden und/oder im Detail lebendiger werden, als Antwort auf die Verletzung. Die Wunden selber werden nicht gemindert, aber ihre Bedeutung verändert sich, wenn die Leinwand vergrößert wird und sich weiter entwickelt. Die Reparatur wird also durch die Adaption und die Erweiterung des Gemäldes um sie herum vollzogen.

Der Therapeut leitet den Patienten zu einer neuen Qualität des Trauerns, um all das, was verloren ist oder zerstört wurde, während er gleichzeitig das Angebot macht, dass im Bereich des archetypischen Verständnisses und Heilens die Narben des Geistes und des Körpers zu ehrenhaften Kennzeichen des Triumphes werden – Zeichen der Auszeichnung, nicht der Schande.

Vielleicht ist die grundlegendste archetypische Umkehrung in der Psychotherapie die, wenn „der Schüler zum Lehrer wird". Dies ist möglich, sobald ein Patient zu einem Grad gereift ist, dass er in der Lage ist, den Blickwinkel des Therapeuten auf seinen eigenen Lebensweg zu prägen. Diese archetypische Transformation findet als Höhepunkt einer Mentor/Schüler Beziehung statt. Dabei findet keine einfache Umkehrung der Machtpositionen statt oder ein bloßer Rollentausch. Wenn der Patient eine Fülle von Fertigkeiten im Prozess seiner eigenen Heilung erlangt hat, erreicht er eine neue Position in der relationalen Dyade. Aus dieser Position heraus kann er den gemeinsamen Blickwinkel in der relationalen Therapie nicht nur beeinflussen, sondern er kann auch eine bedeutungsvolle beratende Auswirkung auf die persönlichen Kämpfe des Therapeuten haben (auch wenn diese Kämpfe nicht voll offenbart werden). Und dadurch können sich neue vormals unbekannte Möglichkeiten für die eigene Heilung, das Wachstum und die Reifung des Therapeuten eröffnen. Dies ist ein seltenes Ereignis. Wenn es jedoch stattfindet, kann es eine sehr berührende Erfahrung für den Therapeuten sein, während es als eine symbolische Bestätigung und Authentifizierung dafür dient, dass die schmerzhaften Erfahrungen des Patienten sich in stringente Einsichten, mit der Kraft eines Wertes außerhalb seiner selbst, gewandelt haben.

Die archetypische Verwandlung der Gegensätze gibt es nicht nur auf der individuellen eins-zu-eins Ebene, sie setzt sich fort in Gruppen gleichgesinnter Leute und reicht bis auf eine globale Ebene. So wie sich Dunkelheit und Licht alchemistisch in der Geschichte des Individuums verwandeln, gibt es das gleiche Potenzial in der kollektiven sozialen Geschichte, um die transformative Umkehrung von Schicksalen größerer Gruppen zu veranschaulichen. Durch die Erfolge relationaler Therapie wird der kollaborative Mut, die Geduld und das Mitgefühl zwischen Patient und Therapeut fruchtbar gemacht, weil individuelle Veränderung immer ein notwendiger Vorläufer vor sozialer Veränderung ist. Individuen können wie die Überträger einer heilenden Infektion sein, die Verzweiflung und Versklavung in Hoffnung und Befreiung verwandelt – in immer größer werdenden Kreisen um die ganze Welt. Wenn ganze Verbände von Klinikern, Anwälten und Politikern sich zusammentun, um die schädlichen Agenten einer archetypischen dunklen Macht systematisch zu bekämpfen – indem sie Bewusstheit in diese Dunkelheit bringen und Mitgefühl innerhalb dieser Dunkelheit kultivieren – dann können wir gemeinsam größere Möglichkeiten für die Opfer erschaffen, damit sie die Helden ihrer eigenen Lebensgeschichte werden.

Renée Potgieter Marks

Täterintrojekte in der Behandlung von dissoziativen Kindern
Hilfe! Mein Kind schlägt mich

Ich sah die Mutter dort sitzen und ängstlich in das Meer von professionellen Gesichtern starren, die um den Tisch saßen und sie ansahen. Ich fragte mich, was sie wohl dachten und ich fragte mich, was die Mutter wohlfühlte. Vielleicht sahen sie das, was ich schon registriert hatte, ihren rechten Arm, der voller blauer Flecken war von der letzten Attacke. Vielleicht schämte sich die Mutter dieser Male. Ich konnte ihren tiefen emotionalen Schmerz fühlen, während sie dort mit ihren physischen Verletzungen vor den prüfenden schweigenden Gesichtern saß. Ich hoffte, dass sie verstand, dass ich ihren Schmerz fühlte und ihre Not und verstand, dass es hier nicht bloß um ein paar Male ging, die mit der Zeit wieder verheilen würden.

Hier war eine Frau, die nichts mehr zu geben hatte. Ich bemerkte wie ihr Ehemann versuchte die ganze Situation einfacher für sie zu machen, indem er ihr schützend den Arm um die Schultern legte. Als ob es möglich wäre, dass diese rührende Geste sie beruhigen und ihren Verlust wieder gut machen könnte.

Hier war eine Frau, die sich zutiefst nach einem Kind gesehnt hatte und überglücklich war, als ein 18 Monate alter Junge zu ihnen zur Adoption gegeben wurde. Die Adoption war ihre einzige Chance gewesen Mutter zu sein und dieses Kind war alles, was sie sich hätte wünschen können. Sechs Jahre später, saßen wir jetzt hier alle in diesem Raum, starrten sie an, guckten auf die blauen Flecken, die von demselben kleinen Jungen stammten, der die Antwort auf ihre Träume gewesen war und der jetzt zu ihrer größten Quelle für Sorge, Stress und Angst geworden war.

Während des Treffens wurde die Geschichte langsam deutlicher, Bild für Bild, fast wie in Zeitlupe. Das Kind wurde diesen Adoptiveltern mit der Versicherung übergeben, dass er keinerlei emotionale Probleme oder Verhaltensauffälligkeiten habe, sondern ein normaler kleiner Junge sei, der ein liebevolles Zuhause bräuchte.

Dieser „normale kleine Junge, der ein liebevolles Zuhause brauchte" hatte darauf reagiert, indem er regelmäßig seine Adoptivmutter attackierte. Er war ein Bully in der Schule und extrem isoliert durch seine Aggressionen gegen die anderen Kinder.

Das Gutachten, das ich erstellte, zeigte ein Kind mit einer überdurchschnittlichen Intelligenz und keinerlei emotionaler Verbindung zu irgendeinem anderen menschlichen Wesen. Als ihm ein Bild einer Familie gezeigt wurde, verschwand er wie der Blitz und duckte sich unter einen Tisch. Das Ideal dieses freundlichen blondhaarigen Jungen war groß zu werden und „Leute umzubringen". Kai wurde gebeten aufzumalen, was in seinem Gehirn sei und er malte klar und deutlich eine Pistole in seinem Gehirn. Die Schule hatte große Schwierigkeiten mit Kai umzugehen, aufgrund seiner Wut und seiner Aggressionen und die Eltern wussten nicht, was sie noch tun sollten mit ihrem siebenjährigen Jungen. Körperlich war er groß und schmal, aber wenn er wütend wurde, war er viel stärker, als man erwarten würde und seine Angriffe auf die Eltern hatten eine bösartige Qualität, besonders die auf seine Mutter. Als Kai nach dem Treffen in das Zimmer kam und auf seine Mutter zuging, zuckte sie zusammen und er grinste. Es war offensichtlich, wer in dieser Beziehung die Kontrolle hatte!

Der größere Zusammenhang

Auf der ganzen Welt gibt es eine steigende Zahl von Erwachsenen, Eltern, Betreuern, Lehrern und Therapeuten, die von Kindern angegriffen werden. Dies scheint ein beängstigender eskalierender Trend zu sein. Tausende Kinder werden in Anti-Aggressions-Programme geschickt, nur um erneut daran teilzunehmen, wenn sie wieder jemanden angegriffen haben.

Warum zeigt sich ein solcher Zuwachs von Gewalt, Bullying und Aggression bei Kindern? Fonagy (1999) bemerkt, dass Gewalt möglicherweise die übertriebene Reaktion eines desorganisierten Bindungssystems ist. Kesner & Mc Kenry (1998) fanden in ihrer Studie von erwachsenen Paaren, dass Bindungsfaktoren signifikante Prädiktoren für die Gewalt von Männern gegenüber Frauen darstellten. Gewalt von Kindern gegen Eltern richtet sich oft gegen die Mutterfigur, die meist als die hauptsächliche Bindungsperson gesehen wird. Viele dieser Kinder haben Probleme mit der Bindung zur Mutter und es ist möglich, dass die Ausprägung dieser Bindungsschwierigkeiten die Gewalt des Kindes gegenüber den Eltern beeinflusst.

Es ist zudem weit bekannt, dass eine wachsende Zahl von Kindern häuslicher Gewalt ausgesetzt ist. Diese Kinder zeigen signifikant mehr Probleme (z. B. Kitzmann, Gaylord, Holt & Kenny, 2003). Jaffe, Wilson, and Wolfe (1986) hatten die Idee, dass Kinder die häuslicher Gewalt von Erwachsenen ausgesetzt waren, eine Haltung entwickeln, die ihre eigene Anwendung von Gewalt rechtfertigt. Spaccarelli, Coatsworth, and Bowden (1995) untersuchten männliche Jugendliche, die aufgrund von Gewalttaten eingesperrt waren. Sie fanden heraus, dass durch die erlebte häusliche Gewalt die Überzeugung entstehen kann, dass aggressives Verhalten den eigenen Ruf oder das Selbstbild verbessert.

Was sagen uns diese Beobachtungen? Können wir davon ausgehen, dass wir in der Therapie auf Kinder und Jugendliche treffen, die mit einem Täterintrojekt leben, welches ihre eigenen Erfahrungen reflektiert? Könnte das der Grund für ihre gewalttätigen Handlungen gegen andere sein? Es ist in der klinischen Praxis nicht ungewöhnlich auf Kinder zu treffen, die häuslicher Gewalt ausgesetzt waren und die genaue diese häusliche Gewalt in den Beziehungen zu ihren Geschwistern, ihren Freunden, Pflegefamilien, Adoptiveltern oder anderen Erwachsenen gespiegelt weitergeben. Wir wissen auch, dass die reinszenierte traumatische Kampf-Reaktion bei diesen Angriffen eine Rolle spielen kann – wäre das dann dasselbe oder etwas anderes als ein Täterintrojekt?

Schore (2003) bezieht sich auf die Mutter-Kind-Einstimmung und die Rolle, die der emotionale Zustand der Mutter bei der Regulation des emotionalen Zustandes des Säuglings spielt. Durch die Regulation der Mutter ist der Säugling später in der Lage seine eigenen Emotionen zu regulieren. Schore (2003) hat gezeigt, dass die rechte Hemisphäre besonders stark nicht nur auf die positiven Aspekte von Berührung, Geruch, Musik, Gesichtsausdruck und visuelle Reize reagiert, sondern auch auf die negativen emotionalen/motivationalen Aspekte von Schmerz.

Das wirft die Frage auf, wie die Gewalt, die die Mutter erlebt oder dem Kind zufügt, die Wahrnehmung des Kindes von Klängen, visuellen Reizen und allen anderen negativen Aspekten der Gewalt, beeinflusst. Das gilt besonders dann, wenn die Person, die im Zentrum der Gewalt steht, dieselbe ist, die das Kind eigentlich beschützen sollte, es beruhigen und seinen Stress regulieren sollte.

Kagan hat herausgefunden, dass in der Forschung zu Gewalt von Jugendlichen regelmäßig signifikante Korrelationen mit den Erfahrungen der Kinder mit Misshandlungen und Vernachlässigung festgestellt wurden, vor allem mit Erfahrungen chronischer Misshandlung, die in sehr jungem Alter beginnt (Kagan 2004). Er bezieht sich auch auf Brazelton, der beschreibt wie die Erfahrungen im Säuglingsalter, die dazu führen, dass das Kind nicht in der Lage ist, starke Emotionen zu regulieren, zu häufig als Ursache für die Gewalt von Kindern und Jugendlichen übersehen werden.

Ein zehnjähriges Mädchen malte kürzlich in der Therapie ein Bild davon, wie ihr Vater damit drohte die Mutter umzubringen, während sie als Säugling auf dem Schoss der Mutter saß und beide weinten und sich eine „große Pfütze" neben dem Stuhl sammelte. Ihre letztgültige Entscheidung war, dass es besser wäre so zu sein wie ihr Vater, weil „der wenigstens mächtig war".

Die Ätiologie von Täterintrojekten bei Kindern

Die genauen neurobiologischen Prozesse, die der Entwicklung von Introjekten zugrunde liegen, sind bis heute noch nicht vollständig erforscht. Eine mögliche Erklärung für die Entwicklung von Introjekten könnte die sein, dass der Säugling bzw. das junge Kind die physische Haltung, das Schreien und Brüllen, die Drohungen und schließlich auch die gewalttätigen Handlungen des Täters durch die Spiegelneurone übernimmt.

Die Spiegelneurone wurden zufällig von einer Gruppe italienischer Forscher entdeckt. Einer der Forscher hob eine Rosine auf, während ein Affe ihm dabei zusah. Zu ihrer Überraschung bemerkten die Forscher, dass dasselbe Gehirnareal des Affen aktiviert war, wenn er die Handlung beobachtete oder wenn er selber die Rosine aufhob.

Rizzolati & Sinigaglia beschreiben, wie das menschliche Spiegelungssystem bestimmte Fähigkeiten hat, die bei Affen nicht gefunden wurden, in dem Sinne, dass es transitive sowie nicht-transitive motorische Handlungen codiert. Dadurch ist es in der Lage zugleich das Ziel der motorischen Handlung und die Bewegungen, aus denen die

Handlung besteht, zu codieren. Schließlich ist, im Falle transitiver Handlungen, die effektive Objekt-Interaktion keine notwendige Bedingung, da es auch aktiviert werden kann, wenn die Handlung nur gemimt wird (Rizzolati & Sinigaglia 2006).

Das menschliche Spiegelungssystem beeinflusst, wie das Kind die Bedeutung von Handlungen anderer versteht. Sehr frühe traumatische Erfahrungen könnten demzufolge die Bedingung dafür sein, wie das Kind die Handlungen und Intentionen von später folgenden Bezugspersonen interpretiert.

Es ist weithin bekannt, dass das nachahmende Verhalten von Babys nicht nur gezielt aktiviert oder dem Kind durch eifrige Eltern entlockt wird, sondern dass das Kleinkind auch unbewusst das Verhalten der Eltern nachahmt. Es haben schon viele Eltern staunend vor ihren zweijährigen Kleinkindern gestanden, die erwachsene Verhaltensweisen zeigten, die deutlich das identische Verhalten ihrer Eltern widerspiegelten. Dieses Verhalten wird oft von denselben Geräuschen, Worten, Handlungen, Gesichtsausdrücken, Intonationen, Körperhaltungen und Gesten begleitet, wie bei den Erwachsenen/Eltern/Betreuern, die im Leben des Kindes eine Rolle spielen. Das Verhalten wurde von Entwicklungspsychologen schon immer als ein wesentlicher Teil der kindlichen Entwicklung betrachtet, den das Kind benötigt um Fähigkeiten zu erwerben, die es im Leben braucht, um bestimmte Aufgaben zu erfüllen. Eine Entwicklung, aus der ein ursprünglich abhängiger Säugling eines Tages zu einem unabhängigen Erwachsenen werden wird. Auf der anderen Seite könnte eben dies auch der Entwicklungsprozess sein, der den hilflosen Säugling in die Lage versetzt um sich zu schlagen und andere, ohne Empathie oder Reue anzugreifen, ohne dieses Verhalten alleine ändern zu können.

Traurigerweise werden die Nachahmungsfähigkeiten des Säuglings auch von Fachleuten nur sehr selten mit Sorge betrachtet, wenn es um die wachsende häusliche Gewalt geht, der immer mehr Säuglinge und Kleinkinder tagtäglich ausgesetzt sind. Die Versicherungen der Eltern, dass die „Kinder in ihrem Zimmer waren", oder „dass die Kinder die Gewalt nicht gehört oder gesehen haben" wird von Fachleuten, die sich nur selten trauen die Eltern infrage zu stellen, oft naiverweise einfach akzeptiert, aus Angst die Eltern könnten rechtlich gegen sie vorgehen.

Fachleute auf der ganzen Welt scheinen mehr auf ihren Ruf bedacht zu sein, bzw. mehr Angst vor den Konsequenzen zu haben, die ein Konflikt mit den Eltern nach sich ziehen könnte, als dass sie sich Sorgen um die Konsequenzen machen, wenn die Kinder häuslicher Gewalt und Misshandlung ausgesetzt sind oder Zeugen von Gewalt werden. So breitet sich das Problem der Täterintrojekte immer stärker in unserer Gesellschaft aus.

Häusliche Gewalt findet oft in einem Milieu statt, in dem auch andere Formen der Gewalt prävalent sind und in dem das Kind wiederholt verängstigten, Angst machenden oder sexualisierenden Eltern oder anderen Bezugspersonen ausgesetzt ist. Insofern ist das Kind nicht nur unfähig die überwältigende Angst oder den Schmerz seiner Erfahrung zu integrieren, sondern ein Teil des Kindes wird sich unvermeidbar mit den Tätern identifizieren. Es wird dies deshalb tun, weil der Täter in der gewalttätigen Situation den Inbegriff von Macht, Kontrolle und Stärke repräsentiert und in einer überlegenen Position gegenüber dem Opfer ist. Dies gilt besonders für das Kind, das zu jung ist, um irgendwelche moralischen Konzepte zwischenmenschlicher Gewalt internalisiert zu haben. Es ist jedoch auch wichtig, festzuhalten, dass nicht alle Kinder, die häuslicher Gewalt ausgesetzt sind, diese schließlich externalisieren. Manche Kinder werden auf andere Art mit diesen traumatischen Erfahrungen umgehen. Es ist auch möglich, dass die Erfahrungen physischer Gewalt in sehr jungem Alter langfristig zu größeren Problemen der kindlichen Emotionsregulation führen und dass solche Kinder generell stärker gefährdet sein könnten den Täter zu introjizieren.

Dies schien bei Kai der Fall zu sein. In einem Alter von unter 11 Monaten wurde Kai mit zwei Brüchen, einem eingerissenen Ohr und Blutergüssen im Gesicht ins Krankenhaus eingewiesen. Seine Verletzungen wurden später als nicht unfallbedingt eingeschätzt. Kai war zu jung, als das er schon moralische Prinzipien hätte entwickeln können, indem er aber andauernde häusliche Gewalt zwischen seinen Eltern erlebte und auch selber Gewalt ausgesetzt war, wurde sein neurologisches System immer wieder überfordert, sodass es für Kai unmöglich wurde, eine normale emotionale Regulation zu erlernen. Kai hatte kein Konzept von beständigem Trost und Fürsorgeverhalten von Eltern und so befand er sich in einem psychischen Alarmzustand emotionalen Terrors. Kai hatte auch noch keine Gelegenheit gehabt ein integriertes Selbstgefühl zu entwickeln und so fing er an, die Fragmentierung seiner unbeständigen gewalttätigen Eltern zu spiegeln. Der Kontakt zu seinen biologischen Eltern fand, auch nachdem er aus der Familie genommen worden war, regelmäßig drei Mal die Woche statt. Dadurch bekam er auch neurophysiologisch niemals die Möglichkeit ein normales Ruhe-Gefühl zu entwickeln. Kai musste während des Kontaktes mit seinen biologischen Eltern in voller Alarmbereitschaft sein, da sie es ja waren, die die Reaktion seines Systems überhaupt erst ausgelöst hatten.

Die häufigsten Typen von Täterintrojekten bei Kindern

Das häufigste Täterintrojekt bei Kindern scheint der gewalttätige Täter zu sein. Wenn der gewalttätige Täter nicht korrekt begutachtet und effektiv behandelt wird, eskaliert das gewalttätige Verhalten des Kindes normalerweise und die gewalttätigen Handlungen steigern sich in ihrer Intensität oder die Zahl der Opfer des Kindes steigen. Kinder mit einem gewalttätigen Täterintrojekt können jederzeit plötzlich um sich schlagen und sich dabei gegen jeden Erwachsenen, jedes Kind oder auch Tier richten, ohne im geringsten anzuerkennen, welche Konsequenzen ihre Handlungen haben. Sie sind nur sehr selten in der Lage Reue oder Gewissensbisse zu zeigen.

Ebenfalls sehr bekannt ist das sexualisierende Täterintrojekt. Wenn diese Kinder nicht korrekt begutachtet und effektiv behandelt werden, wird das Kind immer trickreicher im „grooming“[19] und den sexuellen Übergriffen, wobei die Anzahl der Opfer und die Art der Taten variieren können. Die Kinder sind oft sehr geschickt darin andere Kinder, oft jünger als sie selbst, mit Eifer in sexuelle Aktivitäten zu involvieren. Sie haben wenig oder keine Empathie und so gut wie keine Reue.

Der kontrollierende Täter ist vielleicht das subtilste Täterintrojekt. In der Familie hat das Kind mit einem kontrollierenden Täterintrojekt manchmal die Kontrolle über die ganze Familie. Normal funktionierende Eltern werden schnell Angst vor den Wutanfällen ihres Kindes entwickeln und sich an die Forderungen des Kindes anpassen und so kann innerhalb kurzer Zeit das Täterintrojekt das gesamte Familiensystem beherrschen. Dies ist ein sehr verbreitetes Phänomen unter Adoptiv- und Pflegeeltern. Wenn man davon ausgeht, dass viele Therapeuten gelernt haben in der Therapie „der Führung des Kindes zu folgen“, können auch sie im Therapieraum Opfer des kontrollierenden Täterintrojekts werden. Außerhalb des Therapieraumes sind die Eltern, die Lehrer und die Gleichaltrigen meistens sehr gut bekannt mit dem kontrollierenden Täterintrojekt. Wenn es dem kontrollierenden Täterintrojekt nicht möglich ist oder nicht zugelassen wird, dass es den Therapeuten kontrolliert, dann führt das oft dazu, dass es die Therapie sabotiert. Das kann sich in einer Therapieverweigerung zeigen oder in einer Verweigerungshaltung innerhalb der Therapie oder indem das Kind unrealistische Forderungen an die Therapieteilnahme knüpft, um so die Therapie zu beenden.

Ein sehr gefährliches Introjekt ist das Introjekt, welches das Kind töten will. Die Introjekte operieren mit einem umfangreichen Repertoire beleidigender Sprüche und hartnäckiger Botschaft der Selbstabwertung. Die Selbstabwertung ist dabei oft so extrem, dass das Selbst meint, den Tod oder die Selbstverletzungen zu brauchen, um sich von dem inneren Gefühl der Verderbtheit zu säubern. Diese Introjekte entstehen nicht nur durch die Nah-Tod-Erfahrungen während der Misshandlungen durch die Eltern oder Bezugspersonen, sie können auch in Verbindung mit infantizider Bindung[20] gebracht werden. Brett Kahr (2007) hat das Konzept der infantiziden Bindung entwickelt und Adah Sachs (2007) hat es in zwei Subformen unterteilt: „die symbolische infantizide Bindung“ und „die konkrete infantizide Bindung“. Nach Sachs' Konzept entwickelt sich infantizide Bindung entweder durch den Wunsch der Eltern an das Kind, dass sterben möge (symbolisch) oder durch den tatsächlichen Versuch der Eltern das Kind zu töten (konkret).

Es gibt viele Beispiele für Erfahrungen, die zu Täterintrojekten führen können, die versuchen, das Kind zu töten. Das Ersatz-Kind Syndrom, bei dem das Kind als Ersatz für ein gestorbenes Kind geboren wurde. Abtreibungsversuche, bei denen sich das Kind bewusst ist, das Produkt einer erfolglosen Abtreibung zu sein. Das Kind, das Zeuge von Folter oder Mord an Tieren war. Der Tod eines Zwillings im Mutterleib oder ein Kind, dessen geliebter Teddy von den Eltern geköpft wurde.

19 Anmerkung der Übersetzerin: grooming beschreibt das gezielte Befreunden mit übelwollendem Hintergrund. Zum Beispiel child/sexual grooming: hier wird eine emotionale Bindung zum Kind etabliert, um seine Befangenheit zu reduzieren als Vorbereitung für sexuelle Handlungen.

20 Anmerkung der Übersetzerin: Eine extreme Form der desorganisierten Bindung, in der das Baby merkt, dass es nicht existieren soll und fürchtet ermordet zu werden, wurde von Brett Kahr als „Infanticidal Attachment“ bezeichnet.

Wie unterscheidet sich das Täterintrojekt von der normalen Dissoziation?

Dissoziation bei Kindern

Dissoziation wird als eine Störung der integrativen Funktion des Bewusstseins, der Erinnerung, der Identität oder der Wahrnehmung beschrieben (DSM IV). Manchmal wird Dissoziation ausschließlich darüber identifiziert, dass ein Kind abschaltet und den Kontakt zur Realität verliert. Das ist eine Einschränkung, die dazu führt, dass Kinder die sehr gewalttätig und aggressiv sind und schwierige, manchmal bizarre Verhaltensweisen zeigen oft nicht als dissoziativ erkannt werden.

In der Praxis zeigen dissoziative Kinder oft multiple Selbstanteile, die als „Helfer" entstanden sind, um das Überleben des Kindes während der aversiven Erfahrungen abzusichern. Wenn sie nicht direkt gefragt werden, ob es sie gibt, sprechen Kinder nur selten über diese verschiedenen Selbstanteile. Einige Kinder erleben ihre Selbstanteile als „imaginäre Freunde" oder „spezielle Freunde in meinem Kopf". Und das kommt oft in einem Alter vor, in dem normalerweise keine imaginären Freunde mehr auftauchen. Die Selbstanteile können auch im Konflikt miteinander stehen, sie können schreien und Geräusche im Kopf des Kindes machen und das Kind auf diese Weise stark beeinträchtigen. James, 10 Jahre alt, erklärte mir, dass er „drei Freunde" in seinem „Kopf" habe und dass sie alle schlechte Dinge rufen würden, dass sie ihm sagen würden „Du bist dumm, du bist Dreck". James erlebte diese Selbstanteile oder dissoziativen Anteile als sehr tyrannisierend. Der eine „besondere Freund", den er in seinem Kopf hatte, war nicht in der Lage ihn vor den inneren Bullies zu schützen.

Junge Kinder erleben ihre Selbstanteile als normal und glauben, dass alle Menschen die Welt so erleben. Wenn es älter wird, realisiert das Kind, dass das bei anderen Kindern und Erwachsenen nicht so ist und deshalb erlebt es sich immer stärker als „komisch" oder „verrückt". Viele Jugendliche mit diesem Grad an Dissoziation geben an, dass sie „besondere Freunde" hatten oder „Stimmen gehört haben" als sie jünger waren. Die bewusste Wahrnehmung der Selbstanteile verschwindet oft in der Jugend, weil die Selbstanteile isolierter werden und anfangen eigenständiger zu funktionieren, auch außerhalb der Wahrnehmung der jungen Person. Dabei sorgen sie üblicherweise für schwerwiegende Probleme und werden oft als „andere Persönlichkeiten" beschrieben.

Kagan beschreibt den Fragmentierungsprozess, der durch das Trauma im Kind entsteht mit der Metapher eines zerbrochenen Spiegels, in der das Trauma die Wahrnehmung des Kindes von der Welt zerschlägt, ähnlich einem Stein, der das Fenster in ihrem Schlafzimmer zerschlägt. Das zersplitterte Glas repräsentiert die Einzelteile der Erfahrung des Kindes. Ein Splitter repräsentiert möglicherweise das Bild von Mama und Papa wie sie streiten. Ein zweiter Splitter beinhaltet den süßen, stechenden Geruch von Marihuana. Ein dritter Splitter repräsentiert den Druck, den das Kind in seinem Brustkorb fühlt, weil sein Herz wie wild schlägt, schneller und schneller, bis das Kind das Gefühl hat, dass es explodieren wird. Ein Vierter beinhaltet schrille wütende Stimmen. Und ein Fünfter die Worte der Wut, die Flüche und Obszönitäten, die fortgeschleudert werden wie Lanzen, während seine Eltern kämpfen. Zusammengenommen ist das Trauma unerträglich. Um zu überleben, muss das Kind es zersplittern – Splitter, die niemals zusammenkommen dürfen, weil sie das Kind dann überwältigen würden (Kagan 2004).

John, 7 Jahre alt, gibt zum Beispiel an, dass er „Jeff" hat, der in seinem Kopf lebt und der ihn gefüttert hat, wenn er als Baby hungrig war. Er hat außerdem noch „Rainbow", der ihn sauber gemacht hat und ihm immer geholfen hat „sauber" und „glücklich" zu sein. Er gab auch an, dass er „Talky" hat, ein Anteil, der mit ihm sprach, wenn er alleine in seinem Zimmer war und dann hat er noch einen „Little John", der ein Baby ist und Umarmungen und Kuscheln liebt. Im Fall von John sieht es so aus, als ob diese Selbstanteile als „Helfer" entstanden sind oder als Strategien, die ihn am Leben gehalten haben, im Angesicht der schwerwiegenden Vernachlässigung, die er als kleines Baby erlebt hat.

Paul, 9 Jahre alt, erklärt, dass die „Anteile in meinem Kopf wütend" sind. Ein Anteil wolle „wegrennen", ein anderer wolle sich immer „verstecken" und noch ein anderer wolle „Leute umbringen". Paul erlebte schwere körperliche Gewalt als Säugling. In seinem Fall schien es so zu sein, dass die Selbstanteile die normalen körperlichen und emotionalen Reaktionen beinhalteten, die im Moment des Traumas nicht ausgedrückt werden konnten, da er mit 6 Monaten zu jung gewesen war, um zu flüchten oder sich zu wehren.

Waters & Silberg meinen, dass die Verschmelzung und die letztendliche Integration aller abgespaltenen Anteile des dissoziativen Kindes, entscheidend dafür sind, dass das Kind in der Schule lernen kann, dass es sich angemessen verhalten kann, seine/ihre Fähigkeiten ausentwickeln kann und das es bedeutende und stabile Beziehungen eingehen kann. So lange, wie Fragmentierungen existieren, wird sich der dissoziative Patient auf seine oder ihre dissoziativen Schutzmechanismen verlassen und diese Bewältigungsstrategie wird sich immer stärker verwurzeln (Silberg 1996).

Dissoziative Anteile scheinen bei Kindern aus den folgenden Bestandteilen zu bestehen:

- Nicht ausgedrückte Gefühle, die das Kind während des Traumas hatte:
  Durch die überwältigende Qualität eines Traumas sind Kinder nicht immer in der Lage ihren emotionalen Stress, ihre Wut, ihre Trauer und Angst auszudrücken. Manche Kinder erleben auch, dass sie gestoppt oder bedroht werden, wenn sie versuchen, ihre Gefühle auszudrücken. Diese Gefühle werden dann in einem Teil des Kindes abgespeichert, damit das Kind sein Leben weiter leben kann, ohne mit diesen überfordernden Gefühlen umgehen zu müssen.
- Nicht ausgedrückte sensorische Erfahrungen:
  Die Körper von Kindern können unverarbeitete sensorische Erfahrungen speichern, zum Beispiel kann das Kind manchmal über starke Schmerzen in seinen Gliedmaßen, seinen Genitalien, seinem Mund oder anderen Körperteilen, die in der traumatischen Situation verletzt wurden, klagen. Diese körperlichen Beschwerden sind solange nicht verarbeitet, bis das Kind sich mit dem Trauma auseinandersetzt, das die Ursache der Schmerzen ist.

- Fragmente der überwältigenden Erfahrung:
  Junge Kinder sind hirnphysiologisch nicht in der Lage die Geräusche, Empfindungen, Emotionen und Erfahrungen des Traumas zu verarbeiten. Um die Situation zu bewältigen, werden all diese Erfahrungen in einem Teil des Selbst „auf Eis gelegt".
- Nicht ausgedrückte Körperbewegungen (Kampf/Flucht) zum Zeitpunkt des Traumas:
  Die Flucht- und Kampfimpulse, die in der traumatisierenden Situation nicht umgesetzt werden konnten, weil die Kinder überwältigt wurden oder noch zu jung waren sich zu bewegen, werden als körperliche Impulse in einem Teil ihres Selbst „aufbewahrt".
- Die Lösung um die überwältigende Erfahrung zu überstehen:
  Manchmal lebt der dissoziative Anteil in einer Fantasiewelt, in der das Kind andauernd damit zu tun hat „Aliens, Monster, Drachen oder schlechte Menschen zu bekämpfen". Einige Kinder erschaffen dissoziative Anteile, die ihnen dabei „helfen" ständig die Symbole ihres Traumas loszuwerden.
- Die Lösung für unerfüllte Bedürfnisse:
  Manche Kinder erschaffen dissoziative Anteile, um ihre Bedürfnisse zu stillen. Das Kind kann einen mütterlichen inneren Anteil haben, der es füttert, mit ihm redet etc., um dem Kind mit seinen unerfüllten Bedürfnissen zu helfen. Dadurch wird das Kind unabhängig und braucht also keine Erwachsenen mehr, die sich kümmern. Diese Kinder zeigen starke Probleme in ihrer Bindung zu Erwachsenen, da die innere Mutterfigur bei jedem Versuch der emotionalen Bindung heftig angreift und sich gegen jede Form der Beelterung wehrt.
- Innere Helfer:
  Innere Helfer sind Selbstanteile, die dem Kind bei jeder schwierigen Anforderung, die an das Kind gestellt wird, helfen, z.B. in der Schule oder in sozialen Situationen.

Diese dissoziativen Anteile sind in der Therapie kooperativ und arbeiten mit dem Therapeuten zusammen an der Integration in ein einheitliches Selbstsystem. Dadurch ist das Kind mit effektiven Behandlungsmodalitäten normalerweise schnell in der Lage das Trauma zu identifizieren, das unter der dissoziativen Erfahrung liegt, die dissoziative Erfahrung zu verarbeiten und den Anteil zu integrieren.

Im Fall von Täterintrojekten versagt dieser normale Prozess der Integration oftmals, sehr zur Frustration des Therapeuten und es kann zu einem Rückfall kommen, wenn der Therapeut versucht mit dem Täterintrojekt wie mit einem normalen dissoziativen Anteil umzugehen.

Vogt (2008 b) erklärt, dass sich Täterintrojekte durch „penetrantes Druckmachen, quälende Interaktionswiederholungen, cholerisch-explosives Einflussnehmen, raptusartig-impulsives Gewaltanwenden, andauernd unberechenbares Agieren, schnelle Gewalthandlungen mit sofortigem Rückzug, durchgehendes geistiges Verwirren und schockierender Verrat" auszeichnen.

Für Adoptiv- und Pflegeeltern ist es vor allem die Kombination aus der Intensität der Gewalt und des Verrats mit der sie nicht umgehen können. Sie können nicht verstehen, wie das Kind erst so viel Liebe zeigen und dann plötzlich emotional abschalten kann. Denn diese Kinder zeigen echte Zuneigung und dann wird dasselbe Kind plötzlich extrem gewalttätig. Das Täterintrojekt wird auch von dem Kind nicht so leicht verstanden, wie die anderen dissoziativen Anteile. Simon, 9 Jahre alt, beschreibt seinen Täteranteil als „Er übernimmt meinen Körper und dann schlägt er meine Mutter". Oft fühlen sich die Kinder hoffnungslos, weil sie das Gefühl haben, keine Kontrolle über die repetitiven gewalttätigen Vorfälle erlangen zu können – trotz aller Interventionen von professionellen Helfern, trotz des hohen Verständnisses und der hohen Motivation des Kindes und trotz unterstützender Fürsorge der Betreuer.

Dissoziative Anteile

- Dissoziative Anteile bei Kindern sind einfach zu definieren.
- Sie sind entweder Helfer, funktional oder sie sind stärker negativ und den positiven Anteilen entgegengestellt.
- Sind sie einmal identifiziert und haben das Gefühl, dass sie gewertschätzt werden, sind sie bereit mit dem Therapeuten zusammenzuarbeiten.
- Sie können einfach und erfolgreich integriert werden, sobald das zugrunde liegende Trauma verarbeitet ist.
- Sie sind in der Lage Einsicht bezüglich ihrer Herkunft, ihrer ursprünglichen Aufgabe und ihrer gegenwärtigen Funktion zu entwickeln.
- Das Kind ist zumeist sehr motiviert mit den dissoziativen Anteilen zu arbeiten und sagt, dass ihr Verhalten sich positiv verändert.
- Wenn sie einmal integriert sind, gibt es nur selten einen Rückfall in die alte Spaltung.

Täterintrojekte

- Täterintrojekte sind viel mächtiger als die anderen dissoziativen Anteile.
- Sie sind extrem intrusiv in der
  - Beziehung zum Therapeuten
  - Beziehung mit den Eltern/Betreuern/Adoptiveltern
  - Beziehung mit sich selbst
- Sie zerstören alle Beziehungen auf eine überwältigend destruktive Art (sehr häufig in Form von Gewalt, sexualisiertem Verhalten oder Kontrollverhalten).
- Oft zeigt das Kind deutlichen Widerwillen, mit diesem Anteil zu arbeiten.
- Das Kind fühlt sich, aufgrund der Macht, die das Täterintrojekt hat, schnell hilflos und hoffnungslos ihm gegenüber.
- Dieser Anteil ist direkt mit dem Täter verbunden.
- Dieser Anteil spiegelt die Handlungen der traumatisierenden Tat.
- Täterintrojekte mischen sich oft in den normalen therapeutischen Prozess ein.

- Die Täterintrojekte verweigern sich meistens, auch noch nachdem das Trauma verarbeitet ist, der Integration.
- Wenn ein Täterintrojekt vorhanden ist, wird die Integration größtenteils versagen und die Intensität des Anteils hinsichtlich der Täterhandlungen wird zunehmen.
- Das Täterintrojekt kann auch auf eine sehr trügerische Weise präsent bleiben, unerreichbar in der Therapie, aber dennoch weiterhin aktiv in zerstörerischen Täterhandlungen.
- Wenn das Täterintrojekt früh in der Therapie angesprochen wird, kann es in den Untergrund gehen, um später mit voller Wucht wieder hervorzukommen.

Die sechs Phasen in der Behandlung von Täterintrojekten bei Kindern

Da dieses Thema nicht gerade häufig in der Literatur aufgegriffen wird, möchte ich ein paar der Richtlinien, die ich in meiner Arbeit mit Täterintrojekten als hilfreich erlebe, nur mit Vorsicht und unter Vorbehalt weitergeben.

Karr-Morse & Wiley betonen, wie wichtig es ist in der Auseinandersetzung mit dem Thema Gewalt zu verstehen, dass die physiologische Struktur, sowie das chemische Profil eines menschlichen Gehirns durch langandauernden Stress oder durch Verletzungen während der schnellsten Wachstumsphase des Gehirns, die in den ersten 33 Lebensmonaten stattfindet, ungünstig und dauerhaft verändert werden kann (Karr-Morse & Wiley 1997).

Es ist eine viel anspruchsvollere Aufgabe Kindern, die gewalttätiges Verhalten zeigen, effektive therapeutische Interventionen anzubieten, als ihnen lediglich Strategien beizubringen wie sie „ihre Wut kontrollieren können. Der Einfluss von Gewalterfahrungen auf die frühe Gehirnentwicklung und die nachfolgenden Entwicklungen erfordert einen sehr viel konsequenteren und intensiveren therapeutischen Prozess. Es scheint nicht möglich zu sein mit Täterintrojekten auf dieselbe Art zu arbeiten, wie mit anderen dissoziativen Anteilen. Man bekommt schnell das Gefühl, dass der Täteranteil und das Kind „sehr ineinander verliebt“ sind und in eine konfliktbeladene symbiotische Beziehung verstrickt sind. Obwohl das Kind sehr dringend sein Verhalten ändern muss, zeigt es nicht den gleichen Eifer, die gleiche Motivation und Begeisterung, wenn es darum geht, an einem Täterintrojekt zu arbeiten. Als würde das Kind mit seiner Haltung sein Gefühl widerspiegeln: „So bin ich eben, ich bin schlecht, ich kann mich nicht ändern, ich brauche diesen Anteil und Veränderung ist viel zu schwer und absolut unmöglich“. Diese Haltung ist für Therapeuten, Eltern und Lehrer sehr demoralisierend. Infolgedessen fangen sie oft an zu glauben, dass das Kind sich mit dem Täterintrojekt nicht auseinandersetzen will oder nicht in der Lage ist, es erfolgreich zu tun. Manchmal ist dann die letzte Lösung das Kind irgendwie im Zaum zu halten, bis es volljährig ist und dieselbe Art der Aufbewahrung durch das Strafrechtssystem weiter geführt werden kann. Kinder, die sich mit dissoziativen Anteilen auseinandersetzen müssen, haben meistens ein sehr gutes Verständnis für die Anteile, die ihnen geholfen haben. Die Anteile haben „die ganzen großen Gefühle weggenommen", „alle Wut genommen" oder „sich um mich gekümmert", damit es dem Kind möglich war, im normalen Leben zu funktionieren. Diese Kinder sehen die dissoziativen Anteile als Anteile ihres Selbst die bestimmte Aufgaben erfüllen, sie fühlen meistens eher instinktiv, dass das Täterintrojekt mächtiger ist und dass es tatsächlich das Täterintrojekt war, das sie am Leben erhalten hat. Das Kind hat oft das Gefühl, dass alleine das Täterintrojekt mächtig, stark und gefährlich genug ist, um andere, die ihnen wehtun könnten, zu verjagen. Aufgrund dessen ist es ihnen meistens absolut unmöglich das Täterintrojekt loszulassen, solange sie nicht in einer sicheren Umgebung leben, in der sie die eigene Sicherheit auch selber wahrnehmen.

Die folgenden sechs Therapiephasen haben sich als effektiv erwiesen:

Phase 1: Sicherheit herstellen.

In der ersten Phase findet entweder Bindungstherapie zwischen den Eltern und dem Kind statt oder es muss für die tatsächliche Sicherheit des Kindes gesorgt werden, indem es z. B. so schnell wie möglich aus einer bedrohlichen Umgebung herausgenommen wird.

Therapie kann und darf nicht in die zweite Phase gehen, bevor das Kind nicht ein Gefühl von Sicherheit verinnerlicht hat. Die meisten Kinder in Adoptiv- oder Pflegefamilien brauchen spezifische Interventionen, bis sie so viel Vertrauen in ihre Bezugspersonen entwickelt haben, dass sie wirklich glauben können, dass sie sicher sind. Nach Brisch können wir die Bindung, die zwischen Mutter und Kind in der frühen Entwicklung entsteht, genauso wie das Explorationsbedürfnis und das damit zusammenhängende Verhalten in die therapeutische Situation übertragen (Brisch 1999). Dadurch ermöglichen wir dem Kind, die Sicherheit und Geborgenheit einer positiven Bindung zu einer fürsorglichen Bezugsperson zu erleben. Bevor irgendwelche therapeutischen Interventionen bezüglich der dissoziativen Selbstanteile oder der Täterintrojekte stattfinden können, muss das Kind zuallererst die Erfahrung von Sicherheit in einer bedeutenden Bindung gemacht haben. Struik (2010) sagt, dass das Kind, das keine solche Erfahrung macht im Überlebensmodus bleibt, anstatt zu leben.

Phase 2: Sich des Täterintrojekts bewusst werden

Das Kind muss den Unterschied zwischen dem Täterintrojekt und den anderen dissoziativen Anteilen verstehen. Es ist ratsam erst mit dem Täterintrojekt zu arbeiten, wenn das Kind schon einige Erfahrungen in der Arbeit mit anderen dissoziativen Anteilen gesammelt hat. Das Kind soll verstehen, dass das Täterintrojekt immensen Stress verursacht, sowohl im Selbst des Kindes, als auch bei den Leuten im Umfeld des Kindes, gegen die sich das Täterverhalten des Introjekts richtet. Praktisch wird das Kind nicht in der Lage oder nicht bereit sein, auch nur die Existenz des Täterintrojekts anzuerkennen, solange es kein volles Co-Bewusstsein für das Introjekt hat. Manche Kinder sind komplett amnestisch für das Täterintrojekt und haben dementsprechend keinen Zugang und keine Möglichkeit mit diesem Anteil zu arbeiten.

Sarah ist eine 14jährige Jugendliche, die ihre Mutter täglich angriff. Nach diesen Angriffen, die manchmal so schlimm waren, dass die Polizei gerufen werden musste, wusste Sarah nichts mehr von dem, was sie getan hatte. Wenn sie bemerkten, dass das Täterintrojekt kurz davor war, die Mutter anzugreifen, versuchten die Eltern immer wieder Sarah darauf aufmerksam zu machen: „Ich weiß, dass die 14jährige Sarah ihrer Mutter nicht wehtun wird, aber ich kann sehen, dass der Täter ihr wehtun will." Anfangs sprachen die Eltern das Täterintrojekt als „wütend" an, weil das die Emotion war, die sich im Verhalten äußerte. Das schien allerdings keinerlei Einfluss zu haben. Sobald die Eltern aber damit begannen den Täter direkt anzusprechen und die gewalttätigen Handlungen von ihrem Kind zu trennen, fing Sarah an die Angriffe bis zu einem gewissen Grad zu kontrollieren. Nach zwei Wochen wurde das Täterintrojekt Sarah endlich bewusst und sie erzählte dem Therapeuten und den Eltern seinen Namen.

Dem Kind das Täterintrojekt bewusst machen kann ein längerer Prozess sein, aber es ist der einzige Weg, damit das Kind versteht, was es reinszeniert und wie absolut inakzeptabel sein Verhalten für es selbst und für andere ist.

Die sexuellen Handlungen, die der 15jährige Jason mit anderen Kindern initiierte, wurden immer besorgniserregender und gipfelten schließlich in polizeilicher Intervention und einer Vorstrafe. Trotz verschiedenster Erklärungen bestand Jason darauf, dass er nicht verantwortlich für den sexuellen Missbrauch und die Belästigungen war, die ihm vorgeworfen wurden, sondern dass er in Wirklichkeit gar nichts getan habe. Erst über einen längeren Zeitraum, in dem Jason systematisch darin unterstützt wurde sich alle Beweise anzugucken und jede Szene mit einer visuellen timeline durchzugehen, wurde ihm bewusst, dass er verantwortlich für die Taten war und dass er seinen eigenen sexuellen Missbrauch, den er mit 3 Jahren erlebt hatte, reinszeniert hatte. Erst ab diesem Zeitpunkt war Jason in der Lage mit dem Täterintrojekt zu arbeiten.

Phase 3: Den Einfluss des Täterintrojekts auf das Leben des Kindes thematisieren.
Hat das Kind erst einmal Co-Bewusstsein für das Täterintrojekt erlangt, kann die nächste Phase starten, die darauf abzielt dem Kind die Aufgabe und den Einfluss, den das Täterintrojekts in seinem Leben hat zu verdeutlichen. Eine Möglichkeit die Auswirkungen zu veranschaulichen ist z. B. eine Liste aufzustellen, wie oft das Kind schon wegen dem Verhalten des Täterintrojekts Hausarrest bekommen hat. Normalerweise konzentrieren sich die Erwachsenen auf das negative Verhalten des Introjekts, aber während dieser Phase werden die Erwachsenen gebeten dem Kind gegenüber Mitgefühl zu zeigen, wie viel Stress und Strafen es wegen des Täterintrojekts erleiden muss und wie unerfreulich sein Leben dadurch ist. Das Kind braucht genug Ich-Stärke, um zu verstehen, dass dieser Anteil nicht böse ist, sondern ein bestimmtes Ziel und bestimmte Aufgaben hat und auf Auto-Pilot funktioniert. Das Kind braucht weiterhin Unterstützung, um zu verstehen, dass es selbst (das reale Kind in der Gegenwart) eigentlich nicht so sein will

und dass es das negative Verhalten gerne stoppen würde. Jane ist ein achtjähriges Mädchen, das immer häufiger Hausarrest bekam aufgrund des gewalttätigen Verhaltens gegenüber ihrer Mutter. Anstatt nun aber jeden Tag mit ihrer Tochter zu kämpfen, um das aggressive Verhalten zu stoppen, zeigte die Mutter Jane ihre Empathie: „Oh Jane, es tut mir so leid, dass dieser Kampfanteil schon wieder dafür gesorgt hat, dass du Hausarrest bekommen hast!“ Plötzlich runzelte Jane die Stirn und sagte: “Was meinst du damit?“ Die Mutter erklärte: „Jane ich kenne dich und ich weiß, dass die achtjährige hilfsbereite, freundliche Jane mir nicht wirklich wehtun will. Ich weiß, dass das nicht du bist, in Wirklichkeit ist es ein sehr wütender Anteil von dir. Ich bin mir sicher, dass du stark genug werden wirst und dem Anteil helfen kannst mit dir zu arbeiten, sodass du nicht ständig Hausarrest haben und die Partys deiner Freunde verpassen musst.“

Durch diese Erklärung machte die Mutter es Jane möglich zu verstehen, dass sie nicht mehr länger gegen Jane und ihr Verhalten kämpfte, sondern dass sie Verständnis für die innere Erlebenswelt von Jane hatte und mit ihr mitfühlte und aus einer positiven Haltung heraus Hoffnung für ihre Tochter hatte. Sehr bald nach dieser Diskussion war Jane bereit in der Therapie weiter mit dem gewalttätigen Täterintrojekt zu arbeiten.

Kinder haben das inhärente natürliche Bedürfnis ihre Bezugspersonen zufriedenzustellen. Die Fähigkeit dazu kann man hauptsächlich bei Kindern sehen die mit einer sicheren Bindung aufwachsen, sie ermöglicht es den Kindern schließlich auch sich an die Normen, Werte und Erwartungen der Gesellschaft anzupassen. Wenn ein Kind mit einem Täterintrojekt lebt, wird dieses Kind sehr schnell demoralisiert und fängt an die Botschaften aus seiner Umgebung in sich aufzunehmen, die ihm sagen, dass es „ungezogen“, „schlecht“, „schrecklich“ etc. ist. Das wiederum führt dazu, dass das Täterintrojekt immer mächtiger wird, und verstärkt das tiefe und beherrschende Gefühl der inneren Schlechtigkeit im Kind. Wenn die Verzweiflung groß genug ist, wird das Kind anfangen, positive Gefühle gegenüber dem eigenen Schlecht-Sein zu entwickeln. Das ist gefährlich, weil sich damit die Kraft des Selbstkonzepts in die gewalttätigen, aggressiven, kontrollierenden oder sexualisierenden Taten verwurzelt. Es findet eine Verschiebung des inneren Selbsterlebens statt, von der Hilf- und Hoffnungslosigkeit des Opfers zu einem absoluten Schwelgen in der Macht, dem Genuss und der Freude am Verletzen von anderen. Je eher einem Kind mit einem Täterintrojekt geholfen wird, desto besser ist die Prognose für das Kind. Je länger das Kind mit dem Täterintrojekt lebt und Macht und Freude am Tätersein erlebt, desto komplexer und aufwendiger wird es, dem Kind effektiv zu helfen.

Phase 4: Introjektion erklären.

Erst wenn das Kind verstanden hat, dass das Täterintrojekt die Quelle für das Unglück in seinem inneren System ist, ihm sein Leben vermiest, und erst wenn das Kind motiviert ist, gegen diesen Anteil anzugehen, kann proaktives therapeutisches Handeln beginnen.

Um effektiv mit einem Täterintrojekt zu arbeiten, muss das Kind das Konzept von Introjektion verstehen. Meiner Erfahrung nach lässt sich das am einfachsten über das

Konzept des Kopierens/Nachahmens erklären. Junge Kinder verstehen dieses Konzept entweder durch ihre eigenen Erfahrungen damit, wie sie andere Kinder oder Erwachsene nachgemacht haben oder weil sie selber von jüngeren Kindern nachgemacht wurden. Es kann hilfreich für das Kind sein in der Therapie aktiv das Verhalten des Therapeuten nachzuahmen und vice versa, um zu erleben, wie es sich anfühlt, jemanden zu kopieren. Hat das Kind gelernt wie Nachahmung funktioniert, muss es verstehen, dass sehr junge Kinder durch Nachahmung lernen und dass das ganz normales und natürliches Verhalten ist. Wenn das Kind diese Grundlagen versteht, dann kann es auch besser akzeptieren, dass es den Täter kopiert hat. Diese Erkenntnis kann für das Kind sehr schwer sein, da es zu diesem Zeitpunkt nicht mehr mit dem Täter lebt, nicht mehr mit ihm leben will und in Sicherheit ist.

Es wird oft davon ausgegangen, dass Kinder mit Scham reagieren, wenn ihnen ihr nachahmendes Verhalten bewusst wird, aber meiner Erfahrung nach leben die Kinder mit intensiver Scham, bis sie verstehen, warum sie dieses Verhalten an den Tag legen. Wenn das Kind das nachahmende Verhalten von Kindern einmal als normal verstanden hat, ist es frei von Schuld und motiviert, die Therapie voranzubringen. Manchmal hilft es dem Kind ein Bild zu malen oder das Verhalten oder den Täter bildlich darzustellen und diese Darstellung dann mit dem eigenen Verhalten zu vergleichen, um die Ähnlichkeiten zu sehen. Alternativ kann das Kind auch seine eigenen Täterhandlungen aufmalen oder in irgendeiner Form darstellen. Um die Parallelen zwischen dem Verhalten des Kindes und dem Verhalten des Täters zu betrachten, kann es hilfreich sein sich körperlich von der Darstellung zu distanzieren, z. B. indem man aufsteht und die Parallelen aus einem räumlichen Abstand heraus betrachtet. Das Kind wird Unterstützung brauchen bei diesem Schritt, ist aber meistens erleichtert, endlich die Zusammenhänge zu verstehen.

Mark ist ein sechsjähriger Junge, der in der Schule sehr aggressiv gegenüber seinen Schulkameraden war. Elterliche und schulinterne Interventionen hatten keinen Einfluss auf sein Verhalten. Die plötzlichen und sehr gewalttätigen Ausbrüche traten über einen sehr langen Zeitraum auf, bis er schließlich in die Therapie überwiesen wurde. Nach einem besonders schwierigen Tag in der Schule, in der Mark ein Kind geschlagen und ein anderes Kind getreten hatte, zeigte er der Therapeutin im Sandspiel, was in der Schule vorgefallen war. Mark nahm die kleinen Figuren und zeigte, wie er seinen einen Freund geschlagen hatte und dann den anderen trat, diese Szene wurde nur in der Hälfte des Tisch-Sandkastens aufgeführt. Ein Stapel Lineale wurde von der Therapeutin als Raumteiler aufgebaut, um den Sandkasten in zwei Hälften zu teilen. Danach bat die Therapeutin Mark die andere Hälfte des Kastens zu benutzen, um ihr zu zeigen, wo er die Szene schon einmal gesehen habe. Mark antwortete mit „keine Ahnung". Die Therapeutin forderte ihn behutsam auf sich die erste Szene, in der er die anderen Kinder schlug und trat, noch mal anzugucken und dann seine Augen zu schließen und in seinem Kopf nach einer Antwort zu gucken. Mark guckte und schloss dann ganz fest seine Augen und runzelte die Stirn, während er „in seinem Kopf guckte", dann sagte er plötzlich: „Ich weiß, das war mein Papa!" Die Therapeutin bat Mark ihr das im Sandkasten zu zeigen, er nahm die Vaterfigur und die Mutterfigur und zeigte, wie die sich gegenseitig schlugen und traten, während ein kleines Kind danebensaß und zuguckte. Laut Marks Aussage war das kleine Baby „zu Tode verängstigt" und konnte nicht mal weinen, weil es zu viel Angst hatte. Entsprechende Informationen waren auch klar in seiner Akte dokumentiert, aus der Zeit in der er noch in seiner Herkunftsfamilie gelebt hatte.

Nachdem Mark seine Gefühle benannt und ausgedrückt hatte, bat die Therapeutin ihn aufzustehen. Sie guckten gemeinsam auf die winzigen Figuren im Tischsandkasten. Die Therapeutin bat Mark leise, ihr die beiden Szenen noch mal zu erläutern. Mark antwortete: „Auf der einen Seite bin ich heute in der Schule. Irgendwas ist passiert und dann hab ich meinen Freund geschlagen. Er hat mich wütend gemacht." – „Und dann?" ermutigte ihn die Therapeutin. Mark guckte auf den Boden und sagte: „Naja, dann ... und dann hab ich den anderen noch getreten." Die Therapeutin reagierte mit positiver Bestärkung und Neugier: „Sehr gut Mark, du hast mir geholfen das erste Bild zu verstehen. Was denkst du passiert in dem zweiten Bild, dass du gemacht hast?" Mark guckte sich das Bild an, blieb aber stumm und runzelte die Stirn. Er versuchte offensichtlich, zu verstehen. Dann sagte er, immer noch auf das Bild starrend: „Guck, mein Papa macht das Gleiche mit meiner Mama!"

Jetzt konnten die Therapeutin und Mark gemeinsam die Verbindungen zwischen der Vergangenheit und der Gegenwart ziehen. Mark erklärte, dass sein Papa dasselbe tat wie er „schlagen und treten" – „Weißt du Mark, ich frage mich welches von den beiden Bildern zuerst passiert ist?" Mark sagte: „Das, wo ich ein Baby bin". – „Was denkst du was da passiert ist Mark?" Mark brauchte etwas, war aber schließlich in der Lage die Nachahmung zu erklären, was ihm als Konzept in einer der vorangegangenen Stunden erklärt worden war. Seine Augen leuchteten auf, als er es plötzlich verstand: „Guck mal, ich habe meinen Papa kopiert und jetzt mache ich dasselbe wie er!" Das war der Moment in dem Mark sein eigenes Verhalten endlich einordnen konnte.

Struik (2010) sagt, dass sie Kindern erklärt, warum es damals niemanden gab, der sie beschützte, indem sie ihnen erklärt, dass die Mutter in Fällen häuslicher Gewalt selber auch Angst vor dem Täter hatte. Diese Strategie zusätzlich einzusetzen könnte für das Kind hilfreich sein, weil es dadurch vollständig erfassen kann, was in jeder der involvierten Personen vorgegangen ist.

June war ein zwölfjähriges Mädchen, die schon mehrfach andere Kinder sexuell missbraucht hatte. June litt unter schweren Schamgefühlen hinsichtlich des sexuellen Missbrauchs, den sie selber im Alter von drei Jahren erlitt. Und obwohl ihre Scham in der Therapie auf unterschiedliche Art bearbeitet worden war, begriff sie erst, als sie die Macht des Kopierens im Leben eines jungen Kindes verstand, dass sie nicht die Schuld trug.

Dadurch kam sie in der Therapie weiter und konnte ihren eigenen Missbrauch so verarbeiten, dass sie den Einfluss des sexuellen Täterintrojekts in ihrem Leben stoppen konnte.

Phase 5: Wut, emotionalen Schmerz und Stress ausdrücken und das Trauma verarbeiten.

In dieser Phase soll das Kind das Trauma verarbeiten. Am effektivsten kann das mit EMDR erreicht werden in Kombination mit psychotherapeutischen Interventionen, die Bewegungen und Objekte mit einbeziehen, damit der Körper des Kindes seinen inneren Stress externalisieren kann. Meiner Erfahrung nach sind körperorientierte Settings, wie z. B. das Schlagen in einen Sack, Bälle auf den imaginären Täter zu werfen, und ihn verbal mit seinen Taten zu konfrontieren, optimal um die überwältigenden Gefühle auszudrücken.

In den nächsten drei Wochen malte Mark das Gesicht seines Vaters auf den Sandsack, um auf ein einzuschlagen, zu treten und ihn anzubrüllen, wie falsch es ist „unartige" Dinge vor einem kleinen Baby zu machen. Mark suchte sich das Equipment selber aus und brachte Woche um Woche seine Wut, seine Frustration und seinen Ärger gegenüber seinem Vater zum Ausdruck. Durch diesen Prozess gab das Kind „seine Gefühle zurück" an die Person, die sie ihm ursprünglich gegeben hatte. Dadurch konnte Mark sich von der Last befreien, die er getragen hatte.

Nach der Therapie hörte Marks aggressives Verhalten in der Schule sehr schnell auf. Er konnte endlich auch auf einer kognitiven Ebene verstehen, was ihm passiert war und warum dieser Kreislauf der Gewalt sich wiederholte. Marks Körper speicherte nicht mehr die ganze Wut und Aggression und er konnte anfangen sich Freunde zu machen, anstatt ihnen wehzutun.

Phase 6: Die Kraft erhalten – das Täterverhalten verändern.

In dieser Phase soll das Kind verstehen, dass der Täter introjiziert wurde, weil er so viel Macht hatte im Gegensatz zu dem Kind als Opfer. Es fällt den Kindern normalerweise sehr leicht zu sehen, dass die beste Möglichkeit mit der schlimmen Situation umzugehen darin bestand, sich mit dem Täter zu identifizieren und ihn zu introjizierten. Und dass es eine Entscheidung für das Überleben war, weil es für das kindliche System nicht zu ertragen gewesen wäre, das Opfer oder der hilflose Zuschauer der Gewalt zu sein.

Dem Kind ermöglichen, die Kraft des Täters zu erhalten.

Wenn das Kind einmal in Sicherheit ist, können wir versuchen, das Täterintrojekt mit einer effizienteren Funktion zu belegen. Zum Beispiel kann das Kind die Kraft des Introjekts dazu einsetzen, sich um andere zu kümmern oder zwischenmenschliche Grenzen zu respektieren. Dieser Prozess erleichtert das Kind normalerweise, weil es erlebt, dass die Kraft reguliert und für Zwecke eingesetzt werden kann, von denen es in seinen Beziehungen profitiert. Meiner Erfahrung nach ist diese letzte Phase bei Kindern mit Täterintrojekten kompliziert. Viele Kinder bekommen schnell das Gefühl, dass das Täterintrojekt viel zu mächtig ist. In dem Fall versuche ich herauszufinden, was dem Kind helfen kann, mächtiger zu werden, um mit den Täterintrojekten umzugehen.

Kinder die für sich herausfinden konnten was oder wer ihnen helfen könnte, haben folgende Vorschläge gemacht:

- Ein inneres „Team“ etablieren, das dem Kind in der Arbeit mit dem Täterintrojekt helfen kann. Das Team kann aus schon integrierten Anteilen des Kindes bestehen, die jetzt alle zusammenarbeiten und das Kind unterstützen.
- Ein äußeres „Team“ etablieren, das dem Kind in der Arbeit mit dem Täterintrojekt helfen kann. Dieses Team kann aus der Mutter, dem Vater, den Großeltern, Geschwistern bestehen und auch den Therapeuten einbeziehen.
- Die „besondere Macht“ einer Fantasiefigur wie z. B. Batman, für die Auseinandersetzung mit dem Täterintrojekt benutzen.
- Ein religiöses Symbol oder Gott, für die Auseinandersetzung mit dem Täterintrojekt nutzen.

Hier ist es am besten, sich an dem zu orientieren, was das Kind selber als hilfreich empfindet. Manche Kinder haben allerdings das Gefühl, dass es für sie gar keine Hoffnung gibt und in diesen Fällen schlage ich etwas vor. In den Fällen, in denen die Idee des Kindes aufgegriffen wird, kann sich das Kind endlich mit dem Täterintrojekt auseinandersetzen und es als einen positiven Aspekt des Selbst integrieren und dabei die Kraft dieses Anteils erhalten. In anderen Fällen haben Kinder sehr deutlich den Wunsch geäußert, dass sie das Täterintrojekt loswerden wollen. Es gibt Kinder, die nur sehr widerwillig eine Integration in Erwägung ziehen. Ich habe Kinder erlebt, die, obwohl ich es ihnen nie nahelege, darauf bestanden haben, dass der Täter „einen Teil von sich in mich rein getan hat“. Sie verstehen es nicht als einen Prozess des Kopierens oder der Introjektion, wie ich es ihnen erklärt habe, sondern als eine gezielte Handlung des Täters. Diese Kinder können nicht erklären, wie eine solche Handlung funktionieren könnte, aber wenn ein Kind absolut darauf besteht, den Anteil los zu werden, dann folge ich normalerweise, wenn auch widerstrebend, den Wünschen des Kindes.

Kinder haben unterschiedliche Ideen, wie sie das Täterintrojekt loswerden wollen, manche wollen es bis auf den Mars schicken oder so weit weg, das sie es als „zu weit um zurückzukommen“ wahrnehmen. Andere Kinder wollen den Anteil umbringen und ihn wegschmeißen oder verbrennen. In den paar Fällen, in denen ich Kinder dabei unterstützt habe, dies zu tun, hat es sich, entgegen meiner eigenen Vorbehalte und meines Mangels an Enthusiasmus, als sehr erfolgreich erwiesen und die Kinder waren als Resultat dieser Handlung in der Lage ihr eigenes Täterverhalten zu verändern. Auch wenn dies eine Handlung ist, die von vielen Klinikern die mit Dissoziation arbeiten, missbilligt wird, zeigen die Resultate, dass es nicht *notwendigerweise* eine schädliche Handlung ist. Es ist das Konzept, welches das Kind vom Täter hat, das „weggeschickt“ oder „umgebracht“ oder „verbrannt“ wird und das bringt dem Kind eine enorme Erleichterung und ermöglicht es ihm den Täteranteil zu bezwingen.

Ich gehe dann gleich dazu über, dass ich dem Kind erkläre, dass es jetzt noch einen kleinen Anteil übrig hat, der jemanden „kopieren“ muss, jemanden der sehr wichtig und stark und auch mächtig für das Kind ist. Das Kind kann nun zum Beispiel die Pflege- oder Adoptiveltern „kopieren“, indem es von den Erwachsenen gezielt ermutigt wird, die positiven Dinge, die der Erwachsene tut auch zu tun. Zum Beispiel sich genauso hinzusetzen wie der Erwachsene, so zu essen, genauso freundlich zu sein und so zu riechen, indem es etwas das gleiche Deo oder Parfum benutzt.

In allen Fällen, die ich erlebt habe, war es eine sehr positive Erfahrung erst das Täterintrojekt bzw. seine Verhaltensweisen los zu werden und dann das positive Verhalten des Erwachsenen zu kopieren.

Kagan (2004) arbeitet mit dem Konzept, dass das Kind sich einen Helden aussucht, mit dem es sich identifizieren kann. Das Kind wird dabei unterstützt, wichtige Handlungen und Charakteristika seines Helden zu sammeln und zu beschreiben.

In der Therapie kann das auch ein echter „Held" sein, wie z. B. das Elternteil, dass sich tatsächlich gut um das Kind kümmert, indem betont und ausdifferenziert wird, warum diese Person tatsächlich ein „Held" ist. Z. B. indem man besondere Geschichten über das Leben dieser Person erzählt, wie sie mit schwierigen Situationen angemessen umgeht etc. Die idealisierte Person als „Held" zu stilisieren, kann unterstützend dafür sorgen, dass das Kind ihr Verhalten gerne kopiert.

Klinische Fallbeispiele aus der Arbeit mit Täterintrojekten

Ich erklärte mich einverstanden, die Therapie mit Kai zu machen. Seine Adoptivmutter war psychisch zu labil um mit noch mehr Gewalt von ihm umgehen zu können und sie erklärte sich einverstanden mit EMDR ihr sekundäres Trauma zu bearbeiten, dass sie durch die Pflege für dieses schwer traumatisierte Kind erlitten hatte. EMDR hat sich als sehr effektiv erwiesen für Eltern, die unter sekundärer Traumatisierung leiden. Eltern oder Betreuer, die für ein Kind verantwortlich sind, das ein Täterintrojekt hat, sind sehr stark gefährdet sekundäre Traumatisierung zu entwickeln und brauchen viel Unterstützung.

Kai genoss es mittlerweile voll und ganz, dass er Zuhause die Oberhand hatte und durch seine gewalttätigen Handlungen effektiv kontrollierte, wo die Mitglieder des Haushaltes hingingen und was sie taten. Kai war bereit bei jeder Gelegenheit mit extremer Wut und Gewalt zuzuschlagen, oftmals völlig unerklärbar für seine Eltern als auch für ihn selbst. Während einer Sitzung, in der ich mit Kai arbeitete und seine Mutter und sein Vater vor mir saßen und die Mutter weinte, weil Kai sie schon wieder massiv attackiert hatte – fragte ich mich laut, warum das eigentlich immer wieder passierte. Kai sah mir in die Augen und sagte: „Das bin nicht ich, der Mama wehtut." Ich wusste sofort, was er meinte, aber aufgrund der frühen Therapiephase, in der wir uns noch befanden, entschied ich mich, nicht darauf einzugehen und wir besprachen noch ein paar Strategien, wie Kai seine gewalttätigen Handlungen kontrollieren könnte. Eine Woche später saßen mir die Drei wieder gegenüber und diese Sitzung schien eine ziemlich genaue Wiederholung der letzten Sitzung zu sein. Kai hatte seine Mutter wieder angegriffen und sie hatte die entsprechenden Wunden. Kai wirkte schadenfroh, keine

Empathie, keine Reue. Ich fragte mich wieder, warum Kai seiner Adoptivmutter wehtäte und Kai sah mich wieder an und sagte: „Das bin nicht ich, der Mama wehtut." Ich entschied, dass ich diese Äußerung nun ergründen sollte: „Kai, wenn das nicht du bist, wer war es dann der der Mama wehgetan hat?" Kai senkte seine Augen für einen Moment, guckte mich an und sagte: „Das ist der verletzende Kai." „Mmmm, ich frage mich, ob du den verletzenden Kai vielleicht für mich malen kannst?" Kai zögerte keine Sekunde, er kam zu mir rüber, setzte sich auf den Fußboden und fing an zu malen. Beide Eltern runzelten die Stirn und ich musste ihnen erklären, was ein Täterintrojekt ist.

Was dann folgte, waren extrem schmerzhafte Offenbarungen davon, wie seine biologischen Eltern sich stritten, anbrüllten und ihm wehtaten. Kai malte Bilder seiner infantilen Erfahrungen, bekam währenddessen immer wieder Flucht/Kampf Impulse und seine Adoptiveltern, die immer mit im Zimmer waren, mussten ihn in seiner Panik beruhigen. Manchmal zeigte Kai die volle Kraft seines Täterintrojekts im Therapieraum, er fluchte, brüllte, schmiss mit Sachen um sich und griff die Eltern und die Therapeutin an. Kai schaffte es aber über einen gewissen Zeitraum „seine großen Gefühle zurück an die Personen zu geben, von denen er sie hatte", namentlich seine biologischen Eltern. Kai lernte zwischen seinen biologischen Eltern, die ihn misshandelt hatten, und seinen Adoptiveltern, die ihn schützten, zu differenzieren. Schließlich fing Kai an die angemessenen Objekte im Therapieraum – der große Sack, die Boxsäcke, simulierte Elternfiguren, die Boxhandschuhe und die Keule – zu benutzen, um seine kraftvolle Wut und den Ärger, den er internalisiert hatte, auszudrücken.

Seine Adoptiveltern versicherten ihm dabei immer wieder, dass sie ihn beschützen würden, dass sie ihm nicht wehtun würden und auch niemand anderem erlauben würden, ihm wehzutun und dass sie ihn liebten. Sie verbalisierten nicht nur ihre Gefühle, sondern sie fühlten auch zutiefst mit ihrem Sohn, welche Torturen er durchleben musste, als er noch bei seinen biologischen Eltern gelebt hatte. Jede Sitzung endete damit, dass die Eltern Kai beruhigten und ihm sagten, wie anders sie ihn behandelt hätten. Sie zeigten ihm dies auch körperlich, indem sie ihm vorlasen, ihn wiegten, ihm ein besonderes Lied, das sie extra für ihn gemacht hatten, vorsangen und ihn fütterten. Und während dieser Bindungshandlungen versicherten sie ihm andauernd ihre Liebe und Hingabe.

Im Zuge der Therapiesitzungen zeigte sich der verletzende Kai als Täterintrojekt des biologischen Vaters. Das kleine misshandelte Baby hatte offensichtlich irgendwann den gewalttätigen Vater introjiziert, der jetzt viele Jahre später die Gewalt gegenüber der Mutterfigur in Kais Leben reinszenierte. Nach der Auseinandersetzung mit mehreren Täterintrojekten veränderte sich Kais Verhalten grundlegend. Er wurde ein viel freundlicherer, empathischerer Junge, der endlich in der Lage war sich von seinen Adoptiveltern lieben zu lassen.

Traurigerweise ist Kais Geschichte bis zum Zeitpunkt seiner Therapie kein Einzelfall und viel zu bekannt unter adoptierten und Pflegekindern mit emotionalen und Verhaltensauffälligkeiten. Ich kann immer noch die klaren Bissspuren auf Nadias Arm sehen, deren Tochter Susan sie so heftig biss, dass das Blut strömte. Nadia wird für immer die Narben davon tragen. Susan introjizierte ihre extrem gewalttätige biologische Mutter und wurde erst nach 15 Monaten andauernder Vernachlässigung und körperlicher Misshandlung aus der Familie genommen.

Colin introjizierte seinen biologischen Vater, der ihn regelmäßig sexuell missbrauchte. Im Alter von vier Jahren fing er an, sexualisiertes Verhalten im Kindergarten zu zeigen. Trotz verschiedenster professioneller Helfer, trotz aller Belohnungskarten, trotz der Sanktionen und der vielfachen Treffen, in denen Colin die Konsequenzen seines Verhaltens erklärt wurden, ging sein sexualisiertes Verhalten weiter und er wurde immer verschlagener. Im Alter von 6 Jahren offenbarte Colins ältere Schwester den sexuellen Missbrauch an allen drei Kindern durch den Vater und Colin wurde endlich aus der Familie genommen. Inzwischen hatte sich allerdings das sexualisierende Täterintrojekt fest etabliert. Trotz immer mehr professioneller Hilfe begrapschte und befummelte Colin weiterhin andere Kinder. Schließlich war Colin im Alter von 13 Jahren in der Lage nicht nur seinen eigenen sexuellen Missbrauch zu offenbaren und zu verarbeiten, sondern auch seinen internalisierten sexuellen Täter zu verstehen. Nachdem Colin diesen therapeutischen Prozess vollendet hatte, konnte er zum ersten Mal angemessene sexuelle Grenzen verinnerlichen.

Viele Stunden wurden verschwendet, als die 14jährige Diane wegen ihrer Verhaltensauffälligkeiten in die Therapie geschickt wurde. Obwohl sie wirklich Hilfe wollte, sorgte das Täterintrojekt dafür, dass ihre Sitzungen abgesagt wurden, dass Diane jedes Mal, wenn eine Therapiesitzung anberaumt war „krank" wurde. Zu den seltenen Gelegenheiten, zu denen sie doch auftauchte, war das Täterintrojekt dafür verantwortlich, dass sie den Therapeuten schikanierte und zugleich versuchte die Therapiesitzungen zu kontrollieren – Diane entschied, was getan werden sollte, wie es getan werden sollte und sie entschied auch, wann sie wieder gehen würde.

Kinder und junge Leute wie Diane können sehr einschüchternd auf Therapeuten wirken und normalerweise wird verlautbart, dass diese junge Person „noch nicht therapiefähig sei" oder „sich weigere, sich auf die Therapie einzulassen". Traurigerweise führt der Mangel an Wissen über kontrollierende Täterintrojekte dazu, dass die Therapeuten sich mit viel Aufwand darum bemühen, dass sich das Kind auf die Therapie einlässt, während das Verhalten immer verstörendere Formen annimmt und keine effektive Behandlung stattfindet. Erst als Diane auf einen Therapeuten traf, der Dissoziation verstand und der in der Lage war den kontrollierenden Täter zu identifizieren und mit ihm zu arbeiten, bekam sie endlich die Therapie, die schon viele Jahre eher hätte anfangen müssen.

Therapeuten müssen überprüfen, ob sie effektiv mit Kindern arbeiten, die introjizierte Täter in ihrem Leben haben. Therapeuten versuchen zu helfen, indem sie den Kindern kognitive Techniken beibringen, um ihre Wut, ihr sexualisiertes Verhalten oder ihre kontrollierende Haltung umzulenken oder kontrollieren zu können. Nach meiner Erfahrung in der Behandlung von Kindern, die verschiedenste therapeutische Interventionen erlebt haben, bevor ich sie traf, gibt es leider keinen Zweifel: Wenn ein Kind die Täter als dissoziierte Selbstanteile introjiziert hat, dann wird keine Kombination von Lehrprogrammen oder kognitiven Techniken die Themen, um die es eigentlich geht, aufdecken können.

Und wenn das Täterintrojekt übersehen wird, wird nicht nur für das Kind und die Familie wertvolle Zeit verschwendet, in der sie positivere Beziehungen und Erfahrungen haben könnten, sondern das Täterintrojekt wird dadurch oftmals noch gestärkt, während das Kind immer mehr verzweifelt und die Hoffnung verliert, je Hilfe zu bekommen.

Während also die Motivation dafür, ein Kind in die Therapie zu bringen, darin begründet liegt, dass der internalisierte Täter die Eltern oder Betreuer angreift, sollte die professionelle Motivation, ob als Therapeut oder Sozialarbeiter, die sein, dass wir es nicht zulassen können, dass das Kind unter der Kontrolle von denen bleibt, die sich im Innern des Kindes verstecken und denen es doch aber schon vor so vielen Jahren aus guten Gründen weggenommen wurde. Damit Adoptionen und Pflege wirklich einen Unterschied für das Selbst des Kindes bewirken, muss dem Kind geholfen werden, die Täter vollauf in der Vergangenheit lassen zu können.

Tilman Moser

Täterintrojekte in der körperorientierten Psychoanalysebehandlung

Das Charakteristische an Täterintrojekten ist das Verborgene, das Heimliche, ihr Agieren aus dem Hintergrund, die Schwererkennbarkeit, das Eigenleben im Dunklen.

Manchmal hat der Patient den Eindruck, er werde von geheimen Mächten angetrieben, die er nicht steuern kann. Hinzu kommt das Unheimliche: ein Gefühl des Bodenlosen, des Verlusts an Grenzen, einer Identität in Form eines Taumelns zwischen verschiedenen Zuständen. Diese verbinden sich häufig mit unbewussten grandiosen Fantasien, die vermutlich im Bunde sind mit Vorstellungen von Macht, Rache, Behinderung, Zerstörung. Ihre Dimensionen stehen im Zusammenhang mit dem Ausmaß von Verletzung, Kränkung und Demütigung, das den biografischen Hintergrund bildet. In der Gegenübertragung konstellieren sie oft ein Klima der Vergeblichkeit, der Ohnmacht des Therapeuten, seiner Lähmung, und das kann zu äußerst schmerzhaften Gefühlen der Inkompetenz und des Versagens führen. Dies wiederum kann das Klima der Zusammenarbeit vergiften. Der Therapeut wird ärgerlich, ist versucht, sich durch harte Konfrontation, ja auch durch Kälte und Zynismus zu retten. Das alles müssten Alarmzeichen sein, das er in Gefahr ist, sich in einen aussichtslosen Machtkampf zu begeben. Wenn er einem starken und doktrinären Über-Ich ausgesetzt ist: Alles muss in Übertragung und Gegenübertragung gelöst werden, sitzt er in der Falle. Kernberg empfiehlt konsequentes und hartes Konfrontieren mit dem Ziel, dass der Patient spürt, was er anrichtet oder anzurichten droht. Von verschiedenen Autoren gibt es Vorschläge, zu offenbaren, was der Patient auslöst, bewirkt oder gar anrichtet. Da sich im Hintergrund bereits Ärger angesammelt hat – was die meisten Patienten spüren – werden diese Aussagen meist als Vorwurf oder Anklage erlebt, und die Konsequenz kann sein, dass sich das Gefühl, ein böses Monster zu sein, im Patienten erhöht. Er erlebt den Therapeuten als bedrohlich, ja verfolgerisch, und manche wehren sich gegen dieses Anwachsen der Macht des Analytikers in der Übertragung durch extreme Entwertung, was dessen Unbehagen bis zur Verzweiflung steigern kann. Der Patient wird durch die Deutungen dessen, was in ihm steckt, sozusagen gedrängt, seine Destruktivität anzunehmen als etwas, dass seine Persönlichkeit charakterisiert. Das kann zu destruktiver Wut führen, oder zu Rückzug oder Abbruch. Wie nähert man sich also den Introjekten, die drohen, sich definitiv gegen den analytischen Prozess zu richten? Manchen Kollegen, die gewohnt sind, mit Rollenspiel zu arbeiten, wissen, auch aus der Gestalttherapie, wie wichtig es ist, seelische Anteile zu externalisieren, den frühen Prozess der meist erzwungenen Internalisierung also umzukehren, um die Gegner allmählich in die Sichtbarkeit zu zwingen. Die bösen Introjekte wollen sich natürlich weigern zu erscheinen, sie spüren, dass es um einen Machtkampf unter für sie ungünstigeren Bedingungen geht. Sie sind außerdem durch manchmal extreme Scham geschützt, wenn sie in einem kränkenden Widerspruch zum positiven Selbstbild des Patienten stehen.

Zunächst geht es darum, sich auf die Suche nach Namen oder Bezeichnungen für die Introjekte oder Teilintrojekte zu machen. Bei einer im Ganzen noch guten Arbeitsbeziehung teilt der Patient manchmal die kriminologische Begeisterung über die Entdeckung von Übeltätern, Saboteuren und Dämonen. Er fühlt sich gewürdigt als Beherberger eines ganzen Zoos. Es kristallisieren sich meist einige Hauptfiguren heraus, in denen der Patient sich partiell wieder erkennen kann. Ich nenne einige der Akteure, mit denen ich Erfahrungen sammeln konnte: der Saboteur, der Entwerter, der Verächter, der Diktator, der Angeber, der Terrorist, der Vernichter, der Weltzerstörer, der Lügner, der Berserker, der Patriarch, die Herrscherin, die Hexe, der böse Zauberer, der Teufel, der Tyrann, der Vergifter, und so weiter. Auf die Frage: wie mächtig ist der eben Genannte, lernt der Patient, die destruktive Potenz des Introjekts abzuschätzen. Er fängt an, sich mit der Frage zu beschäftigen, was wohl die Botschaft oder der Wahlspruch des bösen Subjektanteils sein könnte.

Das einfache Rollenspiel der Externalisierung kann mit der symbolischen Darstellung eines solchen Anteils beginnen. Es ist durchaus mit Angstreaktionen zu rechnen, weil die Rache des identifizierten Bösewichts gefürchtet wird. Hier sind Geduld und Hilfestellung nötig. Viele Patienten staunen, wie mächtig die Gestalt sich darstellen kann, die sich in einem unbekannt großen Raum zeigt. Sie gewinnen Ahnungen oder Kenntnis darüber, was sich alles in ihrem Untergrund des vormals Unbewussten herumtreibt, und nach welchen Gesetzen die Introjekte, die nun zum Forschungsgegenstand werden, funktionieren.

Der Drachen

Ich berichte zunächst über einen Dämon, der den Namen „der Drachen" erhielt. Seine Dimension wurde von einer Künstlerin erst allmählich wahrgenommen. Sie hatte für sich das Gegenbild eines Gutmenschen entwickelt: liebevoll, hilfsbereit, geduldig, tolerant und in dieser Toleranz sogar leidensbereit, um andere Menschen nicht an ihr leiden zu lassen. In Träumen hatten sich bei ihr, die es „ablehnte, wütend zu werden oder zu sein", grausame Bilder angekündigt, über die sie entsetzt war. Sie nahm Teil an sadistischen Versammlungen, das Elternhaus flog in die Luft, sie begegnete zerstückelten Menschen, sie beobachtete Menschen in extremer Gefahr und kam nicht zu Hilfe, sie wurde Zeugin eines Mordes und griff nicht ein und fand die Tat in Ordnung. Ihr Weltbild geriet auf bedrohliche Weise durcheinander. Sie beschuldigte mich, dass ich all dies Böse in sie hineinzaubere, bis sie endlich akzeptieren konnte, dass ein mächtiger Drache in ihr hause, und nach weiteren Stunden wurde sie sogar stolz auf das Untier, weil sie sich, verbündet mit ihm, endlich mächtig fühlte. Sie wurde sich ihrer Macht auch mir gegenüber bewusst, wo sie doch der Beziehung zu mir ein dauerhaftes Klima von demütiger

Dankbarkeit angedeihen lassen wollte. Diese war nicht zuletzt von zunächst hilfreicher, dann mir immer peinlicher werdender Idealisierung getragen.

Sie traute sich allmählich, wenn auch zuerst hinter einer Schutzmauer, zum Drachen zu sprechen: Ich habe Angst vor dir; ich will nichts mir dir zu tun haben; verschwinde; du hast mich heimlich überfallen. Dann wurde die Worte auch einschmeichelnder, liebevoller, anstaunender, sogar dankbar, dass er sie, ohne dass sie das bisher gemerkt hatte, geschützt hatte und mächtiger machte. Die Atmosphäre konnte voller Spannung sein: Es ging um die schmerzhafte Aneignung neuer Seelenteile, der Begriff einer schweren Identitätskrise ist nicht übertrieben, das bisherige Selbstkonzept wankte.

Als ich sie bat, selbst in die Rolle des Drachens zu gehen, erschrak sie zunächst, doch dann begann eine trotzige, omnipotente, drohende Anverwandlung, und auf die Frage, was der Drache mir machen würde, kam: Der würde Sie zerfleischen, mit seinem feurigen Atem verbrennen. Er würde alles sabotieren, ich würde sie nie in Abhängigkeit kriegen, er würde mir Angst und Panik machen, ich würde wimmern vor Schreck und um Gnade flehen; ich müsste mich ihm zu Füßen werfen. Die Größenfantasien ängstigten sie auch. Sie fürchtete, ich könnte sie nicht mehr ertragen und wegschicken, befürchtete das Ende der Analyse.

Der Hintergrund ist ein massiver sexueller Missbrauch im Alter von 6 Jahren, über den sie nie gesprochen hatte, der aber das ganze Leben überschattet.

Der Berserker

Ein anderes Täterintrojekt fand sich bei einer Psychotherapeutin, das sich „der Berserker" nennt. Hier hat sich die Patientin bewusst früh mit einer omnipotenten und häufig destruktiven Figur identifiziert, ihn sozusagen als permanente Kraftquelle gewählt. Er hat ihre eigenen Größenfantasien aufgesogen. Sie hält sich allen andern Therapeuten für überlegen, ist klüger als andere, durchschaut bedrohliche Zusammenhänge sofort. Das Problem ist, dass dieser Berserker sie sehr früh beschützt hat vor einer abgründigen Verlorenheit in früher Kindheit. Er ist übermächtiger Begleiter und schwankt in seiner Substanz zwischen Identifikation, also zustimmender Aneignung, und innerer Gottheit, dem sie Selbstwert und lebendige Beziehungen opfern muss. Er ist auch mir überlegen und weidet sich an der Aussichtslosigkeit meiner therapeutischen Bemühungen. Sie kam zu mir, weil ihr früherer Therapeut sie unter demütigenden Umständen verlassen hatte, der lange Zeit Züge einer grandiosen Idealisierung hatte, als der rettende Guru mit grandiosen Fantasien über die Einzigartigkeit seines Therapiesystems. Es gelang mir, ihr bei der Trennungskrise und der Rücknahme der alles beherrschenden Idealisierung zu helfen. Sie verlangte aber eine Therapiepause auf unabsehbare Zeit, als ich versuchte, den Berserker zu externalisieren und ihn biografisch einzuordnen. Es schien, als würde sie sich ohne ihn unerträglich klein und hilflos fühlen. Sie wusste auch, dass sie eine erneute Idealisierung von mir eingehen müsste, damit ich der Größe des Introjekts gewachsen wäre, aber angesichts des Trennungstraumas wollte sie, verständlicherweise, zu dem Zeitpunkt keine neue intensive therapeutische Bindung eingehen. Als ich sie bat, in der Rolle des Introjekts zu mir zu sprechen, kam: „Nie wirst du mir gewachsen sein; ich werde dich in deiner analytischen Nichtigkeit durchschauen; ich werde jeden Fortschritt zerstören; ich werde dich von meiner Größe überzeugen; du wirst meine therapeutische Überlegenheit anerkennen und dich zu meiner Methode bekennen; ich kann die Psychoanalyse in ihrer kümmerlichen Biografiesüchtigkeit durchschauen."

Manchmal hatte ich Angst, sie könnte in eine psychotische Übertragung geraten, zumal sie von früheren Grenzerfahrungen in dieser Richtung berichtet hatte. Ich war traurig über den Abschied, musste auch von eigenen Größenfantasien Abschied nehmen, konnte aber verstehen, dass die ersehnte positive Abhängigkeit des Kleinkindes zu nahe an ihrem früheren Hörigkeitstrauma lag.

So weit war ich aus eigenem Experimentieren und dem analytischen Anverwandeln von gestalttherapeutischen Erfahrungen gekommen: Externalisierung der Introjekte und Umgang mit ihnen im Rollentausch. Eine Erweiterung meines Instrumentariums fand ich in einem Buch des Münchner Therapeuten und Institutsleiters Artho Wittmann, mit dem Titel „Die Intelligenz der Psyche. Wie wir ihrer verborgenen Ordnung auf die Spur kommen können" (Kösel, München 2000). Störend an dem Buch ist die absolut großsprecherische Selbsteinschätzung als Gründer einer völlig neuen Therapieform, die alles Bisherige hinter sich lässt. Er ermuntert die Patienten, ihren zum Teil mühsam aufgespürten und mit Namen versehenen Introjekten oder „inneren Personen" einen Platz im Raum zu suchen und sie von dort aus sprechen zu lassen. Schon die Raumsuche ist ein therapeutischer Akt, weil die Introjekte tatsächlich ein Raum-, Positions- und Dimensionsempfinden zu haben scheinen. Sie orten sich im Raum entweder in Bezug auf den Platz des Patienten oder den des Analytikers, von dem aus sie sprechen oder ihre Einwirkung taxieren. Wenn sie als mächtig erlebt werden, stellen die Patienten sich auch mal auf einen Stuhl, um deren Größe zu demonstrieren, wählen eine einschüchternde Sprache mit triumphalistischer Stimme und Gebärde. Staunen und Erschütterung über das Untier in ihnen können das Ergebnis sein. Es gelingt dann auch, das Bild des terrorisierten Opfers in ihrer Person darzustellen, oft ein verängstigtes kleines Kind, das sich seiner Abhängigkeit und seiner manchmal der Vernichtung nahen Kleinheit bewusst werden kann.

Der verfolgerische, sadistische Gott

Nun noch ein drittes, terroristisches Introjekt: Es ist der verfolgerische, sadistische Gott, wie er in meinem umfangreichen Fallbericht „Der grausame Gott und seine Dienerin" (Psychosozial-Verlag 2010) dargestellt ist. Ausgangspunkt ist auch hier eine frühe Traumatisierung, nämlich Verlassensein durch mehrere Ferienabwesenheiten der Mutter wie der ganzen Familie, während denen sie bei Nachbarn abgegeben wurde. Es folgten Krankheiten der Mutter, bei denen sie sie nicht berührend dürfte. Sie wuchs in einem Pfarrerhaushalt auf, mit einem unempathischen, übergriffigem Vater, vor dem sie sich oft ekelte. Aber um ihm trotzdem nahe zu sein, stürzte sie sich in einen selbstausbeuterischen Dienst an seiner Seite für Gott und Kirche. Dadurch ließ sich die Angst, nicht gewollt zu sein, lange kompensieren. Als sie aber in der frühen Pubertät die Selbstbefriedigung entdeckte und sie exzessiv betrieb, teils um sich überhaupt zu spüren, teils um eine undurchschaute Auflehnung zu agieren, geriet sie in ein Sünden- und Verworfenheitsgefühl, in dem ein alles sehender und extrem missbilligender Gott sie permanent strafte. Sie versuchte ihn durch Gebetsrituale zu versöhnen, büßte nach demütigenden Rückfällen durch niederschmetternde Schuld- und Schamgefühle. Die häufigsten Gottesstrafen waren die folgenden: Er wachte mit unerbittlichen Augen über ihr Leben; er installierte Kameras an der Decke, um sie genau zu beobachten; er ließ sie aufschrecken, um in Panik in der Wohnung herumzurennen und sich halb bewusstlos vor Angst in einem dunklen Winkel wieder zu finden. In ihren Träumen wurde sie verfolgt, ermordet; sie drohte zu verwesen oder in unterirdische Verließe zu stürzen, aus denen es keinen Ausweg mehr gab.

Das gemeinsame diagnostische Aufsuchen des Introjektes gestaltete sich deshalb schwierig, weil jeder neue grausame Aspekt, den sie offenbarte, zu massiven Ängsten vor seiner nicht aufzuhaltenden Rache führte. Wenn sie mit meiner Hilfe zu ihm sprach, trat eine gewisse Erleichterung ein, wenn sie, zuerst fast gefühllos, ihm seine Grausamkeit vorhielt. Mit der Zeit lernte sie, ihn in zitternder Wut auch anzuschreien, erstaunt darüber, welcher Hass auf Gott, der ihr doch als der ewig liebe beigebracht worden war, in ihr hauste. Es war eine Art psychosomatischer Notoperation mit vielen Wiederholungen. Manchmal klammerte sie sich verzweifelt an mich, weil sie, wenn das Introjekt sie wie eine Krankheit verließ, ihre seelische Struktur zu verlieren drohte. Sie fürchtete immer wieder verrückt zu werden, aber auch: ohne ihn nicht weiterleben zu können. Manche Stunden glichen einem regelrechten Exorzismus, bei der ich sie halten musste, um ihre bedrohten Konturen wieder zu spüren und das Ausmaß der Verlassenheit überhaupt ertragen zu können. Und tatsächlich benutzte das Introjekt die Stundenintervalle zu einer strafenden, rachsüchtigen und manchmal vernichtenden Rückkehr. Sie klagte mich dann oft an, dass ich mit meiner Therapie ihr Leben zerstörte. Ich geriet selbst in die Rolle des Verfolgers, die therapeutische Beziehung war zeitweise extrem bedroht, bis sie mich im Ringkampf als lebendigen Menschen wiederfand und sich selbst als körperlich kräftige, unversehrte Person kennenlernte. Auch in Phasen der beginnenden Depersonalisation in der Panik half immer wieder körperliches Kämpfen, das nach langer Zeit in lustvolles Schreien übergehen konnte. Dann konnte sie sich ihrer leiblichen willkommenen Existenz versichern und wieder spüren, dass ich der nicht-rachsüchtige Begleiter im Kampf mit einem Gott war, der buchstäblich in ihre Körperstruktur eingedrungen war.

Der böse Gott erneuerte immer wieder seine zerstörerische Kraft, gab mich der Lächerlichkeit preis in meinem ohnmächtigen Glauben an eine allmähliche Genesung.

Wir mussten ihn ausfindig machen in vielen realen und eingebildeten Kränkungen, die sie aus ihrer Umwelt erfuhr. Er war der inthronisierte Geist der Verneinung, der ihr Leben durchdrang, bis er allmählich seine Macht verlor und nur noch in immer wiederkehrenden Angstträumen um sein Überleben kämpfte.

Otto F. Kernberg schreibt über die oft widersprüchlich agierenden Introjekte je nach ihrem situativen Mobilisationsgrad – man könnte auch vom Anlass des Triggerns sprechen – Folgendes:

„Eine schwerwiegendere Variante pathologischer Entwicklungen dieser Art fällt dadurch auf, dass der Patient in einer strukturierten sozialen Umwelt ziemlich gehemmt, scheu, ja unterwürfig erscheint, wohingegen er in unstrukturierten sozialen Situationen, sobald er in eine Überlegenheits- oder Machtposition gerät, plötzlich ein erstaunliches Maß an Aggressivität und Arroganz, aber auch an scheinbarer Dummheit zu erkennen gibt. Auch in solchen Fällen kann man ein strenges, brutales Über-Ich finden, das unter gewöhnlichen Umständen einen überwiegend hemmenden Einfluss auf die Ich-Funktionen ausübt; aber unter bestimmten sozialen Voraussetzungen, die das begünstigen, tritt dann eine Identifizierung mit dem Aggressor ein, und die Über-Ich-Funktionen treten nun in neuer Gestalt auf, nämlich integriert in sadistische Charakterzüge. Die Arroganz entspricht einer Charakter-Identifizierung mit einer omnipotent-sadistischen Überichfigur; ... " (Kernberg, 1978, S.146). Die neuere Über-Ich-Forschung konnte, in verschiedenen Schulen, die auch mit Inszenierung arbeiten, zeigen, dass die Dichotomie Gut und Böse natürlich viel zu einfach ist, sondern dass ein ganzer Pool von inneren Personen teils widersprüchlichster Art besteht. Trotzdem bleibt Kernbergs Forderung eine ganz basale Aufgabe: „Es müssen also idealisierte ‚total gute' mit ‚total bösen' Objektimages integriert werden, und dasselbe gilt auch für die guten und bösen Selbstimages. In diesem Prozess der Synthese werden Teilbilder des Selbst und der Objekte zu ‚ganzen' Selbst- und Objektrepräsentanzen integriert ... " (Kernberg, 1978, S. 47). Für die Integration der Täterintrojekte ist es therapeutisch wichtig, nicht nur die guten Anteile des Selbst und der Objektrepräsentanzen immer wieder präsent zu halten, sondern auch die vitalen Ressourcen sich immer wieder zu vergegenwärtigen, damit das Ich nicht in seinen einseitig negativen unbewussten Inhalten untergeht. Es ist auch wichtig, dem Patienten Pausen der Auseinandersetzung zu gönnen, ihn wissen zu lassen, dass man das Ausmaß der Anstrengung und die immer wieder auftretende Erschöpfung, die Angst und die Zweifel am Sinn des Vorgehens versteht. Die Bildung der bösen Introjekte war entweder überlebenswichtig oder aber in traumatischen Situationen unvermeidlich.

Anders als beim Kampf mit der Patientin, deren Leben von einem verfolgerischen Gott überschattet war, und die sich im Kampf wieder ihrer lebendigen Leiblichkeit versichern konnte, führten vorsichtige Hinweise auf eine fast unerträgliche Körperspannung zu einem Ringen auf einer viel archaischeren Ebene. Die missbrauchte Patientin, von der weiter oben die Rede war, kam erschöpft von nächtlichen Albträumen in die Stunde. Nach einer Weile bat sie mich, ob ich mich zu ihr auf die Couch setzen könnte. Es schien um Beruhigung und einen Halt gebenden Umgang mit ihren Panikzuständen nach den Träumen zu gehen. Sie wand sich im Liegen um mich, wie sie es kannte, und wie ich es im Abschnitt über die „Fleischfressende Pflanze“ in meinem Buch „Berührung auf der Couch“ beschrieben habe. Sie versuchte, Beruhigung und Geborgenheit zu tanken, um zu einem erträglichen Körpergefühl zurückkehren zu können. Aber es mischten sich kleine hochaggressive Bewegungen in die Berührung, die sie aber noch verzweifelt kontrollieren wollte. Ich spiegelte ihr die erst noch angedeuteten Aktionen und ermutigte sie, diese zu verdeutlichen. Unter großem Zögern und mit Anzeichen von Scham intensivierte sie die zugleich verzweifelt kämpferischen und anklammernden Griffe, bis es zu einem wilden Kampf kam, in dem sie mich zugleich verschlingen und wegstoßen wollte. Als sie ermattet aufgab, konnte sie sagen: „Ich wollte Sie beseitigen und einverleiben gleichzeitig.“ Der zerstörerische und der auffressende Impuls, vor dessen Wucht sie aber ebenfalls Angst hatte, vermengten sich, sie sagte, es sei ein schreckliches Chaos in ihr, vermischt mit den nachwirkenden Bildern aus den Träumen. Mir fiel der Ausdruck „Pandämonium“ ein, den ich ihr mitteilte, und Bilder von Hieronymus Bosch, in denen menschliche und entstellte tierische Leiber und Dämonen durcheinander agieren. Sie fühlte sich angemessen gesehen. Als Ruhe im Sturm eingekehrt war, fiel mir eine oft wiederholte traumatische Szene ein: Das Kind saß, in der Erwartung der Mutter, die für einige Stunden bei ihrem Liebhaber war, für Stunden in Panik auf einem Stein und wollte sich in deren Arme stürzen, als sie endlich auftauchte. Aber die Mutter stieß sie barsch und vorwurfsvoll zurück, mit der Folge, dass sie erstarrte und dissoziierte. Im Hintergrund rangen Wünsche nach Zerstörung und wieder findende Verschlingung miteinander. Der vermutete gemischte Impuls wäre wohl gewesen: in stürmischer Umarmung sich zugleich zu rächen und die Mutter zu inkorporieren, um sie nicht wieder regelmäßig und mit quälender Trennungsangst zu verlieren. Es wäre die Erlösung gewesen, wenn die Mutter diesen Affektsturm mit den widerstreitenden Täterintrojekten zugelassen und überlebt hätte.

Genau so etwas vollzog sich in der tiefen Regression auf Zustände, in denen sich Überlebenskämpfe zwischen Tod, Zerstörung einerseits und ein Rückgriff auf liebevolle Verschmelzungsfantasien mischen. Die Verschmelzungssehnsucht folgte aber nicht einem Drang nach symbiotischem Einswerden von zwei immer noch getrennten Körpern, sondern benutzt eine kannibalistische Gier nach Einswerden durch Verschlingen. In der nächsten Stunde berichtet die Patientin von einem neuen Traum, in dem sie in einer ängstigenden Lage in ihrem Körper einen Anwalt spürte, der sie schützte und ihrem geschwächten Körper Kraft zum Widerstand verlieh. Sie bedankte sich für unseren Kampf und meinte, ich hätte sie auf einer ihr zunächst nur unheimlichen Tiefe erreicht und ausgehalten. Sie brachte einen Blumenstrauß mit und stellte ihn so auf, dass ich ihn immer im Blick hatte. Solche Sternstunden sind nicht gerade häufig, aber dass beide verschwitzt und schwer atmend aus ihm hervorgehen, festigt das Arbeitsbündnis für erneute Krisen. Denn die Täterintrojekte verschwinden ja nicht einfach kampflos, sondern verwandeln täuschend ihr Aussehen, um nichts von ihrer Macht abgeben zu müssen.

Die so genannte negative therapeutische Reaktion

Die Diagnose war lange Zeit eine Art Beschuldigungsreaktion des Analytikers, wenn die Therapie stagnierte oder sich gar zum Schlechten zu wenden drohte. Die Ursache lag bei der Einpersonen-Analyse im Patienten, der trotz korrekter Deutungen nicht Fortschritte machen wollte. Es ging um geheimen Trotz, um Neid auf den Analytiker, um einen destruktiven Autonomiekampf, bei dem sich das Selbst in einem selbstschädigenden, oft unverständlichen Ringen noch um eine primitive Abgrenzung vom frühen Objekt mühte. Oder der Patient wurde der Unfähigkeit zur Dankbarkeit angeklagt. Die für beide Partner bedrohliche Stagnation wurde mit einer konstitutionell erhöhten Aggressivität des Patienten erklärt. Die Gegenübertragung ging in Gereiztheit über, die vom hohen Thron gegebenen Deutungen wurden als demütigend oder verfolgerisch erlebt, als entlarvend und unempathisch. Es kam oft zu einem Unterwerfungshass oder zum Abbruch der Therapie, in einem nicht mehr analysierbaren masochistischen Triumph.

In seinem monumentalen Werk über „Die Scham, das Selbst und der Andere" (Gießen 2010) kommt der Berliner Analytiker Jens L. Tiedemann zu einem ganz anderen Ergebnis, das er mit der Existenz eines Täterintrojekts in Zusammenhang bringt:

Der Patient fühlt sich gedemütigt, weil der Analytiker um die seelischen Fehlhaltungen des Patienten weiß und sie ihm immer wieder vorhält. Ein Wissender steht, extrem ausgedrückt, einem Verstockten gegenüber, der sich im Lauf der Sackgasse weiter verhärtet. Tiedemann meint, es gehe trotz der Selbstschädigung und der Verletzung des Analytikers um die Aufrechterhaltung einer „Beziehung zum schlechten inneren Objekt", das aber durch Lieblosigkeit und Ablehnung charakterisiert war. Tiedemann schreibt: „Es bildete sich ein inneres Objekt aus, das sich selbst verurteilt und entwertet, um auf diese Weise die Illusion bewahren zu können, sich von den Eltern geliebt zu fühlen und die Bindung aufrechtzuerhalten." Dieses innere Objekt ist mit tiefer Scham besetzt. Das Kind fühlt sich als nicht liebenswert und reagiert mit Scham, manchmal auch mit Schuld, über seine bloße Existenz. Und er zitiert Thomä und Kächele mit dem Satz, es „muss der Patient geradezu mit einer negativen therapeutischen Reaktion auf die Deutungen des Analytikers antworten. Er dreht gewissermaßen den Spieß um, indem er nun die Position der spöttischen Mutter einnimmt, die seine Lebensäußerungen mit Verachtung bestraft hat." (1985, S. 152)

Tiedemann schreibt weiter: „Um die Rolle der Scham bei der Entstehung der Negativen Therapeutischen Reaktion zusammenzufassen, kann man festhalten, dass frühe interpersonelle Beziehungen – besonders solche, die durch eine wiederholte emotionale Fehlabstimmung charakterisiert sind – eine fundamentale Rolle in der Entwicklung der Scham im späteren Erwachsenenleben spielen." (S. 119). Die Patienten verschließen sich dem Analytiker aus Angst vor einer Retraumatisierung durch extreme Scham, was den Analytiker in ein „Gefühl des Ungenügens und der Feindseligkeit" führt. Leo Wurmser spricht sogar von einer „Urscham", die reaktiviert wird, wenn die „Deutungen des Therapeuten als anklagend und beschämend" erlebt werden (Tiedemann, S. 122). Tiedemann bilanziert: „Gewisse Widerstände, die von klassischen, eher intrasubjektiv arbeitenden Analytikern diagnostiziert werden, sind somit Artefakte, iatrogene Effekte, die aus der Schamdynamik zwischen Analytiker und Patient entstanden sind." (S. 123)

Fast umgekehrt anklagend hält Tiedemann fest: „Mit den Erklärungsansätzen der unbewussten Selbstsabotage würde sich der Behandler vor der Kränkung des Misserfolgs schützen. „(S. 126). Und noch deutlicher: „Er missbraucht damit das Gefälle zwischen seiner Fachkompetenz und der regressionsbedingten Anhängigkeit des Patienten zum Zwecke der Abreaktion." (S. 127). Als veränderte Haltung schlägt er für die Entwaffnung des bösen Introjekts, das zum Täterintrojekt geworden ist, vor, sich die Frage zu stellen, „wie Therapeut und Patient diese Blockade gemeinsam konstruiert haben." (S. 129). Damit verlässt er aber auch „das Modell der zur Einsicht führenden Deutung als dem Grundmechanismus der Veränderung." (S. 128). Es braucht Empathie für die Notlage des Patienten, in deren Zentrum die existenzielle Scham des Patienten steht, der auch keine narzisstischen Erfolge, nicht nur die des Analytikers – ertragen kann, weil sie ihm von Anfang an vermiest worden sind.

Das Konzept der Täterintrojekte erweist sich also auch hier als fruchtbar, wenn es in Zusammenhang mit sehr frühen Erfahrungen der Frustration des Lebensinstinkts gesehen wird, die introjiziert und auf den Analytiker projiziert wird, der mit seiner Verwirrung kämpft und mit der „projektiven Identifikation" oft nur schwer umgehen kann. Aus seinem eigenen Opfergefühl könnte er ermitteln, was dem Patienten in vorbewusster Zeit geschehen ist, und dann wäre er wieder im Boot der empathischen Solidarität.

Neben dem diagnostischen Wert solcher Externalisierungen sind durchaus auch therapeutische Wirkungen zu erzielen, besonders wenn durch Wiederholung und Rollenwechsel eine Vertiefung stattfinden kann. Aus psychoanalytischer Sicht ist es aber auch wichtig, die Konflikte auch in der Übertragung langfristig anzugehen. Wenn sich offene, oft auch plötzliche Verdunkelungen des Bildes des Therapeuten ergeben, ist es natürlich wichtig zu fragen: Was sind die biografischen Vorläufer dieses bedrohlichen Bildes. Die Übertragungen sind aber, auch in ihrem oft blitzartigen Wechsel, leichter zu entziffern und zu ertragen, wenn sie in der Inszenierung sozusagen „besichtigt" wurden und in ihrer Affektstärke wahrgenommen sind.

Da aber meist auch hohe Schamaffekte mit den Täterintrojekten und ihrer Aufdeckung verbunden sind, empfiehlt es sich, auch die ursprünglich beschämenden Personen aufzustellen. Das kann ganz neue Dimensionen der gegen das Subjekt gerichteten Angriffe erhellen. Wenn diese Angriffe als berechtigt und damit ichsynthon akzeptiert sind, entsteht das Problem, wie eine heilsame Trennung zwischen Subjekt und Angreifer hergestellt werden kann. Dabei empfiehlt sich, wenn der Analytiker seiner empathischen Sorge Stimme gibt, etwas in der Formulierung: „Ich sehe, wie der Angreifer Sie zwingt, in ein unglückliches falsches Selbst des Opfers auszuweichen, das die Angriffe für angemessen hält. Der Preis dieser Identifizierung ist zu hoch und lebenszerstörend, außerdem bezieht der Angreifer seine Kraft von einer parasitären Teilhabe an ihrer

Vitalität, die dadurch beeinträchtigt wird." Diese reichlich theoretisch klingenden Sätze müssen natürlich in eine verständliche Sprache übertragen werden, verbunden mit der Frage, woher der Angreifer eigentlich seine Berechtigung zum Angriff hernimmt. Wenn man zu einer ursprünglichen einschüchternden Person vordringen kann, ist man dem Ziel der Distanzierung schon ein Stück näher gekommen.

Joanne Twombly

Offenkundige und verborgene Täteranteile bei dissoziativ gestörten Patienten

Ich möchte in diesem Beitrag die Bandbreite von Ich-Anteilen dissoziativer Patienten untersuchen, die von den introjizierten Aspekten der Täter angetrieben werden. Ich möchte außerdem den Umgang mit Ihnen und die Möglichkeiten der Behandlung innerhalb der therapeutischen Beziehung diskutieren.

Offenkundige und verborgene Täteranteile sind der Grund für einige der herausfordernsten Momente in der Therapie. Sie sind dafür verantwortlich, dass Patienten ihre Behandlung abbrechen, dafür, dass Therapeuten Patienten aus der Therapie werfen, dass der Behandlungsprozess gebremst wird oder auch dafür, dass Patienten von Therapeuten mit mangelnder Distanz misshandelt werden. Sie sorgen außerdem, stärker als viele andere Anteile, dafür, dass Therapeuten sich selber wieder in Behandlung begeben müssen.

Von außen können Täteranteile furchterregend, destruktiv, kontrollierend, ekelerregend und/oder gefährlich für sich und andere wirken. Andererseits können sie inneren Druck ausüben und auf verborgene Weise agieren und damit die Behandlung lähmen, suizidales und selbstverletzendes Verhalten auslösen und den Therapeuten dazu bringen Ärger, Apathie, Erschöpfung und andere unangenehme Emotionen zu fühlen. Es ist von entscheidender Bedeutung zu verstehen, dass diese Ich-Anteile, wie auch immer sie sich präsentieren, wertvolle Schlüssel für das Überleben des Patienten enthalten und ein notwendiger Teil der Heilung sind.

Viele meiner Patienten sind durch einen scheinbar mühelosen Behandlungsprozess geheilt worden. Diese Behandlungen hatten zwar auch Phasen, in denen es nicht vorwärtsging oder Schwierigkeiten auftraten, aber das Durchlaufen dieser Phasen gelang auf effiziente produktive Art, über die ich keinen Schlaf verlor. Dies waren nicht die Patienten, die mich dazu zwangen, etwas über Täter- und Opferintrojekte oder Reinszenierungen zu lernen.

Dieser Artikel ist das Resultat meiner Arbeit mit den Patienten, für die ich professionell und persönlich wachsen musste.

Prinzipien für die Diagnostik und Therapie von Täterintrojekten

In den späten achtziger Jahren fing ich an, meine erste DIS-Patientin zu behandeln. Sie verbrachte die ersten Monate der Behandlung damit, mich endlos abzuwerten, weil ich kalt sei, mich nicht genug kümmern und sie schlecht verstehen würde – sie könne nicht glauben, dass ich Geld damit verdiene, als Psychotherapeutin zu arbeiten. Sie war endlos schwierig, suizidal und wollte trotz ihrer Kritik keinen anderen Therapeuten aufsuchen. In einem verzweifelten Moment fragte ich sie endlich: „Wie wäre es denn, wenn du dich von mir verstanden fühlen würdest und das Gefühl hättest, dass ich mich um dich kümmere?“ Sie guckte mich erschrocken an und antwortete: „Dann müsste ich gehen.“

Wir verstanden schließlich, dass ihr Vater ein unberechenbarer Mann gewesen war, der in Sekundenbruchteilen von liebevoll zu sadistisch switchen konnte. Ihr vorheriger Therapeut, ein charismatischer verführerischer Mann, der nicht länger als Therapeut arbeiten durfte, sei warm und verständnisvoll gewesen. Einige Anteile von ihr erlebten mich als warm und verständnisvoll und wollten eine Verbindung aufbauen, was andere Anteile von ihr extrem verängstigte. Der Anteil, der mich bestrafte, ermöglichte es ihr in der Behandlung zu bleiben. Als ich das verstanden hatte, war ich in der Lage zu sagen: „Na gut, lassen wir das Thema, dass ich dich nicht verstehe oder mich nicht genug für dich interessiere, so lange beiseite, bis es sich für dich sicher genug anfühlt.“ Ich habe dabei gelernt, dass, wie unerklärlich das Verhalten auf der Oberfläche auch sein mag, es immer Sinn macht zu verstehen, warum gerade dieses Verhalten gezeigt wird und das es mein Job ist, den Patienten mit diesem Verständnis zu begegnen.

Die nächste Erkenntnis hatte ich ein paar Jahre später während einer Sitzung mit derselben Patientin, in der sie mich so lange provozierte, bis ich die Kontrolle verlor und auch wütend wurde. Ich hatte dabei ein unangenehm vertrautes Gefühl und bemerkte, dass sich hier eine immer wiederkehrende Dynamik zeigte. Ich sprach es an und nach einiger Auseinandersetzung sagte sie plötzlich: „Es ist so eine Erleichterung, dass ich Sie wütend machen kann!“ Ihre Fähigkeit eine Wirkung auf mich zu haben war für sie extrem wichtig. Sie bemerkte, dass ihr vorheriger Therapeut nie irgendeine negative Reaktion auf ihr Verhalten gezeigt hatte. Er war ausnahmslos verständnisvoll, während ihr Zustand immer schlechter wurde. Sie konnte dann auch den Zusammenhang erkennen, dass ihre Gefühle keinerlei Wirkung auf ihren misshandelnden Vater oder ihre vernachlässigende Mutter gehabt zu haben schienen. Von ihm hatte sie sich absolut kontrolliert gefühlt und von ihr im Stich gelassen. Dass sie eine Wirkung auf mich haben konnte, bedeutete, dass ich mich wesentlich von ihrem vorherigen Therapeuten und von ihren Eltern unterschied und ihr dadurch ein Gefühl für ihr eigenes Sein vermitteln konnte.

Der erste Artikel, der mir half meinen eigenen Weg durch einige der schwierigen Situationen zu finden, war ein zu der Zeit noch unveröffentlichter Artikel des Analytikers Paul Russell (1975) „Die Theorie der Krise“. Dieser Artikel zeigte mir, dass der Schlüssel darin liegt, dass die schwierigen, festgefahrenen Zeiten, in denen es sich anfühlt, als ob nichts funktioniert, gerade deshalb entstehen, weil die Behandlung funktioniert und das sie kein Zeichen meiner Inkompetenz oder meines Versagens sind. Russell sagt, dass die Krise auftreten muss, weil es die einzige Möglichkeit zur Kommunikation ist, die der Patient hat. Auf einmal wurde aus der unbarmherzig kritischen Patientin eine, die versuchte mir etwas über die unbarmherzige Einöde ihrer Kindheit zu erzählen und die zudem ihr Bestes gab, die Behandlung nicht abzubrechen. Ein Beitrag wie dieser reicht nicht aus, um alle relevanten Theorien umfassend zu diskutieren, aber ich möchte die theoretischen Grundlagen meiner Arbeit zumindest erwähnen. Mein Graduierten-Programm war auf Objektbeziehungen, Selbst-Psychologie und analytische Konzepte fokussiert, es gab keine Ausbildung zu Trauma oder Dissoziation. Als ich endlich etwas über die drei Stufen der phasenorientierten Traumabehandlung, die Ego-State-Therapie und Dissoziation lernte, war ich auf einmal viel besser in der Lage, meinen Patienten dabei zu helfen Stabilität zu entwickeln und diese auch aufrechtzuerhalten und einen Fortschritt in der Verarbeitung ihrer Traumata zu machen. Es kamen immer mehr Patienten auf Empfehlung zu mir, die schon jahrelang in anderer Behandlung gewesen waren, ohne Fortschritte zu machen.

An diesem Punkt wurden die Beziehungsthemen in der Behandlung so dominant, dass ich mich wieder auf den analytischen Blickwinkel der Gegenübertragung, Übertragung, der projektiven Identifikation und Inszenierung/Reinszenierung konzentrierte.

Howell (2005) sagt in ihrem Buch "The Dissociative Mind", dass Dissoziation Verwirrung darüber schafft, wer was fühlt und wer wem etwas antut und diese Verwirrung ist ein fruchtbares Feld für das Spiel mit der projektiven Identifikation und den Inszenierungen. Projektive Identifikation basiert auf der Dissoziation und kann als die zwischenmenschliche Sprache der dissoziativen Selbst-Anteile verstanden werden. Nicht nur weil über das Trauma nicht gesprochen werden konnte, sondern aufgrund der Natur traumatischer Erinnerungen, die dazu tendieren somatosensorisch und non-verbal zu sein, kann die Natur der Übertragung-Gegenübertragungs-Bindungen jedes Mal aufs Neue in den Inszenierungen erkannt werden. Diese Inszenierungen ermöglichen es der Therapeutin ihren Patienten kennenzulernen, inklusive der Kind-Anteile, da die Therapeutin auch zur Patientin „wird“ in den vielen verschiedenen Rollen-Positionen, die unvermeidlich inszeniert werden (Frawley-O'Dea, persönliche Mitteilung).

Die Autorin sagt, dass der Therapeut die Inszenierungen nicht nur erwarten, sondern sie auch ermöglichen soll, damit sie im analytischen Raum spielerisch und ernsthaft ausagiert werden können.

Bromberg (Chefetz and Bromberg, 2004) beschreibt Reinszenierungen so, wie ich sie auch in Sitzungen erlebe. Damit wirklich tiefes Wachstum stattfinden kann, müssen die Patienten sich selber erlauben innerhalb unserer Beziehung ein „Wrack“ zu sein und ich muss, um sie wirklich kennenzulernen, so sehr ein Teil des Chaos werden, dass ich es auch innerlich erleben kann. Täteranteile rangieren von offensichtlich und kaum zu übersehen, bis hin zu versteckt und hinterlistig. In seinem exzellenten Buch „Transforming Trauma“ über Täterdynamiken und ihren Einfluss auf die Behandlung von Opfern beschreibt Roland Summit eindringlich, wie wir, um die falschen Vorstellungen und die angegriffene Identität von Opfer/Überlebendem zu verstehen, die Fußstapfen auf der Seele erkennen müssen, die der Stempel des Eindringlings sind (Summit, 1995).

Was ich hoffe in diesem Artikel anbieten zu können, ist ein Satz von Prinzipien, die nützlich sind, wenn wir diese Fußstapfen auf der Seele untersuchen und in den Bereich der Täterintrojekte, der Ego-States oder Anteile vordringen. Es ist das, was ich selber gerne gewusst hätte, bevor ich mich durch das, was sich nach zu vielen qualvollen Therapiestunden anfühlt, gekämpft habe.

Und ich stelle mir vor, dass es das ist, was mir geholfen hätte die Dinge schneller zu begreifen – und das wäre besser für mich und auf jeden Fall besser für meine Patienten gewesen. Die nachfolgenden Fallbeispiele werden mit der Genehmigung der jeweiligen Patienten dargestellt und sind eine repräsentative Zusammenstellung aus meiner Arbeit mit DIS oder DDNOS Patienten.

Der Sinn von Täterintrojekten

1. *Vergiss nie, dass Täterintrojekte immer versuchen dem Gesamtorganismus zu helfen, wie schrecklich, ekelhaft oder beängstigend sie auch sein mögen (Frederick, 1994).*

Wenn der Therapeut immer im Kopf behält, dass alle Anteile sich entsprechend bestimmter Skripte verhalten, die dem Patienten in der Kindheit geholfen haben zu überleben, dann wird es leichter für ihn sein neugierig und mitfühlend zu bleiben, auch in Situationen, die normalerweise Entsetzen und Bestürzung auslösen würden.

Fall 1: Sharon kam humpelnd in die Therapie und hatte große Scham- und Versagensgefühle, weil sie mit einem Baseballschläger auf ihre Beine eingeschlagen hatte. Ich unterdrückte meine automatisch entsetzte Reaktion, als ich ihre Prellungen und Blutergüsse sah, und schlug ihr vor: „Frag innen und guck mal, wer uns helfen kann zu verstehen, warum es hilfreich war, deine Beine zu verletzen." Zu ihrer Überraschung erklärte der Selbstanteil A, das Selbstanteil B Rasierklingen hatte, um sie umzubringen und dass dann Selbstanteil C die Kontrolle übernommen hatte und den Selbstmord durch die Verletzung der Beine ersetzt hatte. Jetzt konnte diese Patientin die schützende Haltung begreifen, die hinter einem Verhalten stand, welches von außen betrachtet grauenhaft selbstzerstörerisch wirkte. Und nun konnten wir auch eine Arbeitsbeziehung mit den beteiligten Selbstanteilen aufbauen.

Fall 2: Robert hatte sich schon seit langer Zeit immer wieder selber in den Bauch geschlagen. Der Anteil, der hauptsächlich für diese Misshandlung zuständig war, sagte anfangs: „Ich mag Schmerz, das ist mein ganzes Leben", und war ursprünglich sehr stark mit den Tätern identifiziert. Als die Verbindung zu diesem Anteil stärker wurde und andere Anteile sich veränderten und langsam mehr Akzeptanz zeigten, anstatt ihn nur zu kritisieren, war er allmählich in der Lage zuzugeben, dass die Selbstverletzung seine einzige Verhaltensmöglichkeit war, dass er keine Entscheidungsmöglichkeiten habe und extrem einsam war. Als ich ihn fragte, was seiner Meinung nach passieren würde, wenn er aufhören würde, den Körper zu schlagen, fand ich heraus, dass der Grund für das

Schlagen darin lag, „die anderen fit zu halten, damit sie es aushalten können vergewaltigt zu werden, wenn es wieder passiert."

Fall 3: Nach einigen Monaten der Behandlung offenbarte mir ein Patient, dass ein Anteil ihn dazu „zwang" in der Therapie auf eine Art zu sitzen, die schmerzhafte Beinkrämpfe auslöste. Die Schmerzen, die er durch die Krämpfe erlitt, waren eine Strafe für die Kind-Anteile, weil sie eine Bindung zu einem früheren Therapeuten eingegangen waren und eine Warnung an sie, dass sie mir nicht vertrauen oder irgendeine Form von Beziehung mit mir eingehen sollten. Derselbe Anteil beschuldigte auch die „bedürftigen, dummen" Kind-Anteile dafür, dass sie in der Kindheit vergewaltigt worden waren.

Therapieinterventionen ergeben sich oft aus der Funktion oder aus der Aufgabe, die das Verhalten eines Anteils hat. Claire Frederick nennt diesen Typ von Täteranteil einen Funktionär und beschreibt, wie herausfordernd die Arbeit mit dieser Art bösartigem Selbstanteil ist. Sie fängt damit an, dass wir mit dem Anteil, der die Maske der Wut und Zerstörung trägt, eine therapeutische Allianz aufbauen. (Claire Frederick 1994, 1995).

In Fall 1 war es relativ einfach den Zweck des Verhaltens festzustellen und wir fingen an, alternative Möglichkeiten im Umgang mit suizidalen Gefühlen zu erarbeiten. Ihre Beine zu verletzen blieb zwar weiterhin eine Strategie, aber anstatt die erste Option zu sein, rutschte es als Bewältigungsmöglichkeit auf Platz 10. Im zweiten Fall brauchte es einige Zeit, um eine therapeutische Allianz mit dem Anteil aufzubauen, der ziemlich hartnäckig darauf bestand dem Patienten weiterhin Schmerz zuzufügen. Schließlich wurde klar, dass dieser Anteil noch in der Vergangenheit lebte. Dem Anteil wurden konkrete Informationen gegeben, die er anfangs für eine Lüge hielt, also wurde er aufgefordert, die Informationen selber zu überprüfen. Informationen, die ihm mitgeteilt wurden, waren z.B. der Fakt, dass er (der Patient) vor 20 Jahren das letzte Mal vergewaltigt wurde, das derzeitige Alter und die aktuelle Körpergröße des Patienten und wie lange er schon nicht mehr mit seiner Ursprungsfamilie zusammenlebte. Die Sorgfalt, mit der der Anteil dafür sorgte, dass der Patient Schmerzen bewältigen konnte, wurde anerkannt und wir erarbeiteten Möglichkeiten, mit denen der Anteil weiterhin Schutzfunktionen übernehmen konnte, die stärker in der Gegenwart verankert waren. Schließlich wurde dieser Anteil ein aktiver Teilnehmer in der Behandlung.

Im dritten Fall zollten wir dem Anteil Anerkennung dafür, dass er das System davor schützte, eine Bindung einzugehen, die, so wie er es wahrnahm, so gefährlich sein würde, wie es die Bindungen in der Vergangenheit gewesen waren. Wir baten den Anteil, sich von anderen Anteilen Informationen über mich zu holen und die Gültigkeit dieser Aussagen zu überprüfen.

Das Ziel für diese und andere schützende Anteile ist, ihre Orientierung in der Gegenwart zu stärken und ihnen Kontrolle zu ermöglichen und Optionen in der Gegenwart und ihre Fähigkeit zur Mentalisierung zu stärken, damit sie die Fähigkeit erlangen die eigenen Motivationen und Intentionen, sowie die anderer richtig zu erkennen, wie es Boon et al. so treffend beschreiben. (Boon, Steele, van der Hart 2011). Dies hilft den Anteilen zu beurteilen, ob tatsächlich Gefahr droht und wie angemessen zu reagieren wäre, anstatt aus der vergangenen Erfahrung heraus zu agieren.

2. *Achte darauf, ob die Misshandlung oder Aspekte der Misshandlung sadistisch gewesen sein könnten.*

Es gibt wesentliche Unterschiede zwischen den Auswirkungen von Misshandlungen durch nicht-sadistische gegenüber sadistischen Tätern und dementsprechend Unterschiede darin, mit welcher Haltung ihre Opfer in die Behandlung kommen. Salter beschreibt, dass das Opfer eines nicht-sadistischen Täters in der Therapie die Aufgabe hat, ein geliehenes Selbstbild loszuwerden und das die Sicherheit in der emotionalen Sichtbarkeit liegt, weil es früher misshandelt worden ist, während es emotional unsichtbar war (Salter 1995).

Diese Patienten entsprechen der allgemeinen Annahme, dass sie sich wohler fühlen, wenn wir ihnen aufmerksam zuhören und sie kennenlernen. Dies steht in krassem Kontrast zu Opfern sadistischer Gewalt. Hier beschreibt Salter, dass der sadistische Täter (dem Kind) sehr genau zuhört. Er wendet sich dem Schmerz und dem Leid des Kindes zu, weil er es sexuell erregend findet und er nutzt die Reaktionen des Kindes, um die Qual des Kindes und dadurch seinen Genuss zu steigern. Er hinterlässt Opfer, die nicht wollen, dass irgendwer ihre Gedanken oder Gefühle kennt aus Furcht, dass andere diese Gedanken und Gefühle gegen sie einsetzen könnten. Emotionale Unsichtbarkeit fühlt sich sicher an, emotionale Sichtbarkeit löst eine Reaktion aus, die wie Todesangst sein kann (Salter 1995). Das bedeutet, dass der Prozess des Kennenlernens in der Therapie genau das hervorruft, was die Ängste steigert.

Ein weiterer Unterschied, den Salter bemerkt, liegt im Selbstbild. Während Opfer von nicht-sadistischen Tätern sich selbst als „schlecht" oder „dreckig" beschreiben, haben die Opfer von sadistischen Tätern extremere negative Selbstbilder – sie haben das Gefühl sie seien scheußlich, Schleim, ekelerregend.

Fall 4: Liz war eine 45 Jahre alte Krankenschwester, die Vorgespräche mit mehreren Therapeuten hatte, bevor sie sich entschied, mit mir zu arbeiten. In den ersten Jahren der Behandlung sprach sie über die oberflächlichen Details ihrer Arbeit und ihres Familienlebens, geriet aber jedes Mal in qualvolle Bedrängnis, wenn sie mich etwas fragen oder irgendwelche Themen anbringen wollte. Sie war überwachsam für jedes Geräusch, das aus dem Wartezimmer zu hören war, sie war extrem nett und sehr vorsichtig darauf bedacht, nicht zu viel Platz einzunehmen.

Mit ihr zu arbeiten war eigenartig schwierig. Einerseits mochte ich sie und sie wirkte motiviert. Andererseits wurde es nicht leichter für sie offen zu sprechen. Ich war lange Zeit sehr geduldig, bis ich etwas verzweifelt anfing, andere Strategien auszuprobieren.

Ich suchte Themen, über die wir sprechen könnten, machte Vermutungen, was sie vielleicht sagen wollte und versuchte mir zu erklären, was sich für sie so gefährlich anfühlte, dass sie nicht offen sprechen konnte. Meine Erklärungen, warum es okay für sie wäre, offener zu sprechen wurden immer länger, bis ich endlich meine Gegenübertragungsgefühle beachtete. Drei Themen wurden dabei offenkundig: 1. Manchmal, wenn ich ihr etwas erklärte, fühlte ich eine Art äußeren Druck, als wäre ich eine Marionette, deren Schnüre jemand anderes kontrollierte. 2. In anderen Momenten hatte ich das Gefühl, dass meine Fragen und Erklärungen eine grenzüberschreitende Qualität hatten. Und 3. bemerkte ich regelmäßig Gefühle der Verwirrung, des Ärgers, der Hoffnungslosigkeit, Unverbundenheit und des Abgelenktseins.

Als ich anfing ihr gegenüber offener zu reflektierten, wie sich die Arbeit mit ihr anfühlte, fanden wir heraus, dass eine Reihe von Anteilen auf nonverbaler Ebene mit mir kommuniziert hatten. Es gab einen Anteil, der mich kontrollieren musste und sich nur so lange sicher fühlte, wie ich redete und Dinge erklärte. Es gab Kind-Anteile, die mich in eine Reinszenierung aus Zeiten verwickelten, in denen sie, wenn sie keine Antwort gaben, misshandelt wurden; aber wenn sie eine Antwort gaben manchmal misshandelt wurden und manchmal nicht. Diese waren also immer unsicher, was passieren würde. Und gleichzeitig gab es internalisierte Täteranteile, die sie verbal abwerteten und ihr Bestrafung androhten, sollte sie irgendwas sagen, während ein anderer Anteil sie dafür bestrafte überhaupt irgendwelche Gefühle zu haben. Sprechen war einfach nicht erlaubt und Gefühle zu haben wurde als ein Zeichen von Schwäche gewertet. Diese Anteile schienen das Gebot ihres Vaters übernommen zu haben, dass Kinder keine Schwäche oder Gefühle zeigen durften. Sie schienen aus diesem Gebot eine Strategie entwickelt zu haben, um, während der Prügel, die sie in ihrer Kindheit bekam, eine Art Kontrolle auszuüben.

Eins der Themen die Liz schließlich ansprechen konnte, war ihre Sorge, dass sie eine schreckliche, kranke, grenzüberschreitende Person wäre, die die Behandlung nicht verdiente, wenn sie Zuneigung für mich entwickeln würde. Ich versicherte ihr, dass es normal sei, Zuneigung zu entwickeln und sie sagte die nächste Sitzung ab. Sie hatte vorher schon Sitzungen aus „guten Gründen" abgesagt, aber dieses Mal rief ich sie an, um herauszufinden, ob irgendwelche Anteile von ihr Bedenken wegen unserer letzten Sitzung hatten und ob es helfen würde, am Telefon zu sprechen. Sie rief tatsächlich zurück und wir fanden heraus, dass es Anteile gab, die überzeugt waren, dass ein Schild an meiner Praxistür hängen würde, auf dem stehen würde, dass sie gehen und nie wieder kommen solle, wenn sie zur nächsten Sitzung käme. Diese Sequenz von Liz, die ihre Zuneigung zu mir ausdrückte und die darauf folgende Sitzung absagte, kehrte so lange immer wieder, bis die beteiligten Anteile anfingen zu verinnerlichen, wer ich wirklich war. Schließlich lernte sie ihre automatischen, an der Vergangenheit orientierten Annahmen, zu hinterfragen und traute sich immer öfter die Sitzungen nicht abzusagen.

Ruth Blizard hat in ihrem Artikel über masochistische und sadistische Selbstanteile, eine sehr elegante Beschreibung gefunden: "The child is caught between the Devil of abuse and the deep blue sea of abandonment, thereby making it impossible for the child to be attached and self-protective at the same time."[21] (Blizard 2001). Einfach gesagt waren in Liz' Kindheit Fürsorge und Aufmerksamkeit an Misshandlungen, lächerlich gemacht und verlassen zu werden geknüpft.

Mir schien klar zu sein, wie schlecht Liz' Selbstwertgefühl war, bis ich sie eines Tages aus Versehen an der Schulter berührte, als ich am Anfang einer Sitzung die Praxistür schloss. Ich entschuldigte mich und fragte, ob es ihr Angst gemacht habe oder ich sie auf irgendeine Art verunsichert habe, da ich eine Reaktion bei ihr wahrnahm. Sie sagte, dass es kein Problem für sie sei, fragte aber, ob ich mich nicht krank fühlen würde. Es stellte sich heraus, dass viele ihrer Anteile glaubten, dass ihr Inneres so giftig und böse sei, dass meine Hand von der Berührung schmerzen müsse und dass schon die Nähe zu ihr mich physisch krankmachen könnte. Salter beschreibt, wie die kindlichen Glaubenssätze darüber wer sie sind und was sie fühlen auf dramatische Art durch das Feedback ihrer Umgebung beeinflusst werden. Und wie die Projektionen des Täters letztendlich von ihnen internalisiert werden und Scham, Verwirrung und Konflikt auslösen. Zudem projizieren sadistische Täter manchmal ihr eigenes, unglücklicherweise zutreffendes Gefühl, böse zu sein, auf ihre Opfer (Salter 1995). Liz war zutiefst erstaunt, dass ich keine Schäden durch die Berührung mit ihr oder durch die Nähe zu ihr davongetragen hatte.

Liz machte langsam aber stetig Fortschritte in der Behandlung. Die Psychoedukation zu den Dynamiken sadistischer Misshandlung half ihr dabei, einige ihrer Reaktionen auf die Behandlung besser zu verstehen und einzuordnen.

Eine weitere Intervention, die ich speziell entwickelt hatte, um die verzerrten Wahrnehmungen der Gegenwart und unserer Therapiebeziehung zu korrigieren, bestand darin, den Verlauf unserer Behandlung mit allen bereitwilligen Anteilen ihres Systems zu begutachten. Dazu gehörte: Wie sie mich als ihre Therapeutin ausgewählt hatte, das Angucken eines visualisierten Videos der Jahre gemeinsamer Arbeit im Schnelldurchlauf, spezifische Fehler die ich gemacht und für die ich mich entschuldigt hatte. Situationen, in denen sie auf mich wütend gewesen war und ich sie nicht aus der Behandlung geschmissen hatte, warme und fürsorgliche Momente, nach denen ich sie ebenfalls nicht aus der Behandlung geworfen hatte und dass ich ihr nie physisch wehgetan hatte. Mehrere Anteile korrigierten das: Ich hatte ihr *noch* nicht wehgetan, sie warteten noch darauf. Ich bat diese Anteile mich weiterhin im Auge zu behalten, mich zu testen und mich wissen zu lassen, falls ihnen auffallen sollte, dass ich etwas tat oder sagte, was darauf hinwies, dass ich gewalttätig werden könnte. Wir übten außerdem, dass sie tatsächlich körperlich aufstand, die Tür öffnete und aus meiner Praxis raus und wieder rein ging, während alle Anteile dabei zuguckten oder mitgingen. Die tatsächliche Aktion des „Flüchtens" zu erleben war besonders für die Anteile wichtig, die während der Misshandlungen gefesselt worden waren.

[21] Übersetzung: Das Kind ist gefangen zwischen dem Teufel des Missbrauchs und dem tiefen blauen Meer des Verlassen-Seins, sodass es ihm unmöglich wird, sich zugleich zu binden und zu schützen.

Möglichkeiten der Reinszenierung

3. Verwechsle das Selbst in der Krise nicht mit dem Selbst. (Dalenberg, 2000)

Da dissoziative Störungen im Wesentlichen ein Weg sind die unbewältigbaren und unvereinbaren Realitäten vor sich selbst und vor anderen zu verstecken, können sogar Therapeuten, die sich mit dissoziativ gestörten Patienten gut auskennen „vergessen", dass die Person in der Krise eine Reihe von inneren Anteilen hat, die möglicherweise ganz unterschiedliche Ansichten haben, in Bezug zu dem, was außen passiert.

Fall 5: Lena verbrachte mehrere Sitzungen damit gegen einen Ex-Ehemann zu Felde zu ziehen, der sie, wie sie angab, schlecht behandelt hatte. Sie erzählte in unseren Sitzungen ausführlich von dem, was er getan hatte und organisierte sich verschiedene Leute aus ihrer Umgebung für extra Schutz und Unterstützung. Als ihre Beschreibungen immer extremer wurden, begriff ich durch meine Reaktion, dass ich den Fehler gemacht hatte, das Selbst in der Krise mit dem Selbst zu verwechseln. Ich hatte vergessen, dass das innere System der Anteile die Wahrnehmung der Gegenwart durch die Wirklichkeiten der Vergangenheit verkomplizierte.

Das ergänzende Prinzip ist hier: **Denke nicht, dass der ruhige und vernünftige Anteil, der dir von dem tollen Film erzählt, den er gerade gesehen hat, notwendigerweise für das ganze innere System spricht.**

Fall 6: Nach mehreren Sitzungen, in denen wir mit Traumaexpositionstechniken gearbeitet hatten, verbrachten eine Patientin und ich eine nette Sitzung damit uns über den Fortschritt in ihrem Leben und über Kinofilme zu unterhalten. Als sie aufstand, um zu gehen, kam ein wütender Anteil nach vorn, zog eine Handvoll Pillen aus ihrer Tasche und sagte, „Fick dich, ich werde mich umbringen" und knallte die Tür hinter sich zu. Ich freute mich, später eine Nachricht von ihr zu bekommen, dass sie noch am Leben war. In der nächsten Sitzung arbeiteten wir heraus, dass ein bis dahin unbekannter Kind-Anteil durch die Traumaexposition traumatisiert worden war, andere Anteile fühlten sich von mir misshandelt und vernachlässigt und ein wütender Anteil übernahm die Kontrolle, um die Kind-Anteile entweder zu bestrafen, zu verängstigen und zum Schweigen zu bringen oder um mich zu bestrafen und zu verängstigen. Ich entschuldigte mich bei ihr dafür, dass ich vergessen hatte, mich aller Anteile zu vergewissern und machte es mir zur Gewohnheit die Sitzungen damit zu beenden, dass ich fragte, ob irgendwelche Anteile noch offene Fragen, Sorgen oder Bemerkungen hätten.

4. Mach dich vertraut mit dem Dramadreieck von Stephen Karpman (1968, 2006)

Eine Möglichkeit die Reinszenierungen in den Blick zu bekommen und im Blick zu behalten besteht darin, sich auf das Dramadreieck zu besinnen. Karpman beschreibt, dass das Familiensystem von Alkoholikern aus den Rollen Opfer, Retter und Verfolger besteht und dass sich diese Rollen verschieben können. Turkus und Kahler (2006) überarbeiteten dieses Dreieck, sodass es auf Familien, in denen es Kindesmisshandlungen gibt, anwendbar ist. Hier gibt es die Rollen Opfer, Nicht-Retter oder Zuschauer und Verfolger. Sie weisen darauf hin, dass 1. diese Rollen verinnerlicht werden und innerhalb des Systems der Selbstanteile des Patienten ausagiert werden und 2. dass die Rollen in der therapeutischen Beziehung ausagiert werden.

Fall 7: Klara berichtete, dass sie in ihrer Ursprungsfamilie misshandelt und zum Sündenbock gemacht wurde. Sie selber war eine hart arbeitende Lehrerin. Sie berichtete, dass sie auch während der Arbeit und in ihrem Privatleben zum Sündenbock gemacht und nicht wertgeschätzt wurde. Ich wurde von ihr idealisiert, wenn ich ihr half, einige ihrer scheinbar unaufhörlichen zwischenmenschlichen Konflikte zu lösen, und gleichzeitig war ich irgendwie von ihr genervt. Als sie plötzlich anfing davon zu sprechen, dass sie gar keinen Fortschritt mache, dass sie enttäuscht von mir sei und sich einen anderen Therapeuten suchen müsse, unterstützte ich sie und gab ihr verschiedene Adressen. Als wir uns dann zusammen anguckten, was in unserer Beziehung funktionierte und was nicht, bemerkten wir, dass wir Positionen des Dramadreiecks reinszeniert hatten. Klara nahm hauptsächlich die Opferrolle ein, während ich mühelos in die Retterrolle schlüpfte und die Projektion ihres internalisierten Verfolgers beantwortete, wenn ich mich verärgert fühlte. Wenn sie in die Verfolgerrolle wechselte, sprang ich in eine Kombination aus dem Gefühl: Ich werde zum Opfer gemacht und ich bin nicht mehr wirklich interessiert an der Arbeit mit ihr, also der Rolle des Nicht-Retters/Zuschauers. Nachdem ich mich gesammelt hatte, sagte ich ihr, dass ich es für wichtig hielt, unsere Arbeit fortzusetzen, weil das was in unseren Sitzungen passierte eine Reinszenierung vieler Beziehungen in ihrem Leben sei.

5. *Manchmal zeigen sich Täteranteile als Opfer verkleidet oder haben die innere Kontrolle über das äußere Verhalten eines Opferanteils.*

Fall 8: Sarah verwendet ihre ganze Zeit darauf für andere zu sorgen, sie tut das perfekt und bis zur Erschöpfung. Es gibt verschiedene Anteile, die eine Reihe von Gründen haben, warum es wichtig und notwendig ist, dass sie die Dinge tut, die sie tut. Andere Täteranteile vertreten alte Botschaften wie: Wenn sie nicht alles für jeden tut oder sie sich wagen würde, ihre eigenen Bedürfnisse vor die der anderen zu stellen, dann wird sie verlassen werden. Man wird sie hart verurteilen und keiner wird sie lieben. Gott wird sie bestrafen. Wenn Sarah von all den Dingen erzählt, die sie für andere tut, fühle ich mich einerseits hilflos gefangen und ertappe mich dann dabei, wie ich sie belehre, dass das was sie tut schlecht ist. Die selbstgerechte Art, mit der sie sich um andere kümmert, hat einen bösartigen Beigeschmack. Das erinnerte mich an Van der Kolks Idee, dass Menschen die sehr früh Gewalt oder Vernachlässigung erlebt haben, erwarten, dass das ganze

Leben so ist. Sie sehen die chronische Hilflosigkeit ihrer Mütter und Väter und deren abwechselnde Ausbrüche von Zuneigung und Gewalt, sie lernen, dass sie selber keine Kontrolle haben. Als Erwachsene hoffen sie, die Vergangenheit durch Liebe, Kompetenz und exemplarisches Verhalten ungeschehen machen zu können. Wenn sie versagen, neigen sie dazu, sich die Situation zu erklären, indem sie sich selber die Schuld geben." (Van der Kolk 1989).

Fall 9: Terry hat Opferanteile, die reagieren, indem sie „körperlich" krank und bedürftig werden, wenn andere Anteile getriggert werden. Sie sind schnell dabei mir Schuldgefühle zu machen, sodass ich mich kontrolliert fühle. Dies ist ein bekanntes Muster ihrer Familie. Wenn sie es schafft, ihre automatischen Muster, nach denen sie sich überschlägt, um anderen zu helfen, zu durchbrechen, fühlt sie sich häufig extrem schuldig.

In der Arbeit mit ihrem System trafen wir auf einen Täteranteil, dem es großes Vergnügen bereitete mir Schuldgefühle zu machen und der glaubte, dass das die einzige Möglichkeit sei, mich davon abzuhalten, Terry zu verlassen. Die „Opferanteile", die körperlich krank wurden, fungierten auch als Täteranteile. Sie bestraften und kontrollierten andere Anteile, indem sie sie „krank" machten, wenn die anderen Anteile etwas taten, was ihnen nicht gefiel. Außerdem war es in ihrer Kindheit eine der seltenen Situationen, in denen ihre Mutter aufmerksamer gewesen war und ihr Vater dazu geneigt hatte sie weniger zu misshandeln.

6. Reinszenierungen als zentral für den Heilungsprozess erkennen.

Laut Davies und Frawley (1994) sind es die Wiederherstellung und die Reinszenierung, die die Brücke zur traumatischen Erinnerung schlagen und eine therapeutische Öffnung der vagen und aufgewühlten States möglich machen.

Fall 10: Während eines Telefongesprächs mit einer Patientin, in der sie eine Sitzung verlegen musste, hatte ich die Vorstellung sie mehrmals zu ohrfeigen. In der folgenden Sitzung sagte ich: „Ich hatte ein ganz eigenartiges Erlebnis, als wir neulich telefoniert haben! Sie wissen ja, dass ich Sie mag und dass ich Ihnen niemals wehtun würde. Aber ich hatte diese Vorstellung Sie zu ohrfeigen – fällt Ihnen dazu irgendwas ein?" Sie switchte und ein Anteil, den ich noch nie getroffen hatte, sagte, „Ich will, dass Sie mich gegen die Wand schubsen. Ich mag es, wenn man mir wehtut, das macht mich glücklich."

Patienten haben oft intensive Schamgefühle wegen der Anteile, die die Misshandlungen „gemocht" haben und der Therapeut muss eine Möglichkeit schaffen, wie diese Anteile ins Gespräch kommen und verstanden werden können. Anteile, die sich scheinbar an den Täter angepasst haben, werden vom Gesamtsystem oft gemieden und abgelehnt. Es brauchte einige Zeit, bis die anderen Anteile anfingen wertzuschätzen, dass es hilfreich gewesen war, einen Anteil zu haben, der die Misshandlungen „mochte", um eine scheinbare Kontrolle über die Misshandlung zu haben, die sie in ihrer Kindheit nicht vermeiden konnte.

Weil dieser Anteil sich weiterhin so verhielt, als ob die Patientin immer noch in ihrer Kindheit wäre, hatte sie das Gefühl, dass alle Männer Sex von ihr wollten. Verführerisch zu sein war ein Weg um die Männer zu „kontrollieren", was wiederum für andere Anteile schwierig war, weil sie sich in sehr verwirrenden Situationen wiederfanden. Diese Schwierigkeiten ließen nach, als dieser Anteil in die Gegenwart orientiert wurde und alternative Möglichkeiten erlernte, um Kontrolle zu haben und sich zu schützen.

7. *Ziehe die Möglichkeit in Betracht, dass ein harmloses Gespräch auf der Oberfläche nichts weiter ist als ein harmloses Gespräch*

Ein Patient sagt: „Hi wie geht es Ihnen, haben Sie in letzter Zeit irgendwelche guten Filme gesehen?", und das ist genau das, was gemeint ist, ein kurzer Small Talk über das reale Leben, am Rande der produktiven Arbeit. Dieselbe Frage kann eine Verschlüsselung für ein verstecktes Bedürfnis nach Kommunikation sein. Ein anderer Patient sagt: „Hi wie geht es Ihnen, haben Sie in letzter Zeit irgendwelche guten Filme gesehen?", und es ist eine Verschlüsselung für „Komm mir nicht zu nahe, du willst mir meine Autonomie wegnehmen und mich misshandeln, aber ich werde dich ablenken, damit ich vor dir geschützt bin." Ein anderer Klient sagt: „Hi wie geht es Ihnen, haben Sie in letzter Zeit irgendwelche guten Filme gesehen?", und es ist eine Verschlüsselung für „Ich breche gleich zusammen und das ist das Einzige, worüber ich noch sprechen kann." Ein anderer Klient sagt: „Hi wie geht es Ihnen, haben Sie in letzter Zeit irgendwelche guten Filme gesehen?", und es bedeutet: „Fick dich, du bist so schwach, ich kann dich ablenken und kontrollieren! Du wirst uns nicht einlullen mit deiner vorgetäuschten Freundlichkeit." Tatsächlich sind all diese Patientenbeispiele aber nur Beispiele unterschiedlicher Anteile ein und desselben Patienten.

Die Realität des Therapeuten in der therapeutischen Beziehung

8. *Achte darauf, ob ein Klient ähnliche Themen hat wie du selber.*

Sei offen für die Möglichkeit/die Wahrscheinlichkeit, dass ein Klient deine Gefühle und Schwächen bemerkt, bevor du sie selber bemerkst und dass Reinszenierungen sehr wohl von der Interaktion zwischen den eigenen Themen und denen der Patienten angetrieben sein können.

Ich möchte mich hier Van der Kolk anschließen, dass die Reaktivierung von dem, was wir in der Vergangenheit gelernt haben relativ automatisch passiert: Kontextuelle Stimuli evozieren die gespeicherten Erinnerungen direkt ohne eine bewusste Wahrnehmung dieses Vorgangs. Je ähnlicher die kontextuellen Stimuli den Bedingungen sind, die in der Zeit geherrscht haben, als die Erinnerungen ursprünglich gespeichert wurden, desto wahrscheinlicher werden sie abgerufen (Van der Kolk 1989). Auf dem Therapeutenstuhl zu sitzen bedeutet nicht, dass auf magische Weise unsere eigenen Themen und das Potenzial ihrer Reaktivierung an uns vorübergehen. Elvin Semrad hat schon in den Sechzigern gewusst, dass wir einfach nur große Wracks sind, die noch größere Wracks behandeln (Rako & Mazer 1983).

Fall 11: Die Patientin war eine Frau mit DIS Mitte 40, die die Behandlung bei mir nach mehreren gescheiterten Therapien begann. Ich will hier eigentlich gar nicht über sie sprechen, denn der Grund, warum dieses Beispiels so wichtig ist, hat mehr mit mir zu tun als mit ihr. Es soll genügen zu sagen, dass sie sehr intelligent war und das übliche Selbstsystem von verschiedenen Anteilen hatte, aufgrund endloser Misshandlungen und Vernachlässigungen in ihrer Kindheit. Ohne dieses innere System, hätte sie sich zweifellos entweder umgebracht oder sie wäre überhaupt nicht in der Lage gewesen, zu funktionieren.

Ungefähr ein Jahr nachdem wir mit der Arbeit begonnen hatten, bekam ich nach einer Sitzung die Nachricht von der Patientin, dass ich irgendwie komisch drauf gewesen sei und was mit mir los wäre. Ich dachte an die Sitzung und war der Meinung, dass sie durch irgendetwas getriggert worden sein musste, da ich das Gefühl hatte, ganz geradlinig gewesen zu sein. Unglücklicherweise war sie nicht der Meinung. In unserer Auseinandersetzung sagte sie mir, dass sie verärgert gewesen wäre, weil ich einen konkreten Fehler gemacht hatte. Es ging um etwas, das mir nicht mal aufgefallen war, aber es machte Sinn und ich entschuldigte mich. Ich dachte, dass die Dinge nun besser werden würden, dem war aber nicht so. Sie blieb dabei, dass irgendetwas anderes bei mir persönlich los wäre, etwas das ich nicht zugeben würde, das aber einen starken Einfluss auf die Behandlung habe.

Von diesem Zeitpunkt an liefen die Dinge aus dem Ruder, da ich nicht dran glauben wollte, dass bei mir irgendwas nicht stimmen würde, während die Patientin mir weiterhin vorwarf ich würde mich meinen eigenen Themen nicht stellen. Ich arbeitete hart daran, mich nicht aus der Bahn bringen zu lassen und ruhig und therapeutisch zu bleiben und scheiterte gegenüber ihrem unerbittlichen Ärger, kläglich. Ich wurde defensiv und wütend und fing an auf dysfunktionale Weise mit der Situation umzugehen, indem ich versuchte die Dynamiken auf eine distanzierte kalte klinische Art zu erklären. Ich fürchtete mich vor der Arbeit und fing an über Karriere-Alternativen nachzudenken. Die Patientin und ich steckten in Übertragungs- und Gegenübertragungs-Positionen fest, die Davies and Frawley (1994) als die Positionen des sadistischen Täters und des hilflosen, ohnmächtig-wütenden Opfers identifizieren. Die Patientin hatte sich mit sicherem Gespür, wie es viele Menschen mit Misshandlungsgeschichten haben, direkt auf meine wichtigsten Themen eingeschossen. Die Themen: zu Unrecht beschuldigt zu werden, keine Anerkennung für meine Mühen zu bekommen und eine schlechte Therapeutin zu sein. In den Sitzungen fühlte ich mich wie gefangen in einer Zone, in der alles was ich sagte oder tat falsch war und aus der es keinen Ausweg gab. Nach mehreren grauenhaften Sitzungen brach sie die Therapie mit mir ab. Ich fühlte eine interessante Mischung aus Erleichterung, Wut, Scham und Versagen. Mir war klar, dass ich massiv getriggert war und mit der Situation nicht unbedingt toll umgegangen war. Ich fing an Beratung in Anspruch zu nehmen und begab mich selber wieder in therapeutische Behandlung.

Unterdessen hatte die Patientin nach kurzer Zeit eine Krise und kam wieder zu mir. Wir einigten uns auf einen Waffenstillstand, aber als Erstes musste ich mich um Kind-Anteile kümmern, die sich von mir im Stich gelassen und vergessen fühlten. Rückblickend ist es absolut klar. Verärgerte/schützende Anteile hatten die Therapie abgebrochen und ich hatte es unterlassen, das restliche System mit einzubeziehen. Die Anteile wollten wissen, wie ich als Therapeutin so etwas hatte tun können. Sie sagte: „Sollten Sie nicht wissen, was sie tun?“ Zu diesem Zeitpunkt konnte ich ehrlich zugeben „Sie haben absolut recht, ich hatte eigene unverarbeitete Themen.“ Ich hatte ganz offensichtlich Dahlenbergs „Verwechsle das Selbst in der Krise nicht mit dem Selbst“ aus den Augen verloren.

Es folgte eine produktive Phase in der Arbeit, die ungefähr ein Jahr lang anhielt, bis wir wieder an sehr frühem Missbrauch arbeiteten. Hier wurde sehr schnell klar, dass dies die zentralen Themen waren für die Reinszenierungen, aus denen das damalige Durcheinander entstanden war.

Die Beratung und Therapie, die ich in der Zwischenzeit gehabt hatte, half enorm. Die Patientin sprach eloquent und fair davon, wie schrecklich ich gewesen war, gab aber auch zu, dass sie ein oder zwei Anteile hatte, die es darauf angelegt hatten mich wütend zu machen. Sie kam zum Teil deshalb zurück in die Behandlung bei mir, weil es Anteile gab, die meinten sie würden keine gute Therapie verdienen. Ich dachte über neue Werbestrategien nach – nach dem Motto: Fehlerhafte Therapeutin, die gewillt ist ihre eigenen Probleme auszuagieren, um Therapie für diejenigen möglich zu machen, die die Arbeit mit einer kompetenten Therapeutin nicht aushalten können oder denken, dass sie nichts Besseres verdient haben.

Als wir die Zeit, in der alles so durcheinanderging, noch mal Revue passieren liessen, wurde klar, dass es nicht nur die eine Sitzung war, in der sie dachte, dass ich so daneben lag, sondern dass sie das schon wochenlang gedacht hatte. Schließlich verstand ich es. Sie hatte recht und Unrecht. Drei Monate vor der besagten Sitzung hatte ich eine eigene Krise, die nichts mit ihr zu tun hatte, die mir aber großen Stress verursachte. Zum Zeitpunkt der Sitzung hatte ich diese Krise schon überwunden und war nicht mehr gestresst. Wir hatten meinen konkreten Fehler, den ich in der Sitzung gemacht hatte, identifiziert und benannt, aber wir hatten das Unbehagen, das sie aufgrund meines erhöhten Stresslevels in den Wochen zuvor erlebt hatte, nicht adressiert. Weil es unbenannt blieb, wurde es zu einer Gefahrenquelle. Ihre Anschuldigungen wurden schlimmer, ich wurde defensiv und so begann unsere Talfahrt in die Verstrickung von meinen und ihren Themen. Es war absolut notwendig für ihren Fortschritt, dass ich meine eigenen Themen erkannte und an ihnen arbeitete. Mir wurde schließlich klar, dass diese Reinszenierung besonders schwierig für mich gewesen war, weil die Dynamiken in der Ursprungsfamilie der Patientin auf unheimliche Weise die Dynamiken in meiner eigenen Ursprungsfamilie spiegelten.

Bei Davies und Frawley habe ich, elegant ausgedrückt, das gelesen, was die Patientin und ich auf deprimierende Weise erlebten: Reinszenierungen beinhalten die unbewusste Wiederherstellung von dissoziierten nicht verfügbaren Aspekten des Selbst und der Objekt-Repräsentation im Behandlungssetting. Hier handelt es sich um Aspekte, die mit Worten nicht beschrieben werden können, die aber über projektive-introjektive Mechanismen zwischen Patient und Therapeut hin und her schießen und sich in Rekonstruktionen früherer Traumata zeigen und darin, wie sie die zwischenmenschlichen Beziehungen in der Gegenwart beeinflussen (Davies und Frawley 1994).

Eine Ergänzung die ich Davies und Frawley hinzufügen würde ist, dass es bei einigen DIS Patienten nicht nur die unbewussten Aspekte sind, die reinszeniert werden, sondern, dass manchmal Anteile über Informationen verfügen, die sie noch nicht mitteilen können oder wollen.

Einige Zeit später kam eine ehemalige Patientin für ein paar Sitzungen zu mir wegen eines immer wiederkehrenden Problems mit einer ihrer Angestellten. Wir sprachen über die projektive Identifikation und ich gab ihr ein Beispiel davon, wie die Dinge dadurch durcheinandergerieten, dass eins meiner eigenen Themen auftauchte. Sie sagte: „Ach, wir haben Ihre Themen ziemlich schnell erkannt und haben sie einfach total vermieden." Ich war überrascht, aber es macht natürlich Sinn. Natürlich bemerkt sie mit ihrem supersensiblen Radar, so wie alle meine dissoziativen Patienten, meine Themen. Ich entschuldigte mich und sagte: „Ich wünschte, mir wäre das mehr bewusst gewesen." Sie sagte: „Es war egal. Sobald der eine Anteil dich „dumm" genannt hatte und wir gesehen haben, dass es dich verletzt, haben wir uns gegen diese Anteile zusammengeschlossen und ihr gesagt, wenn sie dich jemals wieder verletzen sollte, dürfte sie nie wieder raus." Glücklicherweise wurde das Thema also außerhalb meiner Wahrnehmung verarbeitet, ohne die Therapie übermäßig zu behindern.

Wir haben alle unsere eigenen Themen und es kann uns passieren, dass sie in der Beziehung mit unseren Patienten hochkommen. Therapeuten müssen sich dessen bewusst sein und die Intention und Bereitschaft zur Selbst-Erforschung haben; die Bereitschaft ganz offen in Erwägung zu ziehen, ob die Gegenübertragung durch eine nonverbale Botschaft des Patienten ausgelöst wird oder ob sie eine Reaktion des eigenen Unbewussten ist oder beides zugleich.

Marilyn Charles hat dazu einige gute Ideen. Wir geraten in Sackgassen, wenn der Patient eine Kraft bei uns bemerkt, der gegenüber wir eine Zeit lang entschieden blind bleiben. Dabei zählt nicht allein unsere formale Bereitschaft sich unsere eigenen blinden Flecken anzugucken, sondern auch die Qualität dieser Bereitschaft. Zuviel Widerwillen kann den ursprünglichen Fehler verstärken, indem er unsere grundlegende, allgemeine Bereitschaft infrage stellt. Dadurch kann ein ausreichend haltendes Umfeld zu einem Umfeld werden, dass sich weder sicher noch geschützt anfühlt (Marilyn Charles 1997).

Wie Dalenberg feststellt, haben traumatisierte Patienten oft Tag für Tag die Erfahrung gemacht, dass ihre physische und emotionale Realität verleugnet und verzerrt wurde. Wenn wir als Therapeuten nicht bereit sind, unsere eigenen Gegenübertragungsgefühle anzuerkennen, sind wir weniger fähig dem Klienten dabei zu helfen, Vertrauen in seine eigene emotionale Wahrnehmung zu entwickeln, beziehungsweise projizierte von tatsächlichen emotionalen Erfahrungen zu unterscheiden (Dalenberg 2000). Das gilt insbesondere für dissoziative Patienten – die unsere wunden Punkte bemerken werden, wo auch immer die sind. Hier benötigen sie eine Validierung ihrer Wahrnehmungen. Das bedeutet aus einer verletzlicheren, aber auch präsenteren Position heraus zu arbeiten und es erlaubt dem Patienten wirklich zu lernen, wie er Leute richtig beurteilen kann, nach einer Kindheit, die angefüllt war mit fehlerhaften Spiegelungen und der Verleugnung durch die Eltern.

9. Vergiss nicht, das Potenzial für echte körperliche Gefahr einzuschätzen.

Während viele Opfer ihre Wut nach innen richten und durch selbstzerstörerisches Verhalten ausdrücken, gibt es andere, die Anteile haben, die die Gewalt nach außen richten und/oder dieses Potenzial auch in der Therapiesitzung haben. Oft sitzen diese Anteile auf jahrelang angestauter Wut, Scham, Schmerz und innerem Druck, die sich durch die jahrelange Erniedrigung, Misshandlung, Vernachlässigung und den Verrat angesammelt haben.

Fall 12: Nachdem ich eine EMDR-Ausbildung gemacht hatte, fing ich sehr vorsichtig an die Technik bei einer DIS Patientin einzusetzen, die eine Geschichte sadistischer Misshandlung hatte und die seit 5 Jahren mit mir arbeitete und Fortschritte machte. Wir bearbeiteten erfolgreich zwei Traumata und fingen mit dem Dritten an. Das System der Patientin war sehr erregt, wegen des Fortschritts, den wir machten und viele Anteile schalteten sich in den Prozess mit ein. Das überforderte das System und triggerte einen schützenden Anteil, der aus ihrem Stuhl aufsprang und mich am Arm packte. Glücklicherweise hatten wir genügend an der inneren Kommunikation und Kooperation gearbeitet, sodass ich merkte, dass andere Anteile immer noch ein Stück Kontrolle hatten und regulieren konnten, mit welcher Kraft sie mich gepackt hielt. Als ich andere Anteile bat nach vorne zu kommen, taten sie das und die Gefahr war vorüber. Wir schafften es diesen Anteil mit einer sicheren Schutzzone zu umgeben (Twombly, 2005, S. 94) indem ihr ständig versichert wurde, dass niemand ihr wehtun dürfe, dass sie sich nicht selber wehtun dürfe und dass sie niemand anderem wehtun dürfe, weil die Dinge jetzt in der Gegenwart anders seien. Letztendlich fanden wir heraus, welche Aufgabe dieser Anteil in ihrer Kindheit hatte, nämlich während der schlimmsten Momente der Misshandlungen die Kontrolle zu übernehmen, wenn keiner der anderen Anteile den Schmerz mehr aushalten konnte. Wenn dieser Anteil getriggert wurde, stürzte er sich in den Kampf, weil er meinte, das wäre die einzige Möglichkeit irgendeine Kontrolle zu haben und nicht misshandelt zu werden.

Nach dieser Sitzung unternahm ich die folgenden Schritte:

1. Ich übernahm die Verantwortung dafür, dass ich die Anteile überfordert hatte und diesen schützenden Anteil getriggert hatte. Ich entwickelte ein EMDR-Protokoll für den Gebrauch von EMDR mit Menschen mit dissoziativen Störungen, das viele zusätzliche Schutz- und Kontrollmaßnahmen beinhaltete (Twombly, 2004, S. 88).
2. Ich entwickelte Verfahren, um stark dissoziierte Anteile in die Gegenwart zu orientieren, dafür nutzte ich die bilaterale Stimulation des EMDR, um die Kommunikation zwischen den Anteilen zu fördern (ebenda, S. 100).
3. Wir etablierten Wissen über mich, meine Praxis, unsere gemeinsame Arbeit und meine Stimme, damit genug Informationen da wären um es, wie wir hofften, den Anteilen leichter zu machen mich zu erkennen und richtig einzuschätzen. Meine Praxis zu etablieren hatte den konkreten Effekt es dem Patienten zu erleichtern in der Gegenwart verankert zu bleiben (ebenda, S. 106). Eine Indikation dafür, dass diese Interventionen effektiv waren, kam während einer Traumaexposition, als ein Anteil sagte: „Sprich weiter, dein Gesicht hat sich gerade in das Gesicht meines Vaters verwandelt, aber deine Stimme macht dich zu dir." Ich sprach weiter.
4. Wir etablierten und besprachen den Effekt, den ihre PRN-Ativan Medikation hatte und entwickelten einen hypnotischen Hinweisreiz, der es ihr ermöglichte die körperlichen Gefühle, die sie nach der Einnahme von Ativan hatte, abzurufen. Wir kommunizierten das mit allen Anteilen. Ativan half ihr und den Anteilen, auf dem Boden zu bleiben und die Vergangenheit von der Gegenwart abzugrenzen. Für sie und eine Reihe anderer Patienten schien es so, als wenn einige dissoziative Anteile in der Lage waren die Wirkung ihrer Medikamente zu blockieren. Es schien zu helfen, wenn man sie ganz individuell dazu aufforderte, die Medikamente zu nehmen, damit sie an dem positiven Effekt teilhaben konnten. Hypnotisch aufgerufenes Ativan war auch dann nützlich, wenn sie keins mehr hatte.
5. Da Dissoziation ein Trance-Zustand ist (Brown und Fromm, 1986, S. 11) nutzten wir noch andere hypnotische Strategien, um die Sicherheit für die Patientin und für mich selber zu erhöhen. Dazu gehörte die Suggestion, dass ihr Körper während der Traumaverarbeitung schwerer würde, dass ihre Füße in den Fußboden sinken würden und obwohl sie sich frei bewegen konnte, dass sie, je schneller sie versuchen würde, sich zu bewegen, desto langsamer werden würde.

Ab diesem Zeitpunkt ging die Traumaverarbeitung sehr langsam, dafür aber sicher und erfolgreich voran und schließlich beendeten wir die Behandlung, als die Patientin aufgrund eines Jobangebots den Bundesstaat verließ. Wir hatten den Großteil ihrer Kindesmisshandlungsthemen bearbeitet, viele Anteile waren integriert, ihre Stabilität und die Qualität ihres Lebens waren erheblich verbessert.

10. Achte auf verdrehte programmierte Botschaften des Täters, die wie Zeitbomben funktionieren.

Fall 12 Fortsetzung: Die Patientin kam gelegentlich wieder, um nach Bedarf an spezifischen Themen zu arbeiten. In einer Zeit in der ihr Job, ihre Ehe und Freundschaften sehr gut liefen wurde sie plötzlich suizidal. Nichts in ihrem Leben lief schlecht und genau das, so stellte sich heraus, war der Trigger. Nach großer Verwirrung entdeckten wir einen Kleines-Mädchen-Anteil, der sehr tief dissoziiert war und offenbar mit der Botschaft programmiert worden war: „Gerade wenn du denkst, dass in deinem Leben alles super läuft, wenn du viele Freunde hast und du denkst, dass die Gefahr vorbei ist, dann werde ich kommen und dir wehtun. Es ist egal, ob ich tot bin oder am Leben, ich komme zurück." Dieser Anteil hatte panische Angst vor dem erfolgreichen und glücklichen Leben der Patientin. Die Botschaft wurde immer und immer wieder wiederholt von einem tief dissoziierten männlichen Anteil, der sich selbst „genauso" wie ihr Vater sah und kein Teil der Patientin zu sein meinte. Laut Frederick sind diese Anteile bösartige Ich-Anteile, die während der Misshandlungen auf Geheiß des Täters gebildet werden. Sie unterscheiden sich von anderen destruktiven Anteilen dadurch, dass sie nicht glauben zur inneren Familie des Selbst zu gehören, sondern davon überzeugt sind Eigentum des Täters zu sein (Frederick 1996).

Als ich und die Patientin Beziehungen mit diesen Anteilen entwickelten, gelang es den Anteilen nach und nach Informationen über Situationen, in denen ihr Vater sie angelogen oder die Wahrheit verzerrt hatte, anzunehmen. Diese Anteile konnten nach und nach über das gegenwärtige Leben der Patientin orientiert und über den Krankheitsverlauf ihres Vaters, seinen Alterungsprozess, seinen Tod und sein Begräbnis in Kenntnis gesetzt werden. Diese Anteile erwarteten Lügen, Verzerrungen, Tricks, Fallen und Bösartigkeiten. Die therapeutische Beziehung, die von Mitgefühl, Neugier, Verwirrung, Akzeptanz und dem Bemühen zu verstehen geprägt war, bedeutete ein unmittelbares Erleben davon, wie anders die Dinge in der Gegenwart sein konnten.

Mit den Fußstapfen, die die Täter auf den Seelen unserer Patienten hinterlassen haben, zu arbeiten bedeutet eine große Herausforderung, es ist ein verwirrender und oftmals schmerzhafter Prozess. Das Wissen um Täterverhalten, Introjekte, Ich-Anteile, Übertragungs- und Gegenübertragungsdynamiken und um die Realität des Bösen hilft dem Therapeuten zentriert zu bleiben und sich wieder einzupegeln, wenn er oder sie sich notwendigerweise auf Reinszenierungen einlassen musste, um nonverbales oder unaussprechbares Material in die Therapie zu bringen.

Für die Arbeit mit Täterintrojekten ist es wichtig diese Prinzipien zu verstehen, um in den dunklen und verwirrenden Phasen der Behandlung von dissoziativen Patienten die Hoffnung und das Versprechen auf eine Heilung aufrechterhalten zu können.

Settings und Forschung zur Introjektbehandlung für Individuen und Gruppen

Wiebke Bruns, Ute Hoppe

Zum Umgang mit Täterintrojekten im Rahmen eines Elterntrainings

Ralf Vogt, Irina Vogt

Settingstrukturen aus dem SPIM-30-KT-Ansatz für die effektive Anteilebehandlung

Ralf Vogt, Irina Vogt, Winja Lutz

Pilotforschung mit dem PIFB

Wiebke Bruns, Ute Hoppe

Zum Umgang mit Täterintrojekten im Rahmen eines Elternkurses

Die Ausgangshypothese dieses Vortrages ist, dass sich Täterintrojektstrukturen bei werdenden Eltern an ihren Belastungsgrenzen zeigen. Zum besseren Verständnis des Kontexts im Folgenden eine Übersicht und Erläuterung zum Elternkurs „Sichere Ausbildung für Eltern“ (SAFE®).

SAFE® steht für Sichere Ausbildung für Eltern und wendet sich an Eltern in der Schwangerschaft. Das Programm bietet werdenden Eltern eine Ausbildung an, die ihnen ermöglicht, die emotionalen Bedürfnisse ihres Kindes im Hinblick auf die Bindungsentwicklung besser wahrnehmen zu können. Gefördert wird das feinfühlige Interaktionsverhalten zwischen Eltern und Kind. Ziel ist es, die unbewusste Weitergabe von eigenen, mangelnden Bindungserfahrungen zu vermeiden. Die Eltern sollen lernen, die Bedürfnisse und Signale des Kindes zu verstehen und emotional präsent zu sein. Außerdem ist es das Ziel dieses Elternkurses, dass Eltern verstehen, selbst zu reflektieren, welche Affekte und Spannungen sie in Belastungssituationen aufbauen.

Dieses Präventionsprogramm wurde als Modellprojekt von Prof. Dr. Karl Heinz Brisch an der Kinderklinik und Poliklinik im Haunerschen Kinderspital der Ludwig-Maximilians-Universität München entwickelt (Brisch 2010). In Leipzig wird dieses Programm seit 2008 über das Psychotraumazentrum Leipzig e.V. angeboten.

Aufbau und Struktur und Inhalte des Kursprogramms

Der SAFE®-Kurs beginnt vor Geburt des Kindes. Die TeilnehmerInnen beginnen den Kurs im Idealfall in der 20. bis 25. Schwangerschaftswoche. Teilnehmen sollten beide Partner, aber auch alleinstehende werdende Mütter nehmen am Kurs teil. Ebenso haben bereits getrennt lebende Partner an einen SAFE®-Kurs teilgenommen. Bis zu 5 Paare bilden einen Kurs.

Im Rahmen des Erstkontaktes wird mit allen TeilnehmerInnen das Adult Attachment Interview durchgeführt (s. u.). Es dient innerhalb des Kurskonzeptes der Erfragung der Stressmomente und Ressourcen der TeilnehmerInnen. Der Kurs erstreckt sich über insgesamt 10 Termine, welche ausschließlich Sonntags von 10.00 bis 17.00 Uhr stattfinden. Es werden 4 pränatale und 6 postnatale Termine durchgeführt. Der Abschlusstermin sollte mit der Vollendung des ersten Lebensjahres des Kindes erfolgen. Zum Konzept von SAFE® gehört außerdem das Angebot eines Notfalltelefons.

Wichtig für den Beginn des Kurses ist ein gegenseitiges Kennenlernen der KursteilnehmerInnen. Ziel ist es, eine Gruppenbildung zu ermöglichen. Inhalt der pränatalen Termine sind Informationen über die Bindungsentwicklung. Die Mentoren vermitteln

Kenntnisse über Bindungsformen und deren Einfluss auf die Persönlichkeitsentwicklung von Kindern. Erläuterungen zu bindungstheoretischen Grundbegriffen werden in Zusammenhang mit eigenen Erfahrungen der Familien gebracht. In diesem Teil des Kurses wird die psychologische Seite der Schwangerschaft thematisiert. Die TeilnehmerInnen reflektieren über die Fantasien in der Schwangerschaft und zum ungeborenen Kind. Ein wichtiges Thema sind ebenso die zukünftigen Erwartungen, Wünsche und Fantasien zur Paarbeziehung. Die Begriffe „Ideale Mutter", „Idealer Vater" und „Ideales Baby" werden in Kleingruppen zur Diskussion gestellt und ermöglichen den zukünftigen Eltern einerseits die Auseinandersetzung mit eigenen Vorstellungen und denen des Partners, aber auch den Blick auf die Vorstellungen der anderen TeilnehmerInnen zum Thema. Ein wichtiger Teil des Programms ist das Feinfühligkeitstraining. Mittels Filmsequenzen werden Interaktionen zwischen der Bindungsperson und dem Baby gezeigt und diskutiert. Im Hintergrund dieser Diskussionen stehen die transgenerationale Weitergabe von Erziehungsmustern und Prägungen sowie Täterintrojektstrukturen (s. u.).

An den 6 postnatalen Terminen nehmen die Babys mit teil. Dies erfordert ein hohes Maß an Aufmerksamkeit und Flexibilität der MentorInnen. Wichtig ist der spontane Erfahrungsaustausch der Eltern untereinander. Die Themen werden konkret und sind situationsbedingt entsprechend in den Kursablauf zu integrieren. Themen sind erfahrungsgemäß das Stillen und die Ernährung des Kindes sowie das Schlafen. Das Feinfühligkeitstraining bleibt ein wichtiger Bestandteil des Kurses und die TeilnehmerInnen bringen selbst aufgenommene Szenen aus dem häuslichen Bereich in den Kurs ein. Ein sehr wichtiges und daher auch sehr früh angesprochenes Thema ist die Fremdbetreuung. Die Fragen zu Bindungsbedürfnis und Forscherdrang des Babys sind im weiteren Verlauf des Kurses von Interesse. Einen großen Zeitanteil nimmt außerdem das Thema Paardynamik und Familie ein.

Zu Täterintrojektstrukturen

Täterintrojekte können durch Prägungs- und Modelllernen in frühen Lebensabschnitten und/oder über lange Dauereinflüsse erworben werden. Sie können aber auch im Rahmen einer Traumaprägung kurzfristig und dissoziiert unter erheblichen Psychostress in die Innenwelt aufgenommen werden (Vogt, 2007 a). In den Elternkursen werden die MentorInnen direkt oder indirekt mit Täterintrojektstrukturen der TeilnehmerInnen konfrontiert. Dabei eruieren die MentorInnen die Täterintrojekte (wenn überhaupt) unausgesprochen. Das geschieht mittels „Adult Attachment Interview" (AAI) im Erstkontakt, wenn die Belastungsgrenzen z. B. mit Hilfe von einem Rollenspiel herausgearbeitet werden oder in Seminarbeiträgen der TeilnehmerInnen. Das AAI befasst sich mit der Beschreibung und Bewertung früher Beziehungen zu jedem Elternteil. Es wird von einer Transgenerationalität ausgegangen, also davon, dass Bindungsverhalten und damit Elternverhalten weitergegeben wird. Das soll den werdenden Eltern im Kursverlauf deutlich werden, um schädigendes Elternverhalten zu entlarven. Das Erfahren eigener Belastungsgrenzen übernimmt dabei eine Schlüsselrolle. Belastungsgrenzen lassen sich im Rollenspiel im Kurs alltagsnah gut erarbeiten (Brisch 2010). Jeder kennt Situationen, in denen Überforderung, hohe Anspannung o. ä. auftauchen. Zu diesen Zeiten fehlen meist Ruhe, Flexibilität, Ausgleich, und alte Handlungsmuster, die tief verankert und verinnerlicht sind, tauchen wieder auf (Vogt, 2007 b). Das können veraltete Erziehungspraktiken sein, Kurzschlusshandlungen oder auch sogenanntes Täterverhalten. Beispiele für Täterverhalten mit Babys sind aggressive Handlungen wie Schlagen, Schütteln, Fahrlässigkeit, unterlassene Hilfe, Gewaltfantasien, Selbstaggressionen (Schläge gegen Wand ...) oder Switchen in eine Opferrolle (Traumakindposition). Die erlebten Gefühle an der Belastungsgrenze wie Ohnmacht, Hilflosigkeit, Wut, Verzweiflung, Aggressionsdurchbrüche u.v.m. führen zu Impulskontrollverlust und damit zu Handlungen, die eine Person im ruhigen Zustand gar nicht möchte. Die Frage ist nun, ob eine erste, oberflächliche Verbindung zur eigenen Geschichte gefunden werden kann und ob die Parallele deutlich wird. So kann das eigene Verhalten an der Belastungsgrenze besser oder überhaupt verstanden und ggf. auch in einer weiter führenden Psychotherapie reguliert werden. Durch Seminarbeiträge der TeilnehmerInnen können problematische Strukturen in der Gruppe noch einmal aufgedeckt, diskutiert und besser verstanden werden. So wird z. B. häufig über übergriffige Großeltern gesprochen, die sich ungefragt und mit unerwünschten Kommentaren in die Erziehung einmischen oder über Paardynamiken, die wiederholt zu unlösbaren Konfliktsituationen führen.

Vorstellung eines Fallbeispiels – Beschreibung der Szene im Kurs

Zur Situation: Die gezeigte Szene wird im 3. Termin des pränatalen Kursteiles aufgestellt. Die Teilnehmer sollen ein typisches Rollenspiel gestalten und erhalten folgende szenische Anweisung:

Die Frau ist den ganzen Tag allein mit dem Baby. Es ist nun Abend und sie erwartet den Partner von der Arbeit zurück. Das Baby ist schon seit längerer Zeit unruhig und schreit. Die Frau geht davon aus, dass der Mann ihr das Kind abnimmt und sie Unterstützung bekommt. Der Mann kommt von der Arbeit und ist müde, denn es war für ihn ein anstrengender Tag.

Die Rollen werden an die Kursteilnehmer verteilt. Die Kursteilnehmer entscheiden selbst, welche Rolle sie übernehmen möchten.

Zur Familiensituation der Teilnehmer ist den Mentoren bekannt, dass die schwangere Frau in einer festen Familienstruktur, welche von sehr starren Rollenbildern geprägt war, aufwuchs. In Auswertung der Fragen des AAI ist davon auszugehen, dass eine Bindungsproblematik vorliegt.

Der werdende Vater wuchs in unstrukturierten, wechselnden Familienverhältnissen auf und erlebte bereits in früher Kindheit den Verlust der Mutter. Auch hier wird im Ergebnis der Befragung von einer Bindungsproblematik ausgegangen.

Beschreibung des Filmes
Die Darstellerin für das Baby sitzt auf einem Stuhl und weint. Die Mutter tröstet das Kind und streichelt es beruhigend. Das Baby lässt sich jedoch nicht beruhigen und weint intensiv weiter. Der Vater kommt in die Szene. Die Mutter steht erleichtert auf und begrüßt ihn mit den Worten: "Kannst Du jetzt das Kind mal übernehmen? Die Kleine weint schon seit 2 Stunden und ich brauche jetzt eine viertel Stunde für mich." Der Vater reagiert verständnislos und fragt: „Wie meinst Du das? Ich habe jetzt 10 Stunden gearbeitet, mir brummt der Kopf!" Die Mutter reagiert verärgert: „Was erwartest Du denn von mir? In einer Stunde muss sie ins Bett!" Der Vater ist überrascht von der Ansage und der Begrüßung und sagt: „Du bist den ganzen Tag zu Hause!" Das Weinen des Babys verändert sich in diesem Moment zu einem leiseren Wimmern. Die Mutter hält an ihrer Forderung der Unterstützung fest. Sie sagt: „Ich kann nicht mehr. Ich habe schon so einen Kopf!" Der Vater reagiert mit den Worten: „Das kann doch wohl nicht wahr sein! Dann übernehme ich Sie eben jetzt. Auch ich habe einen Kopf." und wendet sich widerwillig dem Baby zu, welches nur noch leise weint und verängstigt wirkt. Er versucht es zu trösten: „Ist doch gut, ist doch gut". In diesem Moment klingelt sein Handy und er schaut auf die Anzeige, identifiziert den Anrufer als seinen Chef, wendet sich sofort vom Kind ab und ruft seine Partnerin: „Ulrike, komm mal her, der Chef ist dran, ich muss mal telefonieren!" Dem Anrufer gegenüber entschuldigt er sich für die Unruhe und verlässt zum Telefongespräch zielstrebig die Szene. Die Mutter geht zum Kind, sie ruft ihm verständnislos hinterher: „Andreas, das ist jetzt nicht Dein Ernst!" Er reagiert: „Sei bitte leise, es ist der Chef!"

Ende der Szene.

Im Anschluss an diese Szene erhält jeder Darsteller Raum, um seine Eindrücke und wechselnden Gefühle in der eben gezeigte Szene zu schildern. Zuerst befragten wir in diesem Fallbeispiel die Darstellerin des Babys nach ihrem Erleben:

„In der Beziehung zur Mutter fühlte es sich für mich ganz gut an, die Mutter war da. Als der Vater kam, war plötzlich ein großes Durcheinander, ich fühlte Stress und Druck. Ich fühlte Wut. Außerdem änderte sich meinen Weinen."

Auf der Handlungsebene wird nun im Gespräch mit den Kursteilnehmern ausgewertet, dass die Stimmungslage des Babys im direkten Zusammenhang mit der Dynamik zwischen den Eltern steht.

Zur Analyse in Bezug auf Täterintrojektstrukturen beim Baby ist hier festzuhalten, dass keine Täterintrojektstrukturen beim Baby vorhanden sind. Innerhalb des Kurses ist es aber eine sehr wichtige Feststellung, dass Babys nicht weinen, um die Eltern zu ärgern oder zu bestrafen.

Die Darstellerin der Mutter fasst wie folgt zusammen (Auszug):

„Ich wartete auf ihn bereits eine Weile und war ungeduldig. Er kam zu spät. Ich war eben ungeduldig. Er kommt und hat den Kopf voll. Ich verstehe es auch, kann aber nicht mehr. Seit zwei Stunden schreit das Kind. Ich brauche eine kurze Zeit zur Besinnung." Weiterhin schildert sie das Gefühl dem Kind gegenüber wie folgt: „Das Gefühl zum

Kind bricht irgendwie ab. Es fühlt sich ambivalent an. Einerseits kann ich es jetzt abgeben, wobei ich mich auch frage, ob es richtig ist, was ich tue. Darf ich das Kind jetzt abgeben? Ich habe dann ein schlechtes Gewissen."

Zum weiteren Ablauf sagt sie: „ Ich höre ihn mit dem Kind sprechen und ärgere mich darüber, dass er keine gute Verbindung zu ihr herstellt. Ich weiß, dass er letztlich immer die anscheinend besseren Argumente hat für sein Handeln. Es geht um Geld und die Ernährung der Familie, und ich habe es schwer dagegen anzukommen."

Festgestellt wird, dass die Mutter ihre Belastungsgrenze erkennt und auf die Unterstützung des Mannes hofft. Sie will sich eine Auszeit verschaffen, um vielleicht Ressourcen für ihre innere Stärkung zu nutzen.

Auf der theoretisch deskriptiven Symptomebene ist bei der Mutter ein unflexibles, starres Handlungsmuster (der Handlungsspielraum besteht nur noch aus einem Weg, Tunnelblick, Verharren im Warten und fokussierter Helfersehnsucht) deutlich. Eine gemeinsame Entscheidungsfindung scheint in diesem Zustand nicht mehr möglich zu sein. Vielleicht befindet sich die Mutter in einem Traumakindstate oder in einer wahrgenommenen Opferrolle. Vieles spricht auch für die unbewusste Inszenierung einer Konkurrenzsituation um Autonomie zwischen den Elternteilen. Weiterführend geklärt werden können diese Hypothesen im gegebenen Setting nicht. Sie sollen allein Denkanstöße geben, ob Täterintrojektstrukturen evtl. vorliegen.

Der Darsteller des Vaters gibt folgende Rückmeldung (Auszug):

„Ich habe versucht, mich hineinzufühlen, wie es ist, wenn ich nach einem langen Arbeitstag geschafft bin, die Beine ausstrecken will und Ruhe haben möchte. Ich habe mich auf meine Frau und mein Kind gefreut und habe aber etwas ganz anderes vorgefunden." Zu seinen Gefühlen befragt, äußert er: „Erst war ich in froher Erwartung. Als ich das weinende Kind hörte, kam ich gleich unter Stress." Weiter erklärt er: „Ich habe mich sehr gewundert, dass sie so fertig ist, denn sie ist doch den ganzen Tag zu Hause gewesen." Nach dem Kontakt zum Kind befragt, meint er: „Ich hatte nicht das Gefühl eines Kontaktes." Zum Klingeln des Handys sagt er, dass dies eine sehr häufig auftretende Situation ist: „Das Klingeln war schlimm, aber ich bin Versorger meiner Familie, und wenn da mein Chef anklingelt, dann ist es wichtig, und ich kann das nicht einfach wegdrücken. Mir ist klar, dass es meine Frau jetzt nicht verstehen kann, aber letztlich ist die Versorgung in meiner Verantwortung."

Die Belastungsgrenze des Vaters ist überschritten. Er bringt alle Sorgen des Arbeitstages mit nach Hause. Er empfindet keine Empathie für Kind und Frau. Der Darsteller des Vaters ist emotional überfordert und im Autoritätskonflikt. Er lenkt ein, jedoch ohne Einsicht. Er verkennt die Zukunftssituation.

Auf der Symptomebene ist eine Idealisierung der häuslichen Situation, eine Fokussierung auf die Arbeit, ein fehlender emotionaler Zugang zu Frau und Kind, ein nicht familienfähiger Arbeitsanteil und ein starker Einbezug des Arbeitsalltags in den familiären Kontext zu beobachten. Möglicherweise ist der Vater bereits in einer Täterintrojektstruktur nach Hause gekommen. Es scheint gleichermaßen ein existenzielles Gefühl von Bedrohung zu bestehen, vermutlich verbirgt sich ein sogenanntes Traumakind hinter dem existenziell bedrohten Workaholic. Es liegt eine Aktualisierung des Konflikts Autonomie vs. Kontrolle vor.

Im Kursverlauf schildern die anderen Teilnehmer ihre Beobachtungen und Gefühle beim Setting selbst und geben Rückmeldung zu ihren Meinungen und Gefühlen.

Transfer der Schreiszene

Im 7. Termin des Kurses, also dem 2. postnatalen Termin, berichteten die Eltern von ihren Gefühlen, wenn ihr Baby schreit. Sie erinnerten sich sehr genau an das Rollenspiel zum dritten Kurstermin. In der Auswertung ist es gelungen, die Eltern für die Situation zu sensibilisieren. Sie sind in der Lage, zu reflektieren und emotionale Beziehungen in dieser Stresssituation aufzubauen. Die Arbeitshypothese dieses Abschnittes war, dass Eltern an Belastungsgrenzen Täterintrojektstrukturen zeigen. Die Belastungsgrenzen wurden im Kurs erfahrbar gemacht. Täterintrojektstrukturen sind in einem solchen Setting jedoch nicht eindeutig identifizierbar. Eine Konkretisierung ist im psychotherapeutischen Prozess möglich.

Adult Attachment Interview (AAI)

Innerhalb dieses Erfahrungsberichts von SAFE® in Leipzig soll der AAI ausführlicher beschrieben und im Hinblick auf die Frage, ob Täterintrojektstrukturen mit seiner Hilfe identifiziert werden können, diskutiert werden.

Auch an dieser Stelle definieren wir Täterintrojektstrukturen als ein „In-sich-Hineinnehmen" bzw. die Internalisierung von aggressiven, destruktiven, beziehungsvernichtenden Objekten/Objektseiten (Mentzos 1995). Täterintrojekte können durch Prägungs- und Modelllernen in frühen Lebensabschnitten und/oder über lange Dauereinflüsse erworben werden. Sie können aber auch kurzfristig und dissoziiert in die Innenwelt unter erheblichen Psychostress aufgenommen werden (Vogt 2007a).

Das AAI ist ein halb-strukturiertes, klinisches Interview über die frühen Erfahrungen mit Bezugspersonen in der Herkunftsfamilie. Es ist eine Untersuchungsmethode der Bindungstheorie, was die aktuelle Einstellung zu Bindung an andere bedeutsame Personen retrospektiv erfasst. Die Kernaussage lautet, dass frühe Bindungserfahrungen eine Auswirkung auf die spätere Einstellung gegenüber Bindung und Beziehung haben. Die Einschätzung der Bedeutung dieser Erfahrungen aus aktueller heutiger Sicht wird erhoben. Das AAI beinhaltet 18 Fragen, die die kognitive und emotionale Verarbeitung sowie sprachliche Darstellung früher Bindungserfahrungen eruieren. Die Muster, welche aufgrund früherer Bindungserfahrungen neue Bindungssituationen vorhersagbar machen, werden als „Bindungsrepräsentationen" oder "inner working models" bezeichnet. Entwickelt wurde das AAI von George, Kaplan, Main zwischen 1984 und 1996. Nach unseren Erfahrungen dauert das Interview ca. 90 min. Da es bei der qualitativen

Auswertung um eine Beurteilung der gewonnenen Daten geht, gibt es ein Kodierungs- und Klassifikationssystem von Main und Goldwyn. Das AAI besteht aus einem festgelegten Fragenkatalog, wobei die Interviewer die Möglichkeit haben, durch Nachfragen auf Unklarheiten einzugehen. Die Fragen beziehen sich alle auf das Erleben der frühen Kindheit zum Beispiel mit Fragen nach der Beziehung zu den Eltern (charakteristische Eigenschaftswörter), dem Vergleich der Beziehung zwischen Mutter und Vater (oder anderen vorrangigen Bezugspersonen), mit der Bitte um Darstellung der äußeren Lebensumstände, mit der Frage, wer die Hauptbezugsperson bei Traurigkeit, Krankheit oder in Belastungssituationen war, welche Trennungs- oder Verlusterfahrungen vorliegen, ob es Erfahrungen von Zurückweisung gibt, ob Erfahrungen von Bedrohung oder Misshandlung vorliegen oder wie die heutige Beziehung zu den Eltern oder eigenen Kindern (möglicherweise bei ungeborenen Kindern in der Vorstellung) beschrieben und bewertet werden.

Das AAI wurde aus den Beobachtungen der Kinder im „Fremden-Situations-Test" (Ainsworth) entwickelt. Fünf Jahre später wurde dieser Datenpool genutzt. Von den Bezugspersonen dieser Kinder wurden die Bindungsrepräsentationen mittels AAI erfasst. Die genaue Definition von Bindungsrepräsentationen nach Gloger-Tippelt (1997) lautet: „Anzahl von bewussten und unbewussten Regeln für die Organisation von Informationen über bindungsbezogene Erfahrungen, Gefühle und Vorstellungen, einschließlich einer Gedächtnis-Organisation, die den Zugang zu diesen Informationen erleichtern oder erschweren kann." Im dritten Schritt wurde geschaut, ob der kindliche Bindungstyp und die Bindungsrepräsentationen der Bezugsperson korrelieren. Diese Hypothese konnte bestätigt werden. Im Folgenden eine entsprechende Übersicht (Tab. 08):

Tab.08. Strukturelle Parallelität von Bindungstypen des Kindes in der Fremden Situation und Bindungsrepräsentationen der Bezugsperson im AAI (Gloger-Tippelt, 2001):

Bindungsrepräsentationen Bezugsperson:	**Bindungsverhalten Kleinkind:**
autonom, sicher	sicher
unsicher-distanzierend	unsicher vermeidend
unsicher präokkupiert	unsicher-ambivalent
unverarbeiteter Bindungsstatus	desorientiert/desorganisiert

Wenn eine Bindungsrepräsentation als autonom/sicher charakterisiert wird, können diese Personen beschrieben werden als solche mit Selbstvertrauen, Frustrationstoleranz, Respekt und Empathiefähigkeit. Sie sind sich positiven und negativen Affekten und Einstellungen gegenüber ihrer Bezugsperson bewusst und können diese in angemessener Weise und Distanz reflektieren. Im AAI zeigen diese Personen relativ genaue Erinnerungen und stellen ihre Kindheit und das Beziehungsgeschehen in ihrem Leben kohärent dar. Als Eltern reagieren sie vorhersehbar und angemessen auf ihre Kinder.

Mit einer distanzierenden und beziehungsabweisenden Beziehungsrepräsentanz haben die Personen kaum Erinnerungen an ihre Kindheit. Oft idealisieren sie ihre Eltern und deren Verhalten, können aber keine konkreten Beispiele nennen. Häufig zeigen sie ein großes Unabhängigkeitsstreben und verlassen sich auf ihre eigene Stärke. Diese Beschreibungen finden sich meist auch in den Antworten im AAI, wobei die Inkohärenz der Aussage auffällt und eine kognitive Verarbeitung deutlich ist.

Innerhalb der präokkupierten/verstrickten Beziehungsrepräsentanz werden die Personen in der Regel flutartig von ihren Erinnerungen überschüttet und sind permanent belastet. Es hat keine Verarbeitung der Bindungsproblematiken gegeben. Sie pendeln oft zwischen Idealisierung und Wut. Häufig befinden sie sich in einer Abhängigkeitsbeziehung zu ihren Bindungspersonen und haben Sehnsucht nach Zuwendung und Wiedergutmachung. Im AAI zeigen diese Personen eine unausgewogene Darstellung und Beurteilung der Elternbeziehung. Diese Aussagen sind inkohärent und getragen von affektiven Aspekten wie Hilflosigkeit und Wut.

Bei einem unverarbeiteten Bindungsstatus haben die kategorisierten Personen oft einen unverarbeiteten Trauerprozess im Hintergrund oder eine nicht verarbeitete Erfahrung von Misshandlung oder sexuellem Missbrauch (Traumatisierung). Im AAI reagieren die befragten Personen desorientiert, inkohärent, verwirrt. Die Antworten sind oft irrational. Generell können sie sich nur schwer auf das Interview und dessen Thema einlassen.

Daneben wird von einer Gruppe von Personen mit einer unvereinbaren Denk- und Verarbeitungsstrategie ausgegangen, die in ihrer Bindungsrepräsentation nicht klassifizierbar ist.

Beim Einsatz des AAI als Forschungsinstrument ist eine Teilnahme an einem 14-tägigen Trainingsseminar notwendig, in dem das Kodierungs- und Klassifikationssystem (s. o.) erlernt wird. Alternativ gibt es eine Auswertung nach Howard Steele, die die „selbstreflexive Funktion“ bei der Auswertung der interviewten Personen in den Vordergrund stellt. Die SAFE®-Forschung unter der Leitung von Brisch (2010) wird dementsprechend durchgeführt. In den Elternkursen direkt wird die Auswertung an den Aspekten Stressbelastung und Ressourcen orientiert. Die Ergebnisse dienen auch der Kursarbeit und werden vor dem Gruppenstart im Einzelsetting erhoben. Im Kontext mehrerer diagnostischer Verfahren sollte das AAI als Erstes durchgeführt werden, um das „Unbewusste zu überraschen“. Mitschrift und Tonbandaufzeichnung sind Grundlage der Dokumentation und Transkription. Eine Sprachanalyse/sprachlicher Diskurs und die Einschätzung der Kohärenz des Gesagten sind direkte Bezugspunkte für die Auswertung des AAI in den Elternkursen. Kohärent ist in der Regel das Gesagte dann, wenn kurze, zusammenhängende und logische Beschreibungen der vergangenen Erfahrungen und der heutigen Einstellung vorhanden sind. Die Ergebnisse sind weitestgehend unabhängig von Intelligenz, Gedächtnisleistung und sozialer Erwünschtheit. Innerhalb der Diskursanalyse werden sprachliche, linguistische Variablen betrachtet (Satzbau, Wiederholungen, Satzfluss, Vollständigkeit, usw.). Die Bewertung, nicht der

Inhalt der Lebensgeschichte, ist von Relevanz. Es steht dementsprechend bei der Beurteilung des Gesagten nicht im Vordergrund, wie viele oder ob jemand ein traumatisches Erlebnis hatte, sondern wie er darüber spricht. Bei der Anwendung des AAI in den Elternkursen wird kein Rückschluss auf die Bindungsrepräsentation gezogen, sondern es geht um die Einschätzung von Stressmomenten und Ressourcenpool (s. o.).

In Leipzig wird das AAI von den MentorInnen als umfassender Einstieg in die Elternarbeit wahrgenommen. Es können inhaltlich hilfreiche Informationen für die Kursarbeit gewonnen werden, oft gerade auch als Hintergrundinformationen für die BezugsmentorIn. Der Stichprobenhintergrund dieser Untersuchung liegt bei einer Stichprobengröße von N=19 (weiblich=10, männlich=9). Die konkrete Durchführung wird aufgrund der Länge und Intensität für beide Seiten als anstrengend eingeschätzt. Die Reaktionen der TeilnehmerInnen sind unterschiedlich: Gefühltes Belastungserleben, wenn jemand eine schwere Geschichte hat und die Abwehr bei realistischem Blick niedrig ist; erstaunt, wie die Zusammenhänge sich anfühlen; vielleicht kleine Aha-Erlebnisse oder starke Abneigung und Abwertungen gegenüber dem Kurs, wenn die interviewte Person sich überrannt/bedroht fühlt. Bewährt hat sich eine individuelle Auswertung im (direkten) Anschluss, um die Durchführung nicht ohne Kommentar stehen zu lassen. Das erklärte Ziel, Stress- und Belastungsmomente im kindlichen Bindungserleben und Ressourcen zu erkennen, gelingt meistens.

Die Arbeitshypothesen lauten: Das AAI kann, so wie es im Rahmen von SAFE® angewandt wird, frühzeitig im Kursverlauf Täterintrojektstrukturen aufdecken helfen, für die transgenerationale Weitergabe von Täterverhalten sensibilisieren, auf schwierige (traumatische) Bindungserfahrungen oder ein hohes eigenes Stresslevel, aufmerksam machen.

Zusammenfassung

Die Identifizierung von Täterintrojektstrukturen kann mithilfe des AAI alleine nicht erreicht werden. Vielmehr hinterlässt es einen Eindruck über die individuellen Täterintrojektstrukturen der interviewten Person. Hierbei spielen Kenntnisse der interviewenden Person und seine Selbsterfahrung eine entscheidende Rolle. Dass hinter schwierigen (traumatischen) Bindungserfahrungen immer Täterintrojektstrukturen verborgen sind, wird vorausgesetzt.

Die gewonnenen Praxiserfahrungen mit dem AAI vor dem Hintergrund der beschriebenen Stichprobe können in der Summe grundsätzlich Antworten generieren. Die Bearbeitungsergebnisse lauten:

Das AAI kann bewusstseinsnah keine Täterintrojektstrukturen aufzeigen. Dazu gehören eine entsprechende Psychagogik und eine direkte Aufarbeitung/Bearbeitung. Die transgenerationale Weitergabe von Täterverhalten wird nicht aufgezeigt. Bestenfalls kommt es zu einer beginnenden Diskussion im angeschlossenen Auswertungs-Gespräch. Im AAI können aktualisierte schwierige (traumatische) Bindungserfahrungen erlebbar gemacht werden. Das Stresserleben steigt erkennbar punktuell an, wenn die

TeilnehmerInnen über Trennungserfahrungen, Tod, schlimme Erziehungsmaßnahmen der Eltern o. ä. berichten.

Ralf Vogt, Irina Vogt

Settingstrukturen aus dem SPIM-30-KT-Ansatz für die effektive Anteilebehandlung

Die Konzeption, Herstellung und Nutzung der „beseelbaren Therapieobjekte" sowie der Externalisierungssettings, gemäß dem traumaorientierten, interaktiven Behandlungsmodell SPIM-20-KT sind grundsätzlich in Vogt (2004 u. 2007a) beschrieben worden. An dieser Stelle sollen nur Akzentuierungen und Erweiterungen zu dieser Konzeption dargestellt werden, damit die nachfolgenden Forschungsergebnisse besser verstanden werden. Ausführlichere Informationen zu den theoriegeleiteten Settings finden sich im Nachfolgemodell SPIM-30-KT (Vogt, in Vorb.).

Zur Arbeit mit beseelbaren Therapieobjekten

Beseelbare Therapieobjekte sind aufgrund der umfangreichen beziehungs- und therapieraumbezogenen atmosphärischen Triggerpotenziale von komplextraumatisierten/dissoziativen Störungen entworfen und erforscht worden. Es ist demzufolge wichtig, in der Anfangsphase der Psychotraumatherapie, diese Konzeption den Patienten genau zu erklären. In Supervisionen bei Kollegen, die SPIM-20-KT anwenden, stellten wir immer wieder fest, dass die Behandler die positive Allgemeinwirkung dieser Symbolisierungsmedien bei den Patienten voraussetzen und sie ohne größere Erläuterung anwenden. Das ist natürlich ungünstig, da viele komplextraumatisierte Patienten in der psychotherapeutischen Erstbehandlung oft gar keine konkrete Vorstellung von subtilen Triggern, psychodynamischen Umschaltmomenten (Switchen) oder dissoziativen Zuständen haben. Diese Begriffe müssen, ganz wörtlich gesehen, im eigenen Erleben und Verhalten „begriffen" werden. Ein Lernen durch Einlassen auf die neue Erfahrung bzw. auf die neue diagnostische Sicht und die impulsiven psychischen Steuerungstrigger ist notwendig

Im Abschnitt 1.7. (vgl. oben) wurde der Prozess der Wahrnehmungserweiterung bei kleinen Kindern mit Angststress erläutert. Den Patienten muss mit Rückkopplungen erklärt werden, dass diese erweiterte Empathie eine unfreiwillige psychotraumatische Kraft besitzt – aufgrund der schwerwiegenden zwischenmenschlichen Lebenserfahrungen – deshalb müssen wir diese beseelten Informationsverarbeitungsprozesse intuitiv erforschen.

Für nützliches beseeltes Arbeiten mit Symbolisierungsobjekten (vgl. Vogt, 2004, 2007a) brauchen wir einen Klienten, der sich auf dieses Einfühlen und auf ein stimmungsgesteuertes Rückversetzen auf phobische Gefühlsimpulse überhaupt einlässt. Ein unreflektiertes Überschwemmen löst bei einem Klienten eine Triggerreaktion aus, die nicht therapeutisch bewusst verzögert und mit parallelisierender Distanz wahrgenommen werden kann (vgl. auch Parallelisierungshinweise im Konzept von Hochauf, 2007). Nur wenn ich meine komplex beseelten Bedeutungen in einer Subjekt-Objekt-Interaktion auf Distanz bringen und in der innerpsychischen Vorprägung parallel zum heutigen Triggerkontext erfassen in der Lage bin, kann die enttraumatisierende Wirkung einsetzen. Klienten sollen also sehr bewusst das Beseelen und Entseelen von Objektwahrnehmungen ausprobieren und bewusst fördern, weil erst durch ihre Modulationsfähigkeit psychotherapeutische Verarbeitungskompetenzen entstehen. Außerdem ist die psychotherapeutische Arbeit mit beseelbaren Wahrnehmungseindrücken auf den aufmerksam spürenden Patienten angewiesen, der seine sehr subjektiven Kontakteinfälle in der Inszenierungsarbeit mit dem Symbolisierungsobjekt mitteilt. Diese intuitiv feinsinnige Situation entsteht nur mit einem sachkundigen Klienten, der Psychotherapie als Selbsterforschungsprozess aufzufassen vermag und den Psychotherapeuten dabei als wohlwollenden Begleiter erleben kann.

Die Arbeit mit beseelbaren externalen Therapieobjekten entlastet die Patient-Therapeut-Beziehung deutlich in der spürbaren zwischenmenschlichen Spannungssituation, da der Patient dadurch seinen Wahrnehmungsfokus mehr und mehr auf die individuelle Selbstinszenierungsanalyse zu legen lernt und so wertvolle eigeninitiative Rekonstruktionsarbeit leistet.

Am Konzept vorbei arbeiten Behandler, die nur allgemeine Attribuierungsregeln eines beseelbaren Therapieobjektes in einer schwierigen Interaktionsphase mit dem Patienten als psychodynamische Entlastung nutzen wollen und dem Klienten „auftragen wollen bestimmte unangenehme Gefühle mit dem Objekt abzuhandeln" (z. B. Aggressionen mit dem schwarzen, schlaffen Sack abzureagieren u. v. a. m.). Das geht völlig am Konzept SPIM-20-KT bzw. SPIM-30-KT (Vogt, 2007 u. in Vorb.) vorbei. Hier wäre das Objekt nur ein Werkzeug zur Affektbearbeitung, was natürlich auch passager seine psychotherapeutische Bedeutung haben kann, aber nicht die wirkliche Konzeptpotenz der Arbeit mit beseelbaren Therapieobjekten auslotet. Das Aufarbeiten oder Rekonstruieren von traumatischen interaktiven Informationen mit Mitteln der früheren beseelten Erlebenssprache ist eine lohnenswerte therapeutische Settingerweiterung, die sowohl Patienten in der Behandlung als auch Psychotherapeuten in der Ausbildung zuvor langfristig trainieren müssen.

Auswahl von wichtigen Externalisierungssettings

An dieser Stelle sollen, in Vorausschau der neuen fachlichen Beschreibungen im Konzept-SPIM-30-KT (Vogt, in Vorb.), zwei wichtige Settings der KPM- und NVM-Gruppen beschrieben werden, die aufgrund unserer letzten wissenschaftlichen Recherche eine positive Sonderstellung nachweisen konnten: der Introjektkäfig und das Introjektkaleidoskop. Da die Begriffe Introjekt und Implantat schweregradbezogene Begriffe sind, sind die Introjektsettinganwendungen natürlich ebenso für den höhergradigen Statewechsel relevant. Beim experimentellen Einlassen auf den störungspezifischen Zustand weiß nämlich oft ein Patient nicht sehr zuverlässig im Voraus, welche Statevarianten sich in welcher Abfolge zeigen werden. Der psychagogisch vorgebildete und einzelpsychotherapeutisch vortrainierte Patient muss sich für diese Settings voll auf das Lautwerden und Sichtbarmachen der intrapsychischen Statezustände konzentrieren. Das ist, da es nicht – wie gewöhnlich – impulsiv agierend, heimlich, verdeckt und sozial übersehen wird – anstrengend, mutig und sehr schambesetzt für den sich offenbarenden Klienten.

Im Allgemeinen kündigt jeder Patient im Gruppengespräch seine Problematik mit dem gestörten Regulationsstate A, B oder C anhand von Beispielen aus der äußeren Lebenswelt und der aktuellen dynamisch erspürten Gruppensituation an. Danach bestätigt die Gruppe einschließlich der beiden Psychotherapeuten die Dringlichkeit der Bearbeitung dieses Introjekt- oder Implantatstates oder problematisiert eine andere wichtigere Symptomatik, da sich ohne die gemeinsame Qualitätskontrolle bestimmte Störungszustände nicht zeigen oder uneffektive Wiederholungssettings aus unbewussten Abwehrgründen immer wieder inszeniert werden können. Sobald diese Indikationsdiskussion erfolgreich abgeschlossen wurde, beginnt die Settingumsetzung.

Der Statekäfig

Bei diesem emotional sehr aufwühlendem Setting hat ein Klient sich entschlossen, bspw. einen negativen Introjekt- oder Implantatszustand im Sinne eines täterimitierenden Anteils seiner psychischen Innenwelt in einer Gruppe von freiwilligen Patienten und den Therapeuten darzustellen. Er versucht ihn ohne größere soziale Rücksichtnahme in verbaler und körpergestischer Inszenierung zu zeigen, d. h. konkret dessen auto- und fremddestruktive Kraft zu offenbaren.

Die freiwillige Teilnahme am Introjektkäfig in der Patientengruppe bedeutet, dass nur die Gruppenteilnehmer sich dieser verbalen toxischen Inszenierung ausliefern, die sich psychisch dafür stark genug fühlen. Sie müssen zum darstellenden Klienten eine ausreichend positive Basisbeziehung haben, damit die verbal zu erwartenden Attacken keine emotional nachtragende Belastung für sie darstellen.

Falls sich dennoch ein Klient in seinem momentan zur Verfügung stehendem Selbstschutz überschätzen sollte, kann er im Notfall natürlich auch später noch den Gruppenkreis der Inszenierungsarbeit verlassen.

Wichtig ist jedoch, die psychotherapeutische Settingstruktur nach der der State darstellende und somit – häufig erstmals bewusst öffnende – Patient im Zustandskäfig ohne größere Furcht vor äußeren Konsequenzen und unter dem erprobten Klima der emotionalen gemeinschaftlichen Basisannahme die vergifteten, aggressiven, bösartigen, paranoiden, schleimigen, servilen, sexualisierenden u. a. Täterimpulse einmal verbal und verhaltensseitig durch Darstellung von Körperhaltung, Mimik, Kommunikationsatmosphäre und Sprachmodulation anderen zeigen darf. Da die offene Introjekt-/Implantatsdarstellung der sonstigen „Halbkontrolle durch den Alltagsmanager" sehr widerspricht, weil sich Täterseiten nie wirklich freiwillig öffnen und bloßstellen wollen, ist auch diese Seite des „Störungskäfigs" für sich genommen bereits sehr bewegend und heilungsfördernd. Damit keine Missverständnisse entstehen und der Klient den Käfigteilnehmern seine co-bewusste Selbststeuerung verdeutlicht, hebt der/die darstellende PatientIn zu Beginn des Introjektkäfigs die Hand, damit spätestens dann alle Teilnehmer für ihren Selbstschutz und die notwendige emotionale Distanz sorgen. Danach spricht, d. h. inszeniert, der ausführende Klient diesen Störungsstate als Statementaussage („lautes böses Denken – lautes böses Fühlen") vor jedem Gruppenkreisteilnehmer, einschließlich vor beiden Psychotherapeuten, ohne dass diese auf die provokanten, gemeinen, bösartigen etc. Angriffe eingehen (Ausnahme siehe SPIM-30-KT in Vogt, in Vorb.). Nachdem jeder Gruppenkreisteilnehmer den bösartigen Introjekt-/Implantatsausdruck ohne Kommentar wahrgenommen hat, stoppt der/die Darstellende diesen State, ebenfalls für die Außenstehenden mittels Handzeichen erkennbar, und beendet so die Szene.

Das Zurückschalten (switchen) in den alltagsnormalen State ist für die meisten komplextraumatisierten/dissoziativen Patienten mit großer emotionaler Betroffenheit, Scham, Trauer u.ä. Erschütterungen verbunden, weshalb immer ein emotional nahestehende/r und trainierte/r KlientIn, die psychodynamische Reorientierung des/der emotional aufgewühlten Mitpatient/In in den natürlich Alltagszustand sowie die psychophysische Restabilisierung unterstützt. Manchmal muss durch einen Gruppenhandkreis für die erschütterten Klienten zunächst auch die allgemeine Gruppenannahme zur erweiterten Stabilisierung für ein paar Minuten eingefügt werden, bevor die zwei nachfolgenden Auswertungsschritte des psychodynamischen Settings vorgenommen werden können.

Die psychotherapeutische Auswertung des Settings Statekäfig erfolgt in drei Abschnitten. Nach der Reorientierung und Stabilisierung des/der darstellenden PatientIn wird diese Person zunächst gebeten, ein emotionales Feedback für das Käfigerleben während der Arbeit mitzuteilen. Interessant ist es dabei zu erfahren, ob die Person die vollständige co-bewusste Kontrolle über ihren Störungs- und Normalzustand halten konnte, da wir andernfalls von starken dissoziativen Barrieren zwischen dem Introjekt – oder bei größeren Barrieren – von dem Implantatszustand ausgehen müssen und dem Klienten spätere therapeutische Videoaufzeichnungen sehr wichtig und aufschlussreich sein können. Außerdem soll in diesen ersten Rückmeldungen für die anderen Gruppenkreisteilnehmer Auskunft darüber gegeben werden, wie stark das jeweilige Introjekt oder Implantat in seiner Auftrittsstärke gemäß der subjektiven Skala zwischen 0 % bis 100 % anwesend war und wie direkt die Aussagen des o.g. Störungsstates gegenüber den Gruppenkreisteilnehmern zwischen 0 % bis 100 % herausgekommen sind. Nach dieser Phase der Selbsteinschätzung der szenisch aufdeckenden Person soll diese in eine beobachtende Ruheposition gehen und die Gruppe führt zwei weitere Auswertungsrunden allein durch.

Zunächst sollen die Gruppenkreisteilnehmer und beiden Psychotherapeuten etwas zum subjektiven Introjekt- bzw. Implantatserleben aussagen. Wichtig dabei ist, dass die Aussagen der Beurteiler grammatikalisch mit den Worten: „Das Introjekt/Implantat wirkte auf mich in dem Zustand sehr sadistisch, intrigant, unberechenbar bösartig ... usw." umgesetzt wird. Im dynamischen Eifer kann es Gruppenmitgliedern ansonsten passieren, dass sie von der Settingstruktur und Anteilearbeit abweichen und dem Alltagsmanager von Person X das Verhalten im Störungsregulationszustand direkt dynamisierend vorwerfen. Damit ginge jedoch die wohlwollende Settingstruktur des „Störungskäfigs" verloren und Person X ist es nicht mehr so gut möglich, selbstdistanzierende Einschätzungen über seinen Zustand vorzunehmen und wichtige Fremdeinschätzungen im normalen ICH-Zustand ohne übermäßig schlechtes Gewissen zu ertragen. Die Faustregel für die Gruppenkreisteilnehmer ist, gemäß der Psychoedukation mit dem SPIM-20-KT Manual, dass alle schwer gestörten Zustände einer Person Auskunft darüber geben, was der, heute störungsaktiven bzw. täterimitierenden, Person in früher Zeit bzw. über lange Zeit angetan wurde. Folgerichtig befasst sich der nächste Settingauswertungsschritt des Zustandskäfigs mit der klaren Empathie für das einstige Opfer.

Die Gruppenkreisteilnehmer teilen in diesem Auswertungsabschnitt mit, was sie entweder im Sinne von Teilhabe (sharing) selbst in der Position des unterlegenen Kindes oder aktuell gewaltüberrollten Betroffenen in ähnlicher Art und Weise wie der Opferklient kennenlernt haben und deshalb mit guter Empathie verstehen können. Oder sie teilen mit, was sie jetzt in Bezug auf den geschädigten Gruppenteilnehmer besser verstehen und nachvollziehen können, wenn sie sich in die Position, die sie nie erlebt haben, einmal bewusst hineinversetzen (im Sinne von: Wenn ich dort Kind gewesen wäre, dann ...).

Die Potenz des Käfigsettings steckt sowohl in der emotional sehr anregenden Darstellungsform für die betroffenen IntrojektdarstellerInnen als auch in der gruppendynamisch und psychagogisch aufdeckenden, gemeinschaftlich empathischen sowie psychotherapeutisch richtungsweisenden Anteilearbeit im geschützten Raum. Sehr häufig ist unmittelbar nach dem Käfigsetting der Störungsstate der Inszenierungsperson stark abgeschwächt und für Tage im Auftreten gemindert. Dieses positive Beispiel ist für die betroffenen Störungsklienten selbst und für die zukünftige Störungsdynamik der Gruppe wichtig, da mit dem Demonstrieren des Störungszustandes im „Therapiekäfig" auch die therapeutische Selbstverpflichtung als Veränderungsziel präsentiert wird. Die störungsbetroffenen Klienten werden versuchen diese Zustände nach allen Regeln ihrer Kompetenz zu minimieren und die Mitpatienten werden impulsives Agieren eines Störungsanteiles bei der betreffenden Person schnell zu einem Stopp auffordern.

Das Anteilekaleidoskop

Die Zielstellung des Kaleidoskopsettings ist dem Käfigsetting sehr ähnlich. Das Kaleidoskop ist jedoch eine komplexere, differenziertere Settingsteigerung gegenüber der Introjekt-/Implantatsregulationsstatedarstellung. Der erweiterte Anspruch ist hier, auch die Umschalt- bzw. Switch-Zustände von State A nach State B oder State C usw. darzustellen.

Die psychotherapeutisch trainierten Patienten haben in der Regel die Settings: Introjekt-Statebefragung sowie Introjektkäfig (s.o. und Vogt, 2007a) durchlaufen und wollen nun der vertrauten Mitpatientengruppe und ihren Psychotherapeuten vertiefte diagnostische Einblicke in ihre Anteilestrukturwechsel gewähren.

Das Anteilekaleidoskop (Vogt in Vorb.) durchläuft im Allgemeinen drei Phasen.

In der ersten Etappe werden den Anwesenden vom Patienten dessen Erkenntnisse bzgl. der selbsterlebten Innendynamik erläutert, indem mittels verschieden großen und farbigen Kunststoffreifen (vgl. Vogt, 2007a) die innerpsychische Karte auf dem Fußboden ausgelegt wird. In der Regel sind das bei fortgeschrittenen PatientInnen meist 5 bis 7 Hauptanteile bzw. Gruppenvertreter der Hauptanteile, von inneren Kräften, die eine übergeordnete Zielstellung verfolgen. Diese Offenbarung ist bereits für DDNOS- oder DIS-PatientInnen ein sehr mutiger und kooperativ-vertrauensvoller Schritt, weil der/die KlientIn den Anteil/Anteilsblock erstens namentlich benennt, zweitens von der Herkunft nach bester Kenntnis erläutert und drittens inhaltlich gemäß der heutigen Innenkraftwirkung situativ beispielhaft zuordnet. Bereits diese Transparenz entspannt die dynamische Beziehungsatmosphäre der Gruppe, weil alle Anwesenden das individuelle Anteilekaleidoskop im Triggerpotenzial einer Kartierung miterkennen dürfen.

In der zweiten Settingphase demonstriert der/die KlientIn seine/ihre innerpsychischen Dialoge oder innendynamischen Polyloge der Regulationsstates untereinander. Diese „Innenkopfgespräche" sind eine subjektive repräsentative Stichprobe, die Patienten aus ihrem Alltagsleben vorstellen. Besonders die verinnerlichten Täter-Opfer-Interaktionsschleifen und Reinszenierungen sind neben dem allgemeinen Überblick über das momentane Selbststeuerungsniveau im aktuellen Therapieprozess hochinteressant für die Psychotherapeuten und die Mitpatienten. Natürlich kann diese Innengesprächsübersicht auch im einzelpsychotherapeutischen Setting sehr erfolgreich laufen – die Öffnung der Klienten vor anderen ist aber eine weitaus größere kooperative Transparenz und Initiative zur sozialen Reintegration in eine vertrauensvolle Gemeinschaft.

Im dritten Settingabschnitt kommt es zu einer nochmaligen Steigerung der Regulationsoffenbarung bzw. der auszughaften Darstellung von interaktiven Triggerpotenzialen. Jetzt treten nämlich freiwillige PatientInnen, die im Augenblick gut für ihren Selbstschutz auch bei verbal-aggressiven Attacken sorgen können, an den Außenring der innerpsychischen Anteilsstruktur (vgl. Vogt, 2007a). Die Person im Anteilekaleidoskop hat nun die Aufgabe, intuitiv und impulsiv auf innere Umschaltprozesse zu achten und diese Switche zuzulassen, wenn sie die am Außenkreis stehenden Psychotherapeuten und freiwilligen Mitpatienten sieht. Es kommt hierbei regelmäßig zu höchst interessanten interindividuellen Umbrüchen der Innenanteile bei dem/der aufdeckenden PatientIn, weil diese z. B. einer Mitpatientin im State A und B begegnet und einem anderen Mitpatienten im dynamischen Wechsel zu State C oder D. Die Begründungen für diese Switche werden im intuitiven, spontanen Umbruch nicht abgefragt, sondern später in der gemeinsamen Gruppengesprächsauswertung oder bei der gemeinsamen vom Klienten gewünschten Videoanalyse vorgenommen. Insofern dieses Introjektkaleidoskop im einzelpsychotherapeutischen Setting Anwendung findet, können Umbrüche durch gezielte Varianten von unterschiedlichen Fragen durch den/die InterviewerIn psychotherapeutisch angeregt werden, was die Vielfalt einer Gruppe ebenso nützlich verkörpern kann.

Ebenso wertvoll ist es, wenn ein/e PsychotherapeutIn nach einigen Minuten der spontanen Darstellungsrunde, konkret Alltagsmanager-, Opferkind- oder Täteranteile anspricht und zu dynamisch wichtigen Sachverhalten in der Außenweltinteraktion oder bei der innerpsychischen Kräftekonstellation befragt. Dadurch können eventuell wichtige Informationen über aktuelle Psychotherapieblockaden, in Anwesenheit der ebenso betroffenen Gruppenmitglieder, eruiert werden. Außerdem haben des Öfteren bestimmte Anteile kein „richtiges Interesse" ihre Haltungen zu Offenbaren und verzichten ohne diese Rückfragen von außen „gern" auf die Darstellung ihrer Motive oder psychotraumatischen Zusatzinformationen. Sollte es einmal zu spontanen psychotraumatischen Statelabilisierungen kommen, so werden diese von den Psychotherapeuten reorientierend gestoppt. Wie bereits oben beschrieben, werden psychodynamisch mögliche Traumaexpositionen während des Anteilekaleidoskops nicht vorgenommen, weil das die Kapazität des Einzelnen bzw. der Gruppe allgemein übersteigt. Günstig ist es jedoch, wenn durchschimmernde psychotraumatische Trigger oder Spontaneinfälle zu Traumasituationen von den Psychotherapeuten zumindest während der Settingdialoge klar benannt und zur Weiterbearbeitung ins Einzeltherapiesetting verwiesen werden, weil diese Zuordnungen sonst manchmal wieder für längere Zeit verschwunden sein könnten.

Ziel der dritten Phase des Anteilekaleidoskops ist zunächst, einen aktuellen Überblick über die vom Klienten co-bewusst reflektierbaren Innenanteile in interaktiver Ruhe als auch in Abhängigkeit von äußeren Interaktionsangeboten zu bekommen.

Selbst verblüffende Widersprüche in der Anteilsbenennung und Anteilsäußerung sind psychotherapeutisch sehr aufschlussreich und sollten deshalb zunächst einmal so für alle Anwesenden stehen bleiben dürfen. Beispielsweise kommt es im weniger fortgeschrittenen Therapiezustand eines/einer KlientIn immer wieder vor, dass ein Anteil vorgibt, ein bspw. Traumakindstate zu sein und dann sehr paradoxe und bösartige Täterinstruktionen in der Interaktion umsetzt. Oder aber ein Täterstate stiftet ständig Verwirrung um die wahre Innenstruktur (vgl. Vogt in Vorb.), weil er sich nur in diesen Nebelschwaden sicher fühlen kann. Ohne das Anteilekaleidoskop – d. h. den schnellen Musterwechseln in Abhängigkeit von dynamischen Innen- oder Außentriggern – sind diese Manöver häufig viel später für die Psychotherapeuten und Gruppenmitglieder zu erkennen und effektiv zu behandeln.

Die Auswertungsphase, im Anschluss an das Setting *Anteilekaleidoskop,* entspricht analog der Auswertungsstruktur des Settings *Anteilekäfig.*

Die gruppenpsychotherapeutische Arbeit mit komplextraumatisierten, dissoziativen Patienten

Wie in früheren Veröffentlichungen (Vogt, 2004, 2007a) hervorgehoben, ist der Störungsgrad der psychotraumatisch erworbenen Beziehungserfahrungen bei o.g. Patienten so groß, dass sowohl die psychodiagnostische Informationserhebung als auch die psychotherapeutische Umsetzung von wichtigen Veränderungszielen, ohne zumindest ein punktuelles Hinzuziehen von gruppenpsychotherapeutischen Settings in der fortgeschrittenen Behandlungsphase, nur sehr schwer möglich ist. Komplextraumatisierte Patienten leben meist sozial isoliert und haben aufgrund ihrer dissoziativen Abwehrmuster häufig keine ausreichend multiperspektivische und kritisch distanzierte Selbstwahrnehmung. Die negative Behandlerübertragung ist zumindest latent die stetige Traumaauswirkungsregel und fährt sich des Öfteren in Täterübertragungen zum Psychotherapeuten fest. Die unbewussten Täterintrojekte, Täterimplantate oder Täterzerstörungsprogramme sind die andere Seite der gestörten Interaktionsreinszenierung, wo ebenfalls eine vergleichende Kommunikation in der vortrainierten Gruppe große Lernfortschritte in kürzerer Zeit einrichten kann.

Natürlich können Patienten mit schweren dissoziativen Identitätsstörungen lange Strecken nur einzelpsychotherapeutisch geführt werden, wenn aber der Therapieabstand und die soziale Mindestintegration gut vorangekommen sind, ermöglicht die punktuelle Gruppenarbeit einen großen Sprung nach vorn. Die Konzeption von SPIM-20-KT bzw. SPIM-30-KT sieht ohnehin vor, dass ein Teil der komplextraumatisierten Patienten, in einer ausgewogenen Mischung von Schweregraden, in einer überschaubaren Gruppe von Frauen und Männern verschiedener Altersgruppen an die freiwillige, punktuelle Gruppenarbeit herangeführt werden sollen. Dieser Prozess verläuft in zwei Phasen.

In der ersten Phase gibt es für interessierte Komplextraumapatienten die Gelegenheit sich die punktuelle Gruppenpsychotherapie in einer Mischgruppe aus schon therapieälteren Patienten über zwei Tage anzuschauen und diese mit neugierigem (eventuell misstrauischen) Interesse mitzuerleben. In diesen Kontakt-Modifikations-Gruppen (KPM-Gruppen) gibt es folgende Ziele:

- Erlernen von Stress reduzierenden Organisationsprinzipien im Alltag.
- Erlernen von Methoden zur psychophysischen Stabilisierung mit praktischen Bewegungsübungen.
- Erlernen von Konfliktlösungsmodellen für Partnerschaft und Familie mit aktiven Rollenspielen.
- Erwerben von Diagnostikkriterien zum frühzeitigen Erfassen von Komplextraumasymptomen bei sich und Angehörigen zur Konfliktprävention und Abgrenzung.
- Erwerben von Handlungsaktiven Methoden zur Überwindung von traumabezogenen Intrusionen unter Anleitung der Psychotherapeuten.

- Aufbau von neuen psychosozialen Netzwerken zur Verbesserung der sozialen Integration und zur Unterstützung der stufenweisen Ablösung aus der Psychotherapie durch Stärkung der Selbsthilfepotenziale.

Diese Ziele und Chancen sind den freiwillig interessierten Traumapatienten hinlänglich bekannt, wenn sie sich für eine KPM-Teilnahme probeweise entscheiden. In diesen Zwei-Tages-Kursen begrenzt sich die Teilnahme nur auf einen relativ motivierten und kooperativ rücksichtsvollen Umgang mit anderen Gruppenklienten. Wir sind als Psychotherapeutenehepaar immer für alle Patienten gleichermaßen über zwei Tage zuständig, damit die Patienten eine sehr natürliche und erweiterte Übertragungssituation erleben können. Dieses mehr familiär vergleichbare Auftreten als Mutter- und Vaterprojektionsfiguren ist gerade bei komplextraumatisierten Patienten enorm wichtig, weil ihnen sehr häufig geordnete und einfühlsame Eltern als Paar völlig unbekannt sind und sie hier einen enormen Nachholbedarf haben. Natürlich sind die beziehungsspalterischen unbewussten Initiativen sowohl gegenüber solchen Projektionsfiguren als auch gegenüber den therapeutischen „Zufallsgeschwistern“ schnell im gefühlten Reinszenierungskontakt. Ausführliche psychagogische, spannungsreduzierende Erläuterungen von beiden Gruppentherapeuten und den therapieälteren Mitpatienten können häufig sehr effektiv einsichtige Zusammenhänge zwischen alter individueller Traumabeziehungserfahrung und gegenwärtigem Reinszenierungstriggern oder Reinszenierungsagieren aufseiten der traumatisierten, dissoziativen Patienten herstellen.

Das Lernen aus der „gruppengesicherten Deckung“ heraus ist viel variantenreicher und wirklichkeitsnäher, als dieses im puren einzelpsychotherapeutischen Setting möglich wäre. Diese Arbeit im Modell des sozialen Feldes ist auch für Psychotherapeuten viel aufschlussreicher, als sich nur, über mehr oder weniger gut reflektierte Berichte, mit den Klienten über ihr häusliches oder alltägliches Umfeld austauschen zu wollen. Für die Psychotraumatherapie benötigen wir immer genauere Informationen über Klienten während der Statewechsel bzw. über den Zustand im Störungsstate d. h. also auch über den psychotraumatisch erworbenen Täteranteil selbst, um effektive Behandlungsmaßnahmen einzuleiten. Punktuelle experimentelle Einblicke in diese verwirrenden Beziehungssituationen sind deshalb höchst sinnvoll und für alle Seiten aufschlussreich.

Therapieältere Klienten können außerdem anhand von fortgeschrittenen Settinggestaltungen den heilsam aktiven Weg der Selbstinitiative in der Psychotraumatherapie für die therapiejüngeren Klienten aufzeigen. Dazu zählen z. B. Statementinszenierungen, Nachnährungssettings mit dem Gruppentragetuch oder die Gestaltung einer Gerichtsverhandlungsszene zur Rehabilitation des Opfers in der sozialen Gemeinschaft (vgl. Vogt, 2007a). Menschen sind oft durch die Übermacht negativer Systeme in Familien oder Umweltgruppierungen geschädigt worden – ebenso notwendig sind beispielhafte positive Gegengewichte zur Überwindung der Bindungs- und Beziehungsstörungen. Da erfahrungsgemäß Zwei-Tage-Kurse zum Etablieren einer neuen Welt bei jahrelang geprägten, häufig kumulativ chronifizierten, Psychotraumastörungen nicht genügen können, haben wir ein Konzept einer langfristig orientierten punktuellen Gruppenpsychotherapie erarbeitet. Die Netzwerk-Verhaltensmodifikationsgruppe (NVM-Gruppe, vgl. Vorläuferkonzeptionen Kursgruppen und Langzeitgruppen in Vogt, 2004, 2007a – weitere Beschreibungen in Vogt in Vorb.).

Analog dem Zielstellungsprogramm der KPM-Gruppen beinhaltet die NVM-Konzeption folgende Zielstellungen:

- Ausbau aller nützlichen Grunderfahrungen aus vorherigen KPM-Gruppen mit dem Ziel der grundsätzlich stressreduzierten Lebensorganisation in allen Lebensbereichen.
- Vertiefung der psychophysischen Stabilisierungsmethoden durch Einzel- und Gruppenübungen.
- Umsetzung der Konfliktlösemodelle in Beruf, Partnerschaft und Herkunftsfamilie mit aktiven Rollenspielen in kooperativen und nichtkooperativen Konfliktpartnersituationen.
- Erweitertes Erlernen von Diagnostikkriterien für komplexe Psychotraumata und Dissoziation zur Konflikteingrenzung, Abgrenzung und Selbstmodifikation.
- Erwerben von handlungsaktiven Methoden zur Überwindung von traumabezogenen Intrusionen, Flashbacks unter Anleitung der Psychotherapeuten.
- Ausweitung und Festigung von neuen psychosozialen Netzwerken, zur Verbesserung der sozialen Integration und der psychosozialen Belastbarkeit. Außerdem zur Fortsetzung der stufenweisen Ablösung aus der Psychotherapie, durch die Stärkung und langfristige Prüfung der Selbsthilfepotenziale in diversen, komplexen Anforderungssituationen mit anderen Menschen und Gruppen.

Diese Inhalte sind jedem interessierten Klienten hinlänglich bekannt, weil die Patienten sich langfristig dazu entschließen müssen, insgesamt acht punktuelle Gruppenveranstaltungen von je zweieinhalb Tagen in einem Gesamtzeitraum von zwei Jahren – also jeweils einen Therapiedurchgang im Quartal – zu besuchen. Nachdem sich ein/e KlientIn persönlich und eigenmotiviert dafür entscheiden konnte, beurteilt der/die Einzelpsychotherapie führende PsychotherapeutIn, ob die Indikation für so eine punktuelle Gruppenarbeit momentan bereits vorliegt oder nicht. Klienten besitzen auf der einen Seite oft traumabedingte Bindungsängste und auf der anderen Seite Täterenergien in einem Umfang, der eine gruppenpsychotherapeutische Arbeit zunächst unmöglich macht oder die therapeutische Solidarität und Zuverlässigkeit im Triggerfall sofort behindern würde. Ohne dieses Qualitätskriterium von beiden Seiten wäre sowohl eine Überforderung im Sinne einer Selbstüberschätzung oder aber eine zu große Zerstörungsbühne gegeben.

Nach Einführung dieser Konzeption nehmen in unserer psychotherapeutischen Praxis ca. 10 % der komplextraumatisierten/dissoziativen Patienten an solchen NVM-Gruppen teil. Die Ergebnisse dieser ergänzenden Psychotherapiesettings sind für die

NVM-Teilnehmer enorm, was uns begleitend erhobene Forschungsergebnisse seit 2003 kontinuierlich zeigen (vgl. Vogt, 2004, 2007a, 2010). Die größten und schnellsten positiven Veränderungen zeigen dabei DESNOS- und DDNOS-Patienten. Aber auch die positiven Einflüsse auf DIS-Patienten sind beachtenswert, was sowohl die Querschnitts- als auch Wiederholungsmessungen belegen konnten (vgl. Vogt, ebenda und diesem Buch). Als besonders stabilisierend erweist sich neben dem Lernen in der prosozialen Gruppe auch der psychagogisch geleitete Umgang mit Statewechseln, wozu z. B. die Externalisierungs- und Regiesettings der obigen Abschnitte beitragen. Gerade durch die therapeutisch geleiteten Auflösungen der intrapsychischen und individuellen Spannungskonstellationen wachsen die affektiven Bewältigungskompetenzen. Klienten werden dadurch wieder offen für Partnerschaften und berufliche Entwicklungen. Psychotraumaexpositionen im engeren Sinne bleiben immer dem einzelpsychotherapeutischen Setting vorbehalten. Aber erst die kontrollierte Reiz- und Triggerdistanzierung im sozialen Probefeld macht die individuellen Therapieerfolge bei komplextraumatisierten/dissoziativen Patienten genügend konstant, da die Patienten gegen Täterstrukturen in der Umwelt resistenter werden. Abbrüche von gruppenpsychotherapeutischen Zusatzangeboten gibt es deshalb meiner Erfahrung nach nur bei Fortbestehen eines nahen Täterkontaktes, weil positive Veränderungsstrukturen in neuen zwischenmenschlichen Beziehungen die älteren Störungsstrukturen systemisch gesehen sehr bedrohen und ein Doppelleben für die Klienten zunehmend unattraktiv wird.

Ralf Vogt, Irina Vogt, Winja Lutz

Pilotforschung mit dem PIFB

Es wird aus Platzgründen in diesem Abschnitt nicht der vollständige PIFB abgedruckt und alle Auswertungsergebnisse dargestellt. Bei vertieftem Interesse können diese Daten bei den Verfassern angefordert werden. Die Struktur des PIFB entspricht im Aufbau dem Vorgängerfragebogen PEFB (vgl. Vogt, 2010) mit welchem Erkundungsuntersuchungen zum Thema Ekel – bei der Diagnostik und Behandlung von komplextraumatisierten/dissoziativen Störungen vorgenommen wurden.

Die für die Ergebnisse relevanten Fragen des PIFB werden zur Veranschaulichung skizziert.

Der Schwerpunkt der Fragebogenkonstruktion des PIFB lag zum einen in der Ermittlung des innerpsychischen Regulationserlebens von Übertragungen, Introjekts- und Implantatstates durch die verschiedenen Patienten hinsichtlich ihrer Diagnose und ihrer Therapiephase. Zum anderen wollten wir erforschen, welche Settingstrukturen für die Behandlung aus der Sicht der betroffenen Klienten als nützlich eingeschätzt werden.

Beschreibung der Untersuchungsstichprobe

Alle untersuchten Patienten sind freiwillige Teilnehmer, die in unserer Gemeinschaftspraxis eine tiefenpsychologisch-analytische Psychotherapie mit spezieller Traumaorientierung gemacht haben.

Tab. 09. Stichprobenbeschreibung

		Frauen	Männer	Gesamt
Anzahl N		52	35	87
Alter	Durchschnitt	36,6	37,9	37,4
	von - bis	23 - 60	23 - 52	23 - 60
Therapiephase	Anfang	22	8	30
	Mitte	13	14	27
	Ende	17	13	30
Komplexe Traumafolgestörungen (im Vordergrund)	DIS / DID	8	5	13
	DESNOS / DDNOS	19	12	31
	PTBS	1	0	1
	Trauma Gesamt	**28**	**17**	**45**
Andere Störungsdiagnosen (im Vordergrund)	Strukturelle Störungen, BPS u.ä.	8	9	17
	Neurotische Störungen u.ä.	14	9	23
	Konfliktreaktionen u.ä.	2	0	2
	Andere Gesamt	**24**	**18**	**42**
Freiwillige NVM-Gruppenteilnahme	Ja	34	28	62
	Nein	18	7	25

Je nach Indikation und Bedarf hat ein gewisser Teil dieser Patienten eine freiwillige punktuelle Gruppenbehandlung besucht. An der Querschnittserhebung beteiligten sich insgesamt 87 Klienten mit unterschiedlichen aktuellen Behandlungsdiagnosen und Therapieentwicklungsständen. Die genaue Stichprobenstruktur kann der Tabelle 09 entnommen werden.

Die durchschnittliche Therapiestundenzahl in der Therapiephasengruppe Anfang betrug 15 bis 30 Stunden, in der Gruppe Mitte 50 bis 80 Stunden und in der Therapiephasengruppe Ende 100 bis 160 Stunden oder mehr. Die Diagnosen der Psychotraumafolgestörungen wurden nach DSM IV bestimmt, wozu für die DIS-Patienten auch der SKID-D (Übersetzung nach Gast, Zündorf, Hofmann, 2009) zur Anwendung kam. Im Falle von DDNOS/DESNOS sowie PTBS/PTSD wurden die FDS-Werte (nach Spitzer, Stieglitz, Freyberger, 2005) sowie der SDQ-20 (nach Nijenhuis, Van der Hart, Vanderlinden, 2010) zur Anwendung gebracht, um die klinischen Diagnosen zu verifizieren.

Zur Illustration der diagnostischen Validität soll eine Varianzanalyse mit dem FDS-20 abgebildet werden. Analog dem Vorgehen in der Untersuchung in Vogt (2010) und in Absprache mit den Testautoren haben wir für die dissoziativen Störungen wieder den Cut-off Summenwert 300 gewählt. Die berechnete Varianzanalyse bezüglich der drei komplextraumatischen Grundkategorien DIS – DESNOS/DDNOS und PTBS/PTSD sind augenscheinlich sehr kompatibel. Das heißt, dass von uns als schwergradig eingestufte dissoziative Störungen, auch im FDS-20 einen signifikant höheren Wert als die Gesamtsumme 300 (Abb. 20) haben, wodurch sich die Validität unserer klinischen Diagnosen in gewisser Weise untermauern lässt:

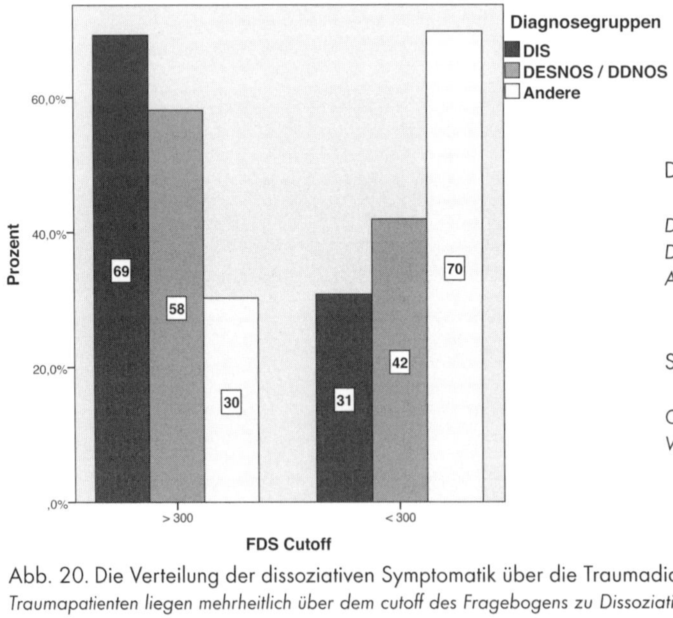

Diagnosegruppe:

DIS N=13
DDNOS/DESNOS N=31
Andere N=43

Statistische Berechnungen:

ChiQuadrat .011
Varianzanalyse .010

Abb. 20. Die Verteilung der dissoziativen Symptomatik über die Traumadiagnosegruppen
Traumapatienten liegen mehrheitlich über dem cutoff des Fragebogens zu Dissoziativen Symptomen FDS-20, wobei die Schweregrade der Komplextraumatisierung tendenziell adäquat widergespiegelt werden.

Die Kriterien für die NVM-Gruppen sind im vorangegangenen Kapitel schon beschrieben worden. Es ist aufgrund der psychotherapeutischen Behandlungsbeziehung sehr natürlich, dass an der freiwilligen Therapiebefragung der Rücklauf der Patienten, die zu irgendeinem Zeitpunkt einmal an einem punktuellen gruppentherapeutischen Zusatzprogramm teilgenommen haben, wesentlich größer war, als bei den anderen Patienten ohne solche Zusatztherapie.

Dennoch schätzen wir die Pilotuntersuchung zur Hypothesengenerierung als sehr wichtig ein, weil die individuell reflektierte Effektivität von Settings von Gruppenteilnehmern erforscht werden sollte, um uns Rückkopplungen zur effektiveren Settinggestaltung bei komplextraumatisierten, dissoziativen Patienten zu geben. Vorbilder für solche Settinguntersuchungen gab es nicht. Insofern bestand unser Anspruch eine eigene Pilotuntersuchung zum schwierigen Thema der Behandlung von Übertragungs-, Introjekt- und Implantatsstates auf den Weg zu bringen.

Beurteilung der Definitionsgüte der Patienten

Analog zum Vorgehen im Ekelfragebogen (PEFB in Vogt, 2010) haben wir die Patienten in den ersten drei Fragen des PIFB gebeten, die Begriffe „Übertragung", „Introjekt" und „Implantat" mit eigenen Worten zu definieren. Diese individuellen freien Beschreibungstexte haben wiederum zwei trainierte Rater anonym auf einer 6-Punkte-Skala eingeschätzt, woraus für die Berechnungen drei Qualitätsstufen herausgefiltert wurden. Mangelhafte Definitionen waren fachlich falsch, oberflächlich oder zu knapp umrissen wie z. B.: „Übertragung ist eine alte Erfahrung mit Leuten ..." oder „ ... wenn man falsch reagiert ..." usw. Mittelgute Definitionen waren z. B.: „... Übertragungen sind die Wiederholung von negativen Erfahrungen mit den Eltern oder aus der Schule ...". Hohe Punktwerte in der Definitionscharakteristik wurden vergeben, wenn die Umschreibung Charakteristika der allgemeingültigen Verursachung, Genese sowie der Reproduktionsumstände im Alltag umfasste.

Die Beurteilungsstufen für die Begriffe Introjekt- und Implantatsstate sind analog in diese 6 Stufen bzw. 3 Oberkategorien eingeordnet worden. Im Anschluss an dieses Rating sind diese drei Statedefinitionen zum Begriff Übertragung, Introjekt und Implantat in Bezug auf zwei Dimensionen statistisch untersucht worden. Dimension A: Definitionsgüte und freiwillige Teilnahme am punktuellen Gruppennetzwerksetting, Dimension B: Definitionsgüte für die drei Regulationsstateerfahrungen in Verbindung mit der aktuellen Therapiephase zum Zeitpunkt der Befragung.

Dazu sollen jetzt die nachfolgenden Abbildungen (Abb. 21 a, b, c und Abb. 22 a, b, c) angeführt werden.

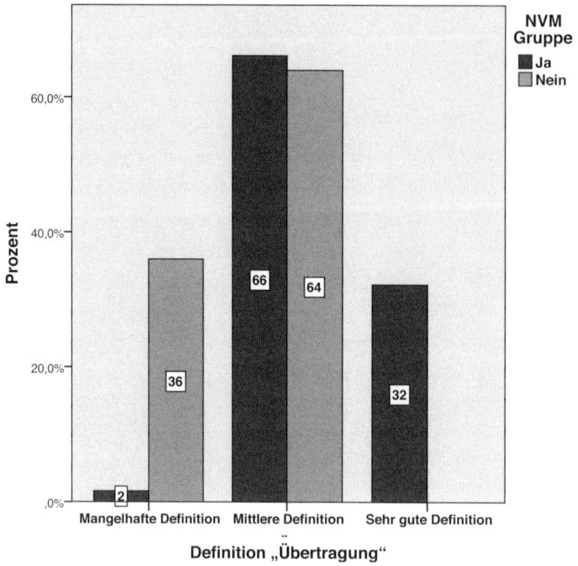

NVM-Gruppenteilnahme:

Ja: N=62,
Nein: N=25

Statistische Berechnungen:

ChiQuadrat.000

Varianzanalyse:
NVM-Gruppe ist ein
signifikanter Faktor .000

Abb. 21 a. Definitionsgüte beim Begriff „Übertragung"
Patienten, die an einer NVM-Gruppe teilgenommen haben, zeigen eine signifikant höhere Definitionsgüte beim Erläutern des Statebegriffes „Übertragung" gegenüber Nicht-Gruppenteilnehmern, wobei ca. 1/3 der Gruppenklienten sehr gute und ca. 2/3 dieser Patienten mittelgute Ergebnisse erzielen.

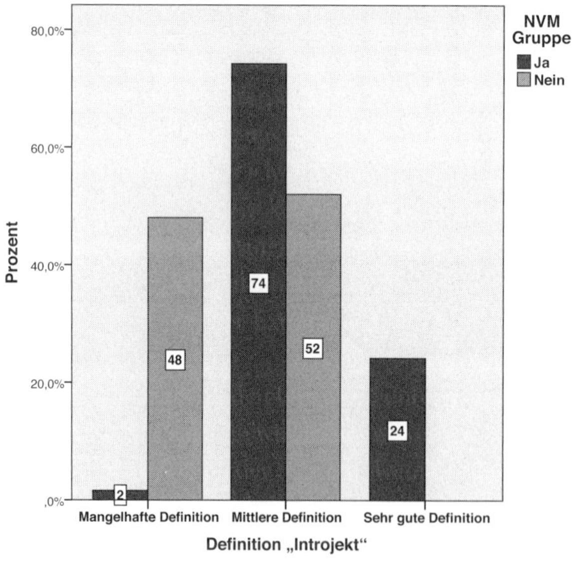

NVM-Gruppenteilnahme:

Ja: N=62,
Nein: N=25

Statistische Berechnungen:

ChiQuadrat .000

Varianzanalyse:
NVM-Gruppe ist ein
signifikanter Faktor .000

Abb. 21 b. Definitionsgüte beim Begriff „Introjekt"
Patienten, die an einer NVM-Gruppe teilgenommen haben, zeigen eine signifikant höhere Definitionsgüte beim Erläutern des Statebegriffes „Introjekt" gegenüber Nicht-Gruppenteilnehmern, wobei ca. ¼ der Gruppenklienten sehr gute und ca. ¾ dieser Patienten mittelgute Ergebnisse erzielen.

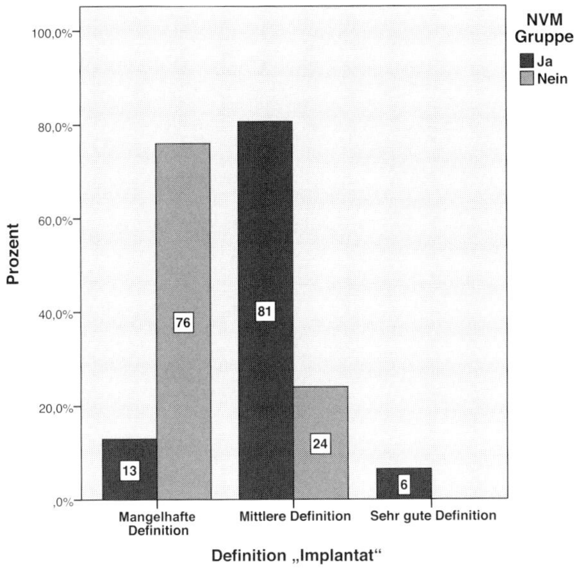

NVM-Gruppenteilnahme:

Ja: N=62,
Nein: N=25

Statistische Berechnungen:

ChiQuadrat .000

Varianzanalyse:
NVM-Gruppe ist ein signifikanter Faktor .000

Abb.21 c. Definitionsgüte beim Begriff „Implantat"
Patienten, die an einer NVM-Gruppe teilgenommen haben, zeigen eine signifikant höhere Definitionsgüte beim Erläutern des Statebegriffes „Implantat" gegenüber Nicht-Gruppenteilnehmern, wobei 6 % der Gruppenklienten sehr gute und 81 % dieser Patienten mittelgute Ergebnisse zeigen.

Patienten, die an einer freiwilligen zusätzlichen punktuellen Gruppenpsychotherapie, bzw. einem KPM-Gruppenedukationstraining teilgenommen haben, zeigen, in der anonymen Beurteilung von zwei Ratern, signifikant bessere mentale Differenzierungsleistungen bei den Statebegriffen: Übertragung, Introjekt und Implantat. Die überdurchschnittlichen Definitionsgütekategorien werden ausschließlich von NVM-Teilnehmern erreicht. Insgesamt nimmt die Qualität der Begriffsdefinition mit ansteigendem Schweregrad des zu beurteilenden psychischen Statebegriffes allmählich ab.

Weitere statistische Berechnungen zum angekündigten Untersuchungszusammenhang zwischen Therapiephase und Definitionsgüte finden sich in den Abbildungen 22 a, b und c.

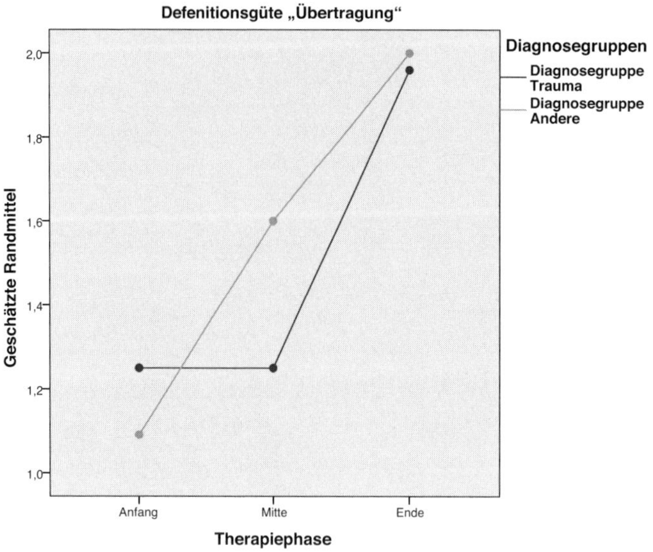

Diagnosegruppe Trauma N=45

Diagnosegruppe Andere N=42

Statistische Berechnungen:

Varianzanalyse

Die Therapiephase ist ein signifikanter Faktor .000

Abb. 22 a. Definitionsgüte in Abhängigkeit von Diagnosegruppe und Therapiephase

Die Definitionsgüte nimmt im Therapieverlauf bei allen Patienten signifikant zu. Komplextraumatisierte Patienten benötigen möglicherweise bei der Mentalisierung des Übertragungsbegriffes mehr Therapiezeit.

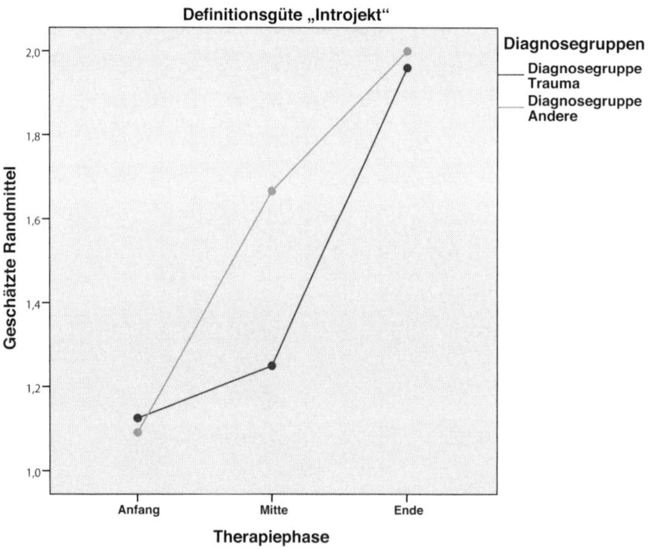

Diagnosegruppe Trauma N=45

Diagnosegruppe Andere N=42

Statistische Berechnungen:

Varianzanalyse

Die Therapiephase ist ein signifikanter Faktor .000

Abb. 22 b. Definitionsgüte in Abhängigkeit von Diagnosegruppe und Therapiephase

Auch die Definitionsgüte beim Statebegriff „Introjekt“ nimmt im Therapieverlauf signifikant zu. Komplextraumatisierte Patienten benötigen möglicherweise analog zum obigen Übertragungsbegriff mehr Therapiezeit bei der Mentalisierung des Begriffes einer Introjektion.

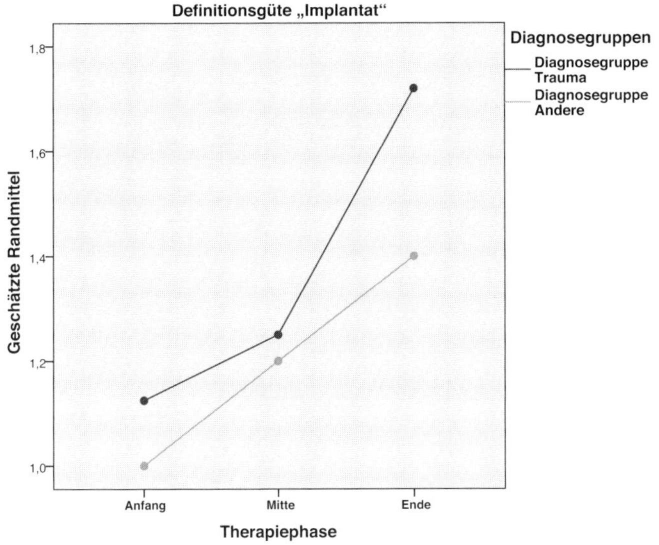

Diagnosegruppe Trauma N=45

Diagnosegruppe Andere N=42

Statistische Berechnungen:

Varianzanalyse
Die Therapiephase ist ein signifikanter Faktor .000

Abb. 22 c. Definitionsgüte in Abhängigkeit von Diagnosegruppe und Therapiephase
Auch die Definitionsgüte beim Statebegriff „Implantat" nimmt im Therapieverlauf signifikant zu. Komplextraumatisierte Patienten zeigen gerade bei schwierigem Implantatsbegriff am Therapieende eine bessere Mentalisierungs- und Beschreibungsgüte als andere Patientengruppen.

Die Untersuchung der Mentalisierungsqualitätsstufen der Statebegriffe Übertragung, Introjekt und Implantat zeigt, dass prinzipiell alle Patienten über den Therapieverlauf einen deutlichen Qualitätszuwachs beim Erläutern von innerpsychischen Regulationszuständen zeigen. Da diese Ergebnisse allerdings nicht die Entwicklung derselben Stichprobe zu verschiedenen Messzeitpunkten abbilden, könnte diese Entwicklung natürlich auch auf die individuellen Unterschiede zurückzuführen sein. An der Auswertung einer von uns vorgenommenen Post-Untersuchung, mit der sich die hier zu beobachtende Tendenz stärker belegen lassen könnte, arbeiten wir derzeit. Dadurch könnte sich auch die Qualitätseinbuße der komplextraumatisierten Patienten zur Therapiemitte relativieren. Interessant bleibt auf jeden Fall die Darstellung der Definitionsgüte für die schwierigste psychische Regulationsstörung (Implantat), hier zeigen die dissoziativen Patienten in allen Therapiephasen eine höhere Definitionsgüte, als die Patienten, die selber nicht von solchen States betroffen sind.

Die obigen sechs Abbildungen zeigen recht klare Resultate bzgl. der Haupthypothesen.

Zunächst ist gut zu erkennen, dass Patienten, die Psychoedukation zu diesen Begriffen auch durch erweiterte Gruppenlernsettings durchlaufen haben in allen Begriffskategorien bessere Beschreibungstexte abliefern konnten. Möglicherweise ist das Resultat auch so eindeutig, weil die Patienten in den NVM-Gruppen auch deutlich mehr Statewechsel und Stateanalysen in praktischer Form an anderen Mitpatienten anschaulich erleben konnten? Interessant ist außerdem, dass die Überlegenheit der Definitionsgüte mit dem Schweregrad der Statebeurteilung wächst. Es ist zwar auch für die Patienten mit zusätzlicher, punktueller Gruppenpsychotherapie zunehmend komplizierter nach einem Übertragungsbegriff, ein Introjekt zu definieren sowie abschließend Aussagen über einen Implantatszustand zu machen; dennoch sind auch die schwierigen Regulationsstörungen schärfer skizziert worden, als von den Patienten, die diese Zustände ausschließlich im Einzelsetting untersucht haben. Lernen aus der Beobachterposition könnte möglicherweise eine effektive Ergänzung zum Einzellernen sein?

Auch die Varianzanalysen zur Beziehung der Definitionsgüte bei den drei Statebegriffen Übertragung, Introjekt und Implantat mit den drei o. g. Therapiephasen sowie den psychotraumatologischen Diagnoseobergruppen brachte deutliche Ergebnisse und interessante Hypothesen hervor, wie die obigen Graphen zeigen. Zunächst ist klar die Tendenz zu erkennen, dass Patienten mit höheren Stundenzahlen mehr in der Lage sind, Formen psychischer Regulationsstörungen adäquat einzuschätzen. Ebenso neugierig macht die Hypothese, ob dissoziative Patienten generell die höheren Schweregrade einer innerpsychischen Regulationsstörung wie Implantatsstates und noch schwerwiegendere Erlebens- und Verhaltensproblematiken aufgrund der spezifischen Eigenrelevanz besser definieren können, als weniger gestörte Patienten, was das letzte Profildiagramm bezüglich der Implantatsdefinitiongüte bei Psychotraumapatienten nahelegt.

Herkunft, Auftreten und subjektive Überwindungskompetenz

In der Frage 5 des PIFB wurden die Patienten befragt, woher ihre eigenen Introjektstrukturen stammen könnten, die sie an sich selbst als störend und sehr nachhaltig autonom wirkend erleben. Das Ergebnis der 1. Nennung zeigt die Tabelle 10:

Tab. 10. Ranking der 1. Nennung der schlimmsten bei sich selbst erlebten Introjekte

	Häufigkeit	Prozent
Mutter-Introjekt	44	50,6
Vater-Introjekt	34	39,1
Stief-Adoptiv-Mutter-Introjekt	2	2,3
Großvater-Introjekt	2	2,3
Großmutter-Introjekt	1	1,1
Stief-Adoptiv-Vater-Introjekt	1	1,1
Bekannter Täter-Introjekt	1	1,1
Unbekannte Täterin-Introjekt	1	1,1
Keine Angabe	1	1,1
Gesamt	87	100

Die herausragende beeinflussende Bedeutung von negativen autonomen Regulationsstrukturen, die von den leiblichen Eltern übernommen wurden, springt mit ca. 90 % ins Auge. Das war bei Trauma- und Nichttraumapatienten eine ähnliche dominante Aussage und im Grunde von uns erwartet worden, weil die meisten Langzeitpatienten aus gestörten Familienverhältnissen kommen. Wichtig war jedoch, dass die Patienten selbst mit großer Klarheit auf die erlebte Introjektion von nicht assimilierten, unerwünschten Elternprägungen hinweisen.

In einer weiteren Selbsteinschätzung wollten wir von den Patienten bezüglich der oben genannten States: Übertragung, Introjektion und Implantation wissen, wie groß sie ihre aktuelle Überwindungskompetenz für diese drei States einstufen.

(Frage 6 im PIFB, vgl. Abb. 23 a, b, c).

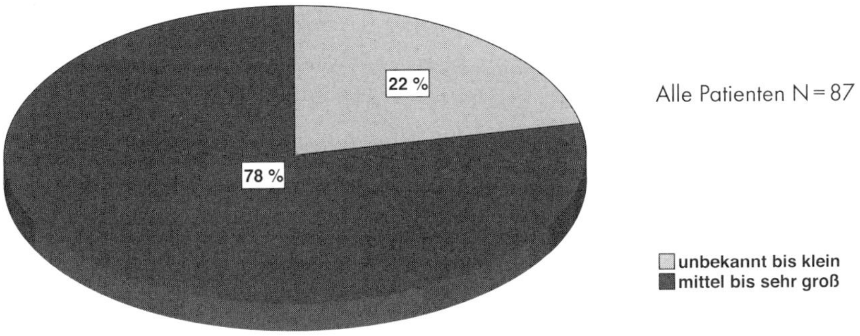

Abb. 23 a. Überwindungskompetenz bei Übertragungen
In der Selbstbeurteilung schätzen fast 80 % der Patienten ein, dass sie mit Übertragungsstates entsprechend ihrer Therapiefortschritte, einigermaßen kompetent umgehen können.
(Unbekannt: 2 %)

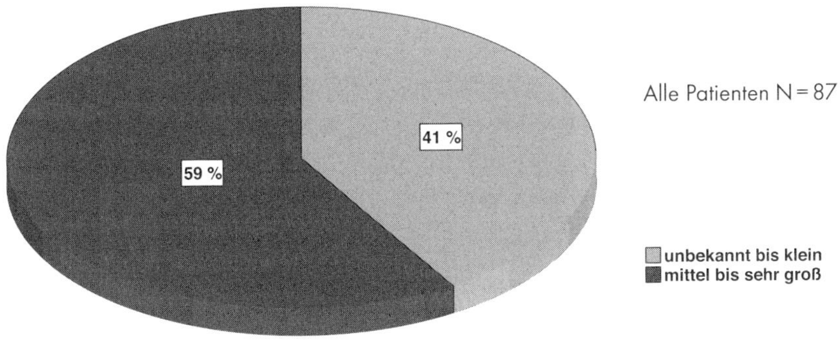

Abb. 23 b. Überwindungskompetenz bei Introjekten
In der Selbstreflexion sagen ca. 60 % der Patienten bzgl. ihrer Selbstevaluation, dass sie mit Introjektstates entsprechend ihrer Therapiefortschritte relativ kompetent umgehen können (was ca. ein Nachlassen von 20 % Kompetenzerleben gegenüber dem Übertragungsstate bedeutet).
Unbekannt: 2 %

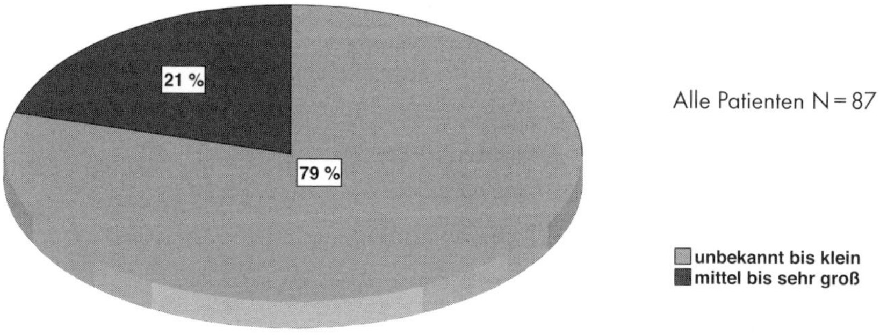

Abb. 23 c. Überwindungskompetenz bei Implantaten

Gemäß ihrer Selbsteinschätzung beurteilen ca. 4/5 aller Patienten, dass sie mit Implantatstates nicht kompetent umgehen können oder diese nicht bei sich kennen. Ca. 1/5 erlebt aber eine gute Überwindungskompetenz bei schwierigen Implantatstates im Rahmen ihres Therapiestandes (was rechnerisch ca. der Quote von schwer dissoziativen PatientInnen entspricht).

Unbekannt: 56 %

Die 87 Patienten unserer Querschnittsuntersuchung antworteten anhand einer 5-stufigen Mehr- oder Wenigerskala, dass sie Übertragungsstates relativ gut bei Bewusstwerdung überwinden können. Bei Introjektstates nimmt diese allgemeine Korrekturfähigkeit aber ca. von ¾ auf rund ⅔ der Fälle ab. Bei Implantatstates sinkt diese Kompetenz auf ein knappes ¼ der korrigierbaren Implantatimpulse, wobei man aber eine Gruppe von Klienten subtrahieren muss, die angaben, solche extremen Zustände bisher nicht bei sich beobachtet zu haben.

Die Schweregrad-Kompetenz-Hypothese haben wir danach auch mit Varianzanalysen bzgl. Patienten mit punktuellen zusätzlichen Gruppenlern- bzw. Gruppentherapieerfahrungen (d. h. NVM-Gruppenteilnahme) und Patienten ohne solche Zusatzerfahrungen untersucht.

Diese mathematisch aussagefähigere Erhebung verstärkte unsere Globalhypothese: Patienten mit zusätzlicher Gruppenlern- und Gruppentherapieerfahrung erleben in allen Punkten höhere Selbststeuerungskompetenzen (vgl. Abb. 24 a, b, c).

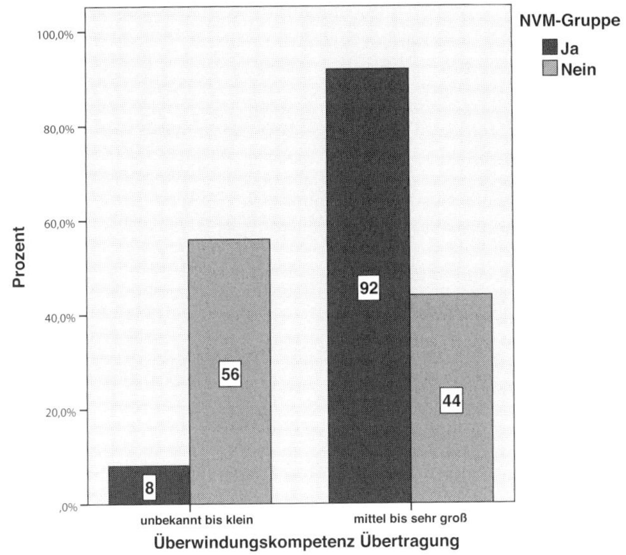

NVM-Gruppenteilnahme:

Ja: N=62,
Nein: N=25

Statistische Berechnungen:

Die Varianzanalyse zeigt einen signifikanten Unterschied mit .000

Abb. 24 a. Zusammenhang zwischen der Einschätzung der eigenen Überwindungskompetenz und der Teilnahme an einer Gruppenpsychotherapie

Patienten, die an einer freiwilligen NVM-Gruppe teilgenommen haben, schätzen ihre Überwindungskompetenz bei Übertragungsstates signifikant höher ein als andere Patienten.

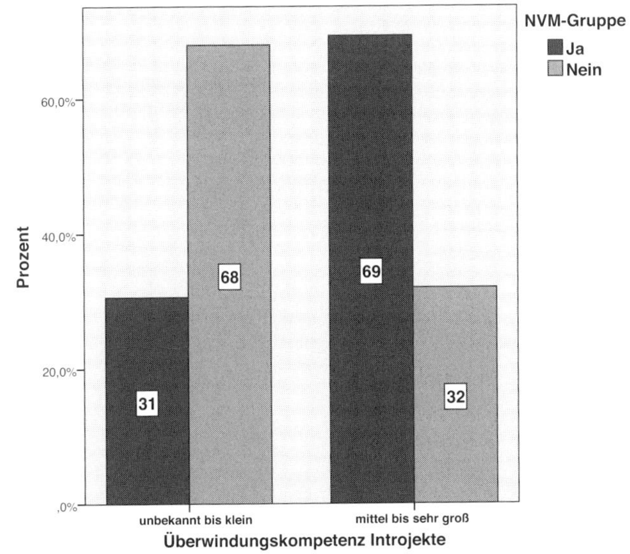

NVM-Gruppenteilnahme:

Ja: N=62,
Nein: N=25

Statistische Berechnungen:

Die Varianzanalyse zeigt einen signifikanten Unterschied mit .000

Abb. 24 b. Zusammenhang zwischen der Einschätzung der eigenen Überwindungskompetenz und der Teilnahme an einer Gruppenpsychotherapie

Patienten mit zusätzlichen psychotherapeutischen Erfahrungen und Erkenntnissen einer freiwilligen NVM-Gruppenteilnahme schätzen ihre Überwindungskompetenz bzgl. schwierigen Introjektstates signifikant höher ein als andere Klienten.

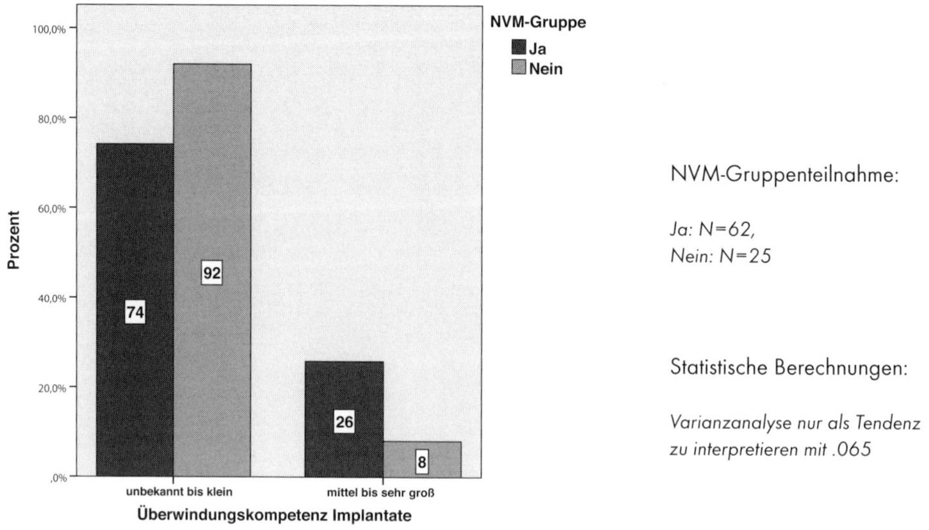

Abb. 24 c. Zusammenhang zwischen der Einschätzung der eigenen Überwindungskompetenz und der Teilnahme an einer Gruppenpsychotherapie

Alle befragten Psychotherapiepatienten haben große Schwierigkeiten Implantatsregulationsstörungsstates zu bewältigen. Tendenziell ist jedoch sichtbar, dass Klienten mit freiwilligen NVM-Erfahrungen diese schwierige Aufgabe besser bewältigen als andere Patienten.

Ebenso interessant waren Chi-Quadrat Berechnungen zwischen der erlebten Überwindungskompetenz und der dazugehörigen Definitionsgüte der Klienten bzgl. der betreffenden States infrage 1 (s. o.). Diese Berechnungen sollen in einer nächsten Veröffentlichung dargestellt werden. Es kann jedoch zusammenfassend ausgesagt werden, dass wiederum die Überwindungskompetenz mit der Stateschwere im Zusammenhang zu stehen scheint, da signifikante Beziehungen zwischen der Definitionsgüte und erlebten Überwindungskompetenz zwischen Chi-Quadrat 0.002 bei Übertragung 0.001 bei Introjekt, sowie einer tendenziösen Relation von Chi-Quadrat von 0.084 bei Implantat ermittelt werden konnten. Das entspricht unserer praktischen Therapieerfahrung über viele Jahre, ist zugleich aber ein gewisser Beleg für die Therapiegüte, da offenbar nur dann gute Begriffsbeschreibungen von Übertragungen, Introjekten und Implantaten abgegeben werden können, wenn diese auch erlebt und selbstkorrigierend therapeutisch überwunden werden können.

Gruppentrainings in Bezug zur Stateregulationskompetenz

In Frage 7 und 8 des PIFB wurden die Klienten gefragt, inwieweit sie der Meinung sind und konkrete Vorschläge haben, dass und wie andere Menschen ihnen helfen könnten, ihre schwierigen Regulationsstatestörungen mit Einflussnahmen zu überwinden (Frage 7) bzw. was sie im Sinne einer verbesserten Selbstregulation konkret noch erlernen müssten (Frage 8). Vgl. Abb. 25 a, b.

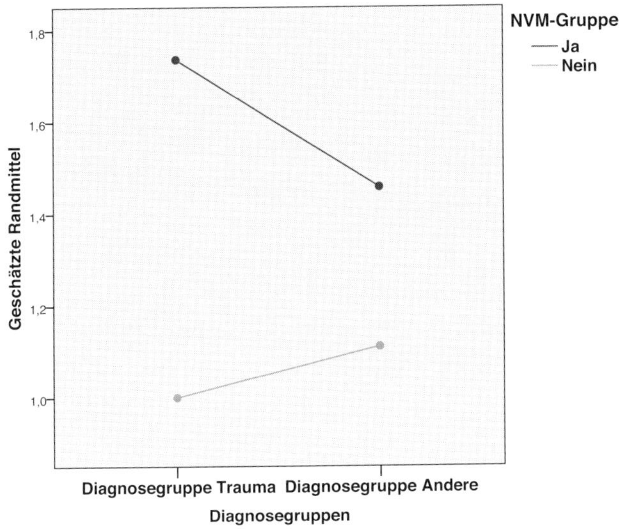

NVM-Gruppenteilnahme:

Ja: N=62,
Nein: N=25

Statistische Berechnungen:

Varianzanalyse mit signifikantem Haupteffekt NVM-Gruppe .000

Abb. 25 a. Regulationskompetenz und Teilnahme an einer Gruppenpsychotherapie
Patienten mit NVM-Gruppenerfahrung haben signifikant differenziertere Ideen, wie andere Menschen ihnen bei der Überwindung ihrer Introjekte helfen können (anonyme freie Antworten evaluiert von zwei Ratern).

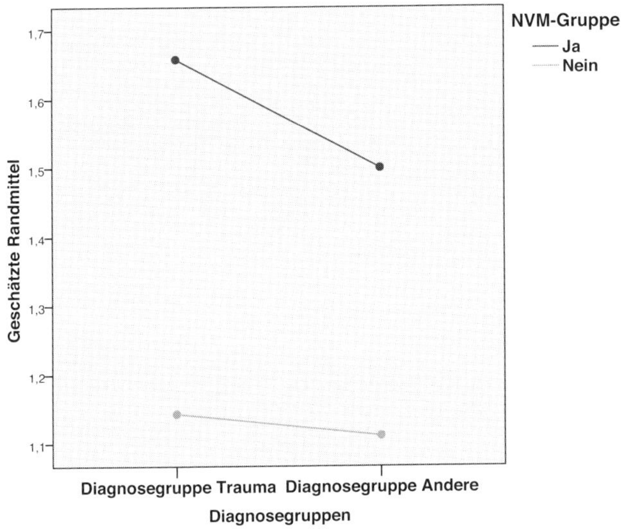

NVM-Gruppenteilnahme:

Ja: N=62,
Nein: N=25

Statistische Berechnungen:

Varianzanalyse mit signifikantem Haupteffekt NVM-Gruppe .000

Abb. 25 b. Regulationskompetenz und Teilnahme an einer Gruppenpsychotherapie
Patienten mit NVM-Gruppenerfahrung haben signifikant differenziertere Ideen, was sie für die verbesserte Selbstregulation noch lernen müssten (anonyme freie Antworten, evaluiert von zwei Ratern).

Insgesamt lässt sich beobachten, dass komplextraumatisierte Patienten diese Netzwerkhilfe möglicherweise stärker zum Ausbau dieser Kompetenz benötigen, als andere Patienten. Dafür spricht die Tendenz der Profildiagramme, nach der sich die Definitionsgüte von Traumapatienten mit oder ohne NVM Gruppe stärker unterscheidet, als bei den anderen Patienten, sie also stärker zu profitieren scheinen.

Die Abbildungen 25 a und b zeigen anhand von Varianzanalysen, dass komplextraumatisierte/dissoziative Patienten, die eine zusätzliche punktuelle Gruppenpsychotherapieerfahrung gemacht haben, genauere und umfangreichere Hilfen durch andere Mitmenschen für möglich halten und in der Lage sind mehr konkrete Fremdhilfevorschläge zu ihrer Unterstützung nach außen zu machen. Aufgrund unserer Erfahrung gelangen wir zu der Schlussfolgerung, dass die Patienten in der gemeinsamen Gruppenarbeit üben konnten, ihre Störungsmuster effektiv im sozialen Miteinander zu regulieren und dabei die Erfahrung machten, dass sich eine Auseinandersetzung mit anderen Menschen lohnt.

Der Anspruch zur fortsetzenden Selbsthilfe ist ebenfalls bei Klienten mit Gruppenerfahrungen größer, als bei Patienten ohne Gemeinschaftserfahrung. Nach unserer Ansicht hängt dies mit einer stärkeren Motivation durch den sozialen Spiegel und die soziale Unterstützung, die die Patienten in der Gruppe erleben, zusammen.

Die subjektive Nützlichkeit von Statesettings

Korrelationen zwischen 0,54 und 0,96 bei allen Patientengruppen belegten, dass Klienten generell einen höheren Nutzen eines Therapiesettings konstatieren, wenn sie diese häufiger benutzen und beobachtet haben. Wir wollten in der Frage 9 des PIFB aber spezifisch wissen, welches Setting bei welchen Patientengruppen besonders gut wirkt, wenn es um den Abbau von Introjekt- und Implantatsstörungen geht. Im vorangegangenen Kapitel haben wir bereits angedeutet, dass unsere dissoziativen Patienten die ettings: Statekäfig, Anteilekaleidoskop sowie die Arbeit mit beseelten Symbolisierungsobjekten, als besonders nützlich einstufen.

Die nachfolgenden Abbildungen (26 a bis f) zeigen die Nützlichkeitsbeurteilungen der diagnostischen Kleingruppen. Die komplexen Regulationssettings – Statekäfig und Anteilekaleidoskop – werden gerade von den am stärksten betroffenen DIS-Klienten als sehr wertvoll evaluiert, während Patienten mit weniger komplizierten Störungsmustern diese aufwendigen und differenzierten Settings weniger hoch oder notwendig einschätzen.

Auch diese Erkenntnis ist für uns Praktiker von großem Wert, da wir ja effektive Interaktionsmuster für die konkreten Störungsmuster suchen und für die schwer gestörten Klienten finden wir in der Praxis weniger Zugangsmöglichkeiten.

In nachträglich vorgenommenen vertrauensvollen Gesprächen konnten wir erfahren, dass nach Meinung unserer Patienten, die Settings Statekäfig und Anteilekaleidoskop, anfangs als recht schwierig erlebt und oft erst über das Gruppenlernen bei anderen Patienten gut bzw. richtig begriffen werden. Diese Mühe würde sich dann aber sehr lohnen, weil man stark ins bewusste Spüren kommen könne.

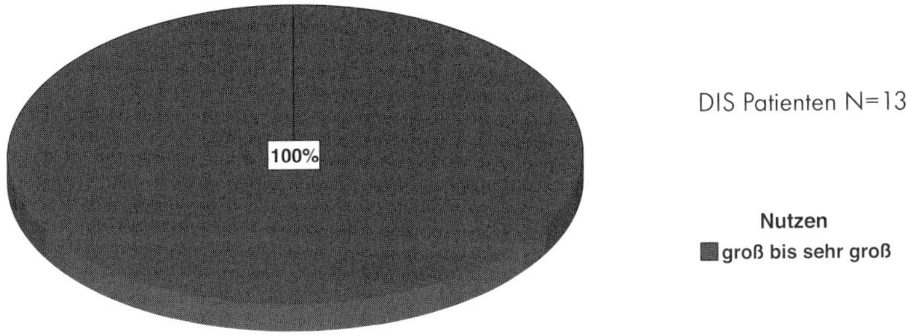

Abb. 26 a. Nützlichkeitsbeurteilung des Settings „Statekäfig"
Alle Patienten mit schweren dissoziativen Traumafolgestörungen schätzen die Nützlichkeit des handlungsorientierten Settings „Statekäfig" sehr hoch ein.

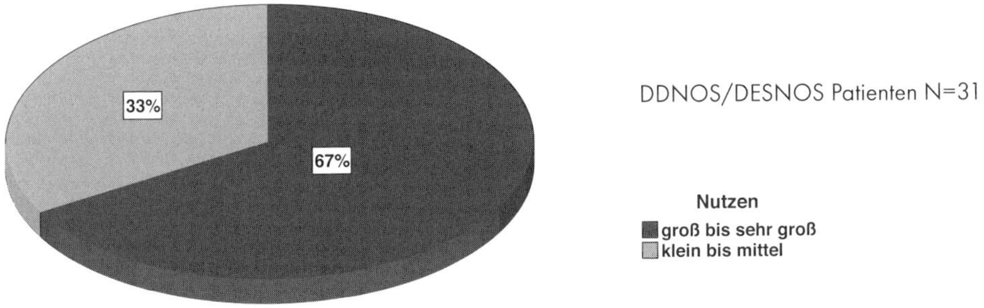

Abb. 26 b. Nützlichkeitsbeurteilung des Settings „Statekäfig"
Ca. 2/3 der komplextraumatisierten, dissoziativen Patienten beurteilen die Nützlichkeit des Settings „Statekäfig" als groß bis sehr groß.

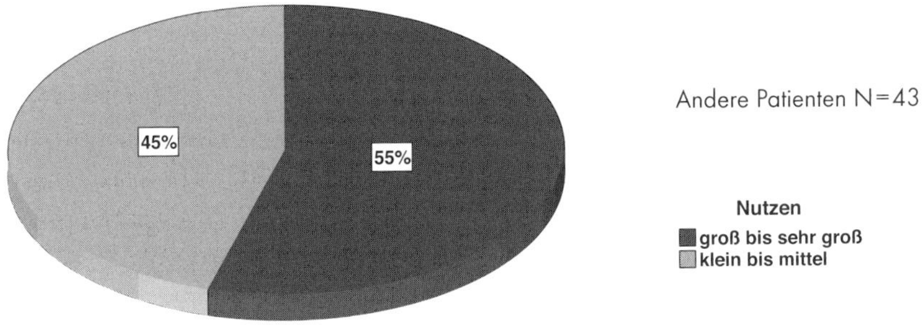

Abb. 26 c. Nützlichkeitsbeurteilung des Settings „Statekäfig"
Etwas über die Hälfte aller übrigen Patienten beurteilt die Nützlichkeit des Settings „Statekäfig" ebenfalls als sehr gut, obwohl sie bisher keine besonderen Regulationszustandsstörungen beanstandet hatten.

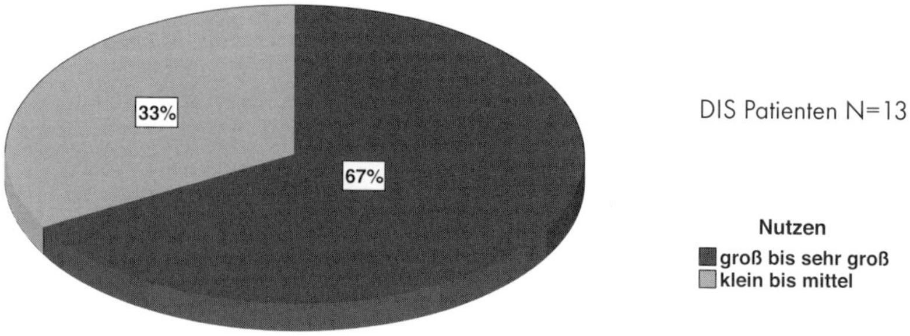

Abb. 26 d. Nützlichkeitsbeurteilung des Settings „Anteilekaleidoskop"
Ca. 2/3 der schwer dissoziativen, komplextraumatisierten PatientInnen schätzt ein, dass speziell das „Anteilekaleidoskop" psychotherapeutisch sehr wertvoll ist.

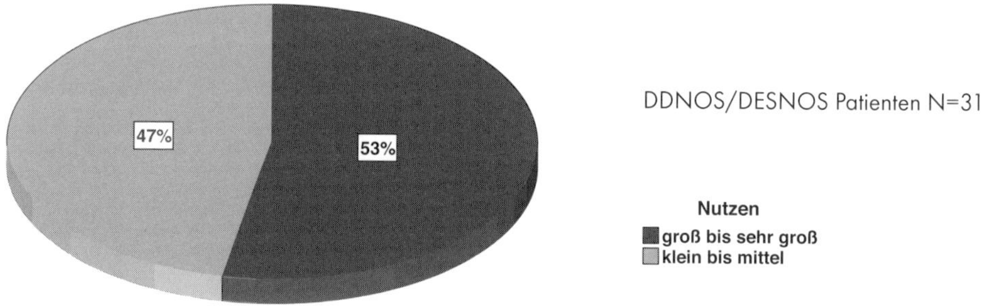

Abb. 26 e. Nützlichkeitsbeurteilung des Settings „Anteilekaleidoskop"
Etwas über die Hälfte der komplextraumatisierten Patienten äußert, dass der Nutzen des „Anteilekaleidoskops" groß bis sehr groß wäre.

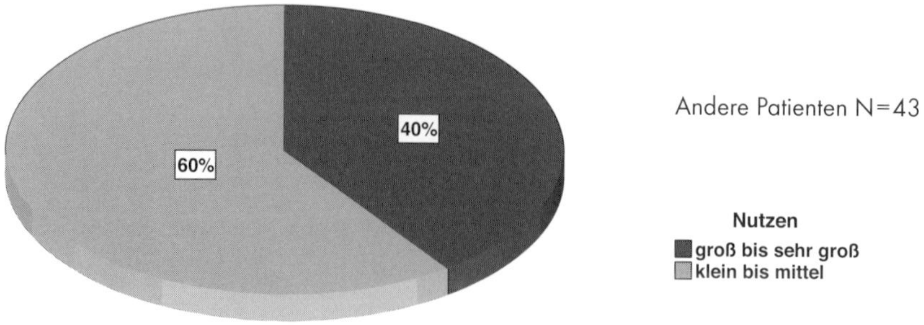

Abb. 26 f. Nützlichkeitsbeurteilung des Settings „Anteilekaleidoskop"
Gut ein Drittel der anderen Patienten schätzt das „Anteilekaleidoskop" ebenfalls als hilfreich ein bzw. fast zwei Drittel der übrigen Psychotherapiepatienten meinen, dass sie ein Anteilekaleidoskop nicht so dringend brauchen.

Was ist die Erklärung für die oben genannten Ergebnisse?
Hier einige Antworten der befragten dissoziativen Patienten.

Die hochdissoziativen Patienten können bspw. im Statekäfig erstmals relativ ungefiltert auch anderen Menschen, ihre destruktiven und impulsiven Automatismen, Fremdsteuerungen und inneren Stimmen zeigen, ohne dass sie sich umfassend Sorgen um Gruppenmitglieder und Retourkutschen Einzelner machen müssten. Erst durch die aktive und inhaltlich detaillierte Abarbeitung der Störungsmuster werde man sich wirklich klar, was innerpsychisch so alles gespeichert sei. Das aktive Introjekt oder Täterimplantat könne sich nicht mehr verstecken und werde durch die ertragende Kraft der Gruppe als auch durch die co-bewusste Selbstbeobachtung sofort geschwächt. In jedem Falle erhalte die darstellende Person immer auch selbst neue Wechselwirkungsinformationen über das Innere der psychischen Anteile, was manchmal schockierend und beschämend, aber eben auch klar und nicht dissoziativ sei. Falls ein dissoziativer Switch durchschlägt, könne man ihn in aller Ruhe später per Video angucken, was sonst auch niemals richtig möglich sei. Oft entstünden völlig neue und bessere Kräfteverhältnisse im inneren Selbstsystem durch diese externalen, gestalttherapeutischen Darstellungsformen usw. Das sind einige der inhaltlichen Begründungen der befragten DIS und DDNOS/DESNOS Klienten, welche die Vorteile von Externalisierungssettings belegen.

Andere Berechnungen zeigen zudem, dass die Definitionsgüte für Introjektstates ansteigt, je häufiger Patienten Introjektsettings bei anderen Patienten in einer NVM-Gruppe beobachtet haben. Abbildung 27. zeigt nur diejenigen Patienten, die selber noch keine oder nur einmalige Erfahrungen mit dem Setting „Statekäfig“ gemacht haben.

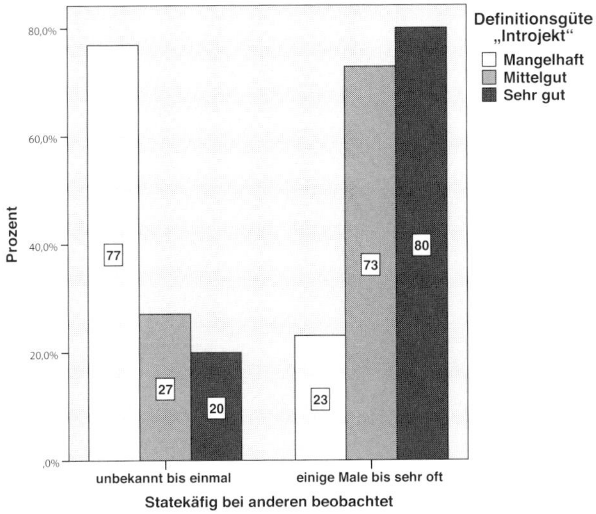

Gesamt N = 66

Unbekannt bis einmal
N = 26

Einige Male bis sehr oft
N = 40

Statistische Berechnungen:

Varianzanalyse .004

Abb. 27. Definitionsgüte in Abhängigkeit von der Settingbeobachtung
Patienten, die selber noch keine Erfahrung mit dem Setting gemacht haben, es aber mindestens einige Male bei anderen beobachtet haben, zeigen eine signifikant höhere Definitionsgüte für Introjektstates.

Dieses Ergebnis lässt an die zu Beginn des Buches beschriebenen Zusammenhänge zwischen Beobachtung und Übernahme denken, die sich durch die Spiegelneurone illustrieren lassen und auch für negative Einflüsse geltend gemacht werden sollten. Wir möchten uns an dieser Stelle Jennifer J. Freyds „Shareability-Theory" (Freyd, 2005) anschließen, da wir davon ausgehen, dass einer der besten Effekte der psychotherapeutischen Gruppenarbeit für die Patienten darin liegt, ihre Erfahrungen auszutauschen. Durch diese Kommunikation (hier in Form von handlungsorientierten Settings) wird der Zugang zum inneren Wissen dahin gehend verändert, dass es besser externalisiert werden kann, insofern die höhere Definitionsgüte der o. g. Patienten.

In der vorletzten Frage des PIFB erkundigten wir uns bei den behandelten Klienten, inwieweit sie Übertragungen und Introjekte auch bei ihren Psychotherapeuten in bestimmten Interaktionen zu erkennen glauben. Eine Varianzanalyse zeigte mit einer Signifikanz von 0.011, dass Psychotraumapatienten (N=45) deutlich häufiger als alle anderen Patienten Übertragungszustände bei ihren Psychotherapeuten sehen und benennen können. Bei der differenzierten Wahrnehmung von Introjekten können allerdings nur NVM-Gruppenteilnehmer signifikant häufiger introjektgesteuerte Zustandsbilder bei den Psychotherapeuten sehen (Varianzanalyse 0.018). Wir haben natürlich per Fragebogen nicht klären können, ob diese Einschätzungen auch von anderen Interratern geteilt werden würden, bzw. ob diese Wahrnehmungen in der Situation Ausdruck von Interaktionskonflikten u. Ä. sein könnten. Wir meinen, aufgrund unseres gewachsenen Vertrauens zu fortgeschrittenen Klienten, dass diese Wahrnehmungen durchaus adäquate Hinweise für uns enthalten und das diese Beurteilungen insofern ein Beleg für die guten und gewachsenen diagnostischen Wahrnehmungen von komplextraumatisierten/dissoziativen Patienten sind.

Die letzte Frage des PIFB erforschte, welchen Stellenwert negative Erinnerungen bzgl. negativ erlebter States bei nahen Bezugspersonen haben und wie lange diese im Erleben unserer Patienten nachwirken. Bei 13 DIS Patienten wurden entsprechende negative Zustandserinnerungen von Mutter und Vater sechs Mal auf den 1. Rangplatz gesetzt (rund 46,2 %) gefolgt von 5 Erstnennungen bei Lebenspartnern und Vorgesetzten (rund 38,5 %). Das könnte ein Hinweis sein, dass gerade die zentralen früheren sowie zentralen heutigen Bezugspersonen in der Wahrnehmung und im Erleben unserer DIS-Patienten sehr große nachhaltige Bedeutungen hatten, bzw. als Nachfolgefiguren der Eltern heute besitzen. Bei N=31 DESNOS/DDNOS ist dieser o. g. Trend ähnlich mutter-, vater- und lebenspartnerorientiert (16 von 31 ≈ 51,6 % und 10 von 31 ≈ 32,3 %). Die erstrangige Nennung von negativen Zuständen bei Vorgesetzten ist hier quantitativ aber weniger ausgeprägt (1 von 31 ≈ 3,2 %).

Zusammenfassung

Insgesamt konnten uns unsere Berechnungen viele praktische und nützliche Rückkopplungen für unsere psychotherapeutische Arbeit geben, die belegen, dass sowohl die umfangreiche Psychoedukation in unserem Therapiekonzept SPIM-20-KT bzw. SPIM-

30-KT, als auch die breite Settingvariation bei komplextraumatisierten/dissoziativen Patienten durchaus wichtig und sinnvoll sind.

Klienten, die ein zusätzliches Gruppenedukationstraining absolviert haben, bzw. Patienten, die an einem freiwilligen Gruppenpsychotherapieprogramm für komplextraumatisierte /dissoziative Störungen teilgenommen haben, können zunehmend gute bis hervorragende Mentalisierungsergebnisse vorweisen. Im Bereich der sozial-interaktiven, sowie der Selbstbeurteilungskompetenzen, sind sie anderen Klienten, die keine solchen zusätzlichen Netzwerkerfahrungen haben, überlegen.

Schon das Beobachten von Statesettings anderer Patienten in der Gruppe verbessert die Mentalisierungsfähigkeit.

Außerdem zeigt sich, dass komplextraumatisierte Patienten ihre introjizierten Anteile überzufällig häufig nahen Familienangehörigen, wie Mutter und Vater, zuschreiben und sie emotional prägend mit den frühen Schädigungsursachen in Verbindung bringen.

Patienten mit Gruppenerfahrung erleben eine subjektiv höhere Überwindungskompetenz hinsichtlich ihrer negativen States und haben differenziertere Ideen für mögliche Selbst- und Fremdhilfe.

Handlungsaktive Settings, die Klienten helfen innerpsychische Regulationsstörungen in der Wechselwirkung sichtbar zu machen, werden in der Einzel- und Gruppenpsychotherapie als besonders nützlich und überdauernd hilfreich erlebt. Komplextraumatisierte/dissoziative PatientInnen schätzen diese Settings besonders hoch ein, weil dadurch nicht nur auf der mentalen, sondern auch auf der emotionalen und verhaltensseitigen Ebene Veränderungen eingeleitet werden können.

Introjekte in der therapeutischen Arbeit und in der Gesellschaft

Irina Vogt
Das Drama des zweckgelobten Kindes

Winja Lutz
Täterintrojekte in der zeitgenössischen Kunst

Irina Vogt

Das Drama des zweckgelobten Kindes

In diesem Artikel möchte ich versuchen darzustellen, wie sich mein eigener Selbsterfahrungsprozess auf meine Arbeit mit Patientinnen und Patienten auswirkt. Gestatten Sie mir also sozusagen meinen eigenen Fall in den Mittelpunkt zu stellen. Es ist mir auch gar nicht so leicht gefallen, mir selber diese Erlaubnis zu geben. Ich wünsche mir aber auch, dass es in Zukunft insgesamt mehr persönliche Offenheit von uns Psychotherapeuten gibt und ich fühle mich durch z. B. die Bücher von Tilman Moser, in denen er über den eigenen Therapieprozess schreibt, darin bestärkt und unterstützt.

Als ich im Januar dieses Jahres begann, mich mit dem Artikel zu beschäftigen las ich gerade das Buch „Die Radikalität des Alters – Einsichten einer Psychoanalytikerin" von Margarete Mitscherlich (2010) und den autobiografischen Roman „Stadt der Engel oder the Overcoat Of Dr. Freud" von Christa Wolf (2010). Bei Margarete Mitscherlich fand ich die dringende Mahnung, die Folgen und Spuren des Dritten Reiches in uns weiter zu beachten und zu erforschen. Leider wurde ich bei ihr bezüglich einer Reflexion über eigene Täteridentifikationen oder Introjekte nicht fündig. Aber die Mahnung, die Spuren des Dritten Reiches in uns zu erforschen sehe ich als nichts anderes an, als sich mit den Introjekten der Gewalt in uns auseinanderzusetzen. Christa Wolf ging meines Erachtens einen kleinen Schritt weiter. Sie beschäftigt sich in dem Roman mit ihrer persönlichen Aufarbeitung in der Zeit nach der Wende 1989 und beschreibt Teile ihrer Kindheit im Dritten Reich und ihres Lebens in der DDR. Dies geschieht interessanterweise in Los Angeles genau zu der Zeit, als in der BRD starke verleumderische Angriffe bezüglich ihrer Arbeit für die Staatssicherheit in den frühen sechziger Jahren aufkamen.

Bei beiden Frauen las ich etwas über ihre Not, Verzweiflung und Sehnsucht sich insbesondere Jüngeren gegenüber verständlich machen zu wollen. Margarete Mitscherlich stellt als Behauptung hin, dass die Kinder und Enkelkinder kaum etwas über die Kräfte, die gegen den Faschismus waren, wüssten. Da bin ich ärgerlich geworden, aber ein paar Seiten weiter schrieb sie auch, über die DDR nicht viel zu wissen. Ja, Schade eigentlich, dachte ich.

Christa Wolf beschreibt eher ihre Ohnmacht frei zu reden, wenn sie Etikettierungen über das Leben in der DDR von ihrem Gegenüber empfängt. Ich möchte an dieser Stelle eine kurze Textpassage zitieren:

„Ich erinnere mich noch gut an die Zeit, in der ich viel darum gegeben hätte, nicht Deutsche sein zu müssen. Aber das ging uns doch allen so, sagte Lutz, der blonde Hamburger aus der Generation der Achtundsechziger, mit dem ich im Sekretariat zusammentraf. Er, der um so viel jünger war als ich – er kannte diese Scham, Deutscher zu sein? So wäre es eine Gemeinsamkeit der Ost- und Westdeutschen gewesen, dass sie nach dem Krieg keine Deutschen sein wollten? Ganz sicher, sagte Lutz. Anders wäre die Wut der damals jungen Generation gegen die Älteren kaum zu erklären.

Ich fragte mich und ihn, ob das denn eine Gemeinsamkeit sei, auf der sich aufbauen ließe. Übrigens: Was denn aufbauen. „Ein gesundes Nationalgefühl", las ich in der Zeitung, die ich aus meinem Fach genommen hatte. Ich zeigte sie Lutz, der schnaubte durch die Nase: Wie denn aus zwei Volksteilen, von denen jeder ein schwaches Selbstbewusstsein auf je verschiedene Weise kompensiert habe – wie denn, wenn man die zusammenwerfe, ein „gesundes Nationalgefühl" herauskommen solle? Ob dann nicht jeder zwanghaft die Schuld für seine eigenen Defizite der anderen Seite zuschieben müsse? Um sich an den offensichtlichen Schwächen dieser anderen Seite weiden zu können? Und so dem eigenen angeknacksten Selbstbewusstsein Auftrieb zu geben? Wie es in dieser sogenannten Wiedervereinigung geschehe.

Wir waren es doch, wir Ostdeutschen, die nach dem Krieg zu den östlichen Völkern gehen mussten, zu denjenigen, die am meisten unter uns gelitten hatten, sagte ich.

Ich kann nicht vergessen, wie an der überreich bestückten Tafel in einem sowjetischen Kolchos, der für eine DDR Delegation ein Gelage gab, zwischen ausschweifenden Trinksprüchen auf euer aller Gesundheit, Glück und Wohlergehen immer mal wieder, niemals anklagend, die Rede war von dem Sohn, der als Partisan von den Deutschen erschossen, dem Bruder, der im Krieg gefallen, der Nachbarsfamilie, die ausgerottet worden war. Und wie da der Leiter eurer Delegation, ein alter Kommunist, der seine Unbeugsamkeit im Klassenkampf der zwanziger Jahre erworben und in Zuchthaus und Illegalität bewiesen hatte und der inzwischen ein hochrangiger, unversöhnlich engstirniger Funktionär geworden war, wie der einen Weinkrampf bekam, als er auf die Trinksprüche der Russen (etwas) erwidern wollte.

Und es war auch diese Szene, die es dir später schwermachte, seinen Zorn und seine Gegnerschaft zu ertragen, als es darum ging, ihm grundsätzlich und scharf zu widersprechen. Deine kleinbürgerliche Herkunft hat dich eingeholt, konnte er dich anschreien, an die Stelle des Klassenstandpunktes sei bei dir Humanitätsduselei getreten, er habe sich bitter in dir getäuscht, du solltest keine Nachsicht von ihm erwarten. Da dachtest du an seine Zeit als Widerstandskämpfer und an deine eigene Zeit in der Hitlerjugend und wünschtest sehr, eure gegensätzlichen Standpunkte über das, was „uns" nützte, hätten euch nicht immer weiter auseinandergetrieben. Da standest du ihm in seinem riesigen Dienstzimmer gegenüber, in das du mit einem Passagierschein und nach gründlicher Kontrolle durch bewaffnete Posten gelangt warst, die dich mit wachsamen Augen bis zum Paternoster verfolgten und deren ebenfalls bewaffnete Genossen im oberen Stockwerk schon auf dich warteten, um nochmals deinen Ausweis mit dem Passagierschein zu vergleichen und dir dann den Weg durch endlose menschenleere Flure und eine Reihe von Vorzimmern zu weisen, die ihre Wirkung auf dich nicht verfehlten. Wozu brauchten sie das, woher diese Angst, diese Paranoia vor einem Volk, das ihnen so viel angetan hatte und dessen kleineren Teil sie nun regierten. Regieren mussten, ohne ihr Misstrauen gegen dieses Volk je loszuwerden. Eine kalte Angst überkam dich, du hättest sie noch nicht in Worte fassen können. Damals ging es um ein Buch, das du geschrieben hattest und dessen Erscheinen der hochgestellte Genosse verhindern wollte, weil er es für schädlich hielt. Dir lag an diesem Buch, es war der Test, ob du in diesem Land weiter leben konntest oder nicht. Da schrie er dich an. Dass es um Grundsätzliches ging, wusstet ihr beide. Dann wurde sein Ton kalt, und dein Ton wurde verzweifelt. Ihr verabschiedet euch unversöhnt, auf dem langen Weg zur Tür kipptest du um, und als du zu dir kamst, war über dir sein erschrockenes Gesicht.

Ich wusste, solche Szenen hatte Lutz nicht erlebt, und selbst ihm würde ich sie nicht verständlich machen können."

Soweit das Zitat von Christa Wolf.

Ich persönlich verspüre ebenfalls oft diese Ohnmacht, ruhig und ehrlich, über mein Leben in der DDR zu sprechen, über das Gute, Angenehme und über das Bedrückende, Einengende und Gewalttätige.

Zurzeit beschäftigt mich genau dieses Thema. Jemand wird zum Täter, zum engstirnigen Klassenkämpfer, der vorher während der Zeit des Faschismus als Kommunist und als Widerstandskämpfer schwerer Gewalt ausgesetzt war. Es sind meines Erachtens meine Täterintrojekte, die mir innerlich mit einer Mischung von Überheblichkeit, Angst, Unlust und Dickköpfigkeit zu verstehen geben: „Da kannst du nicht drüber reden, das verstehen die Jungen und die Wessis eh nicht! Und sie wollen es ja auch eh nicht hören!" Wenn ich sage, ich glaube weiterhin an die kommunistischen Ideale und in der DDR gab es keinen Kommunismus, habe ich zumindest in meinen Gedanken oder in meiner Projektion oder auch in der Realität ein Gegenüber, das jetzt Angst und Zorn bekommt und denkt: „Oh Kommunisten, diese Schweine, diese Menschenfresser oder diese engstirnigen Funktionärstypen! Und, na klar, war das Kommunismus!". In dieser von mir projizierten oder tatsächlichen Gesprächssituation kommt es entweder zum Streit, das wäre ja noch gut, oder zum Gesprächsabbruch. Eine weitere Variante ist die, dass mir ein warmherziger, relativ reflektierter Christ gegenübersitzt und mit mir das Bild des Gutmenschen und Opfers teilt. Dann bekomme ich zwar für den Moment Frieden in meine Seele, kann aber auch nicht weiter über den Terror des Gut-sein-müssens sprechen. Doch genau darum soll es im Weiteren gehen.

Die eigene Geschichte

Vorsichtshalber fasse ich kurz zusammen: Es soll darum gehen, wie mich dieser Gutmenschen-Extremist (in Form eines Täterintrojekts) in meinem Leben beeinflusst hat und außerdem möchte ich, anhand der Schilderungen von zwei Vignetten aus Therapieprozessen den mir bewusst gewordenen, Einflusses dieses Täterintrojekts auf meine therapeutische Arbeit verdeutlichen.

Ich bin 1956 als erste Tochter meiner damals fast 21jährigen Mutter, die gerade als Junglehrerin voller Elan zu arbeiten angefangen hatte und meines 21jährigen Vaters, der seine Ausbildung zum Panzeroffizier fast beendet hatte und sich mehr für die Organisation von Kulturveranstaltungen an der Offiziersschule und im Regiment interessierte, geboren worden. Mein Vater erlebte als Kind Zuhause die politischen Diskussionen seines Vaters und seines Onkels, die der SPD und KPD angehörten. Sein Vater wurde noch relativ am Ende des Krieges eingezogen und kam dann in sowjetische Kriegsgefangenschaft. Ich mochte und idealisierte meinen wortkargen Großvater, der als Arbeiter und Gewerkschafter in einer Glashütte arbeitete. Als ich ca. 15 Jahre alt war, wagte ich auf einem Spaziergang das Gespräch über seine Kriegserfahrungen. Relativ einfach verlief das Gespräch über die Gefangenschaft. Für meinen Opa war es wichtig mir zu erzählen, dass der „Iwan", so nannte er die Russen und ich gestattete es ihm in diesem Moment, ihm sagte er solle immer weiter essen und bloß nicht aufhören, auch wenn er Durchfall habe. Viele Andere seien gestorben, weil sie nicht darauf hörten. Für mich war die Schlussfolgerung: „Aha, der russische Soldat hat meinem Opa das Leben gerettet.". Ich wollte unbedingt wissen, ob mein Opa auf russische Menschen geschossen habe. Doch ich ängstigte mich sehr vor dieser Frage. Er verneinte, begann aber zu erzählen, wie er so etwas einmal miterlebte und versucht habe, sich davon zu stehlen. Wir konnten dann beide nicht mehr weiter darüber sprechen, der Angst- und Traumastresspegel war zu hoch.

Mein Großvater mütterlicherseits war als Soldat in Norwegen. Meine Oma, 1914 geboren, war selbst ein Findelkind und ist in einer Arbeiterfamilie als Pflegekind groß geworden. Mit 5 Jahren war ihr auf einer 1. Mai Demonstration Ernst Thälmann begegnet und hatte großen Eindruck auf sie gemacht. Später als erwachsene Frau hatte sie aufgrund ihres südländischen Aussehens große Mühe den arischen Nachweis zu erbringen. Meine Mutter wollte frühzeitig aus der Familie, die durch den schweren Alkoholkonsum des Vaters gekennzeichnet war, ausbrechen, lernte sehr eifrig und wurde 1953 in der DDR nach dem Abitur für ein schnelles zweijähriges Lehrersonderstudium ausgewählt.

Beide Eltern waren aufgrund etwas verschiedener Hintergründe sehr von der Idee des Sozialismus angetan und ich bekam daher meinen russischen Vornamen Irina. Mein Name war also Programm. Ich besuchte die Russisch-Schule und war ein eifriger Pionier, das heißt, ich zeigte mich hilfsbereit, setzte mich ständig für unbedingte Ehrlichkeit ein und wir sammelten fleißig Altstoffe, um das Geld für die Kinder in Vietnam zu spenden. Als FDJlerin war ich in der FDJ-Schulleitung, organisierte den Wettbewerb zwischen den Klassen und zog in den Kampf gegen die doktrinäre Staatsbürgerkundelehrerin und Parteisekretärin der Schule. Oft fand ich meine Klassenkameraden feige und bequem und kämpfte weiter für die Verbesserung des Sozialismus, der meiner Meinung nach ehrlicher werden musste. Dabei hatte ich Unterstützung durch meinen Vater, der seit ich in der Schule war, bereits drei Jahre im Ministerium für Kultur tätig war und nun als freischaffender Schriftsteller arbeitete. Er litt unter dem realen Sozialismus und wollte etwas verändern, weil er zutiefst von der Idee überzeugt war.

In meinem weiteren Leben wollte ich drei Mal in die SED eintreten und wurde jedes Mal abgelehnt. Ich konnte mich wohl nicht gut unterordnen.

Am 1. Mai 1989 arbeitete ich seit 9 Jahren in einer Poliklinik in einer Kleinstadt im Norden der DDR und entschloss mich, das erste Mal nicht mehr auf der sinnentleerten Demonstration mitzugehen, sondern ein Plakat auf meinem Balkon zu befestigen und damit meine Meinung zu zeigen. Ich schrieb auf das Plakat: „Mehr Demokratie!" Beim Anfertigen drängte sich mir plötzlich ein Satz auf: „So, das ist gegen die Männer!" Diesen Satz verstand ich aber nicht wirklich. Das danach folgende Verhör bei der Staatssicherheit möchte ich jetzt nicht weiter vertiefen. Ich unterschrieb die Aussage jedenfalls nicht, da ich eine Kopie verlangte und diese nicht bekam. Von einer Inhaftierung sah man ab, wohl, weil keine Gruppenbildung im Hintergrund vorhanden war.

Auch meine weitere Entwicklung war dadurch gekennzeichnet, immer wieder „ganz Vorn mit dabei zu sein", so z. B. auch in der ersten Weiterbildungsgruppe bei Michaela Huber zur Therapie von Menschen mit dissoziativer Identitätsstörung.

Noch bis vor ca. zwei Jahren deutete ich dieses Verhalten, vorn dran sein zu müssen, meine zwanghafte Prinzipienreiterei, mein mich weit öffnen müssen, meine Gutgläubigkeit und damit den Glauben an das Gute im Menschen entsprechend meiner oben beschriebenen Familiengeschichte und als Ausdruck von verspäteter und nicht zu Ende gehen-wollender Pubertät.

Vignetten der introjektgesteuerten Wechselwirkung im Therapieprozess

Auf diesem Stand meiner Bewusstheit für mich selbst, begegnete mir vor einigen Jahren eine Patientin, die depressiv-zwanghaft strukturiert war. Ich konnte sie in ihrem Leid immer angepasst und in Gruppen hilfsbereit zu sein und beim Führen von Gruppen den Anspruch zu haben, diese organisieren und führen zu müssen, gut verstehen. Gleichzeitig fühlte sie sich extrem einsam und in ihrem Helfen-müssen sehr ausgebrannt. Sie kam aus einer Familie, in der offiziell die Mutter bestimmend war. Diese als Sekretärin arbeitende Frau schien aus den Beschreibungen der Patientin nicht besonders klug, aber mit einer gehörigen Portion Machtanspruch und sozialistischer Ideologie voll-bepackt zu sein. Den Vater beschrieb sie als ruhiger und der Mutter untergeordnet und voller Ironie und Zynismus. Er sei bei der Staatssicherheit als hauptamtlicher Mitarbeiter für den Kulturbereich im Norden der DDR zuständig gewesen. Die Patientin selbst habe immer als Pionierin Gruppenratsvorsitzende sein müssen und entdeckte im Laufe der Therapie, wie sehr sie diesen riesigen Leistungsanspruch als Kind mit dem Preis ihrer eingeschränkten Lebendigkeit und Einsamkeit bezahlt hatte. Es fiel ihr unendlich schwer, in der heutigen Zeit ihr Studium zu bewältigen und in ihrem Freundeskreis eine andere Rolle einzunehmen, als die der mütterlich Versorgenden.

In der Therapie nahm ich vorwiegend die Rolle einer nachnährenden guten Mutter ein und konfrontierte die Patientin recht bald mit ihrer ironischen Art, obwohl diese mir durchaus sympathisch war. Sie realisierte langsam, welche aggressiven und traurigen Gefühle sie dahinter verbarg und begann ihren Ärger insbesondere gegenüber ihrer Mutter zuzulassen. Wir arbeiteten auch an den Folgen von erlittener sexueller Gewalt durch den Vater und die Patientin kam langsam aus der depressiven Stimmung heraus. Sie begann vorsichtig eine Beziehung zu einem Mann. Was ich allerdings damals völlig unterschätzte, war die Stärke des mütterlichen Introjekts und das Vaterintrojekt. Ich merkte wohl manches Mal die Funktionalisierung meiner Person und das Fordernde der Patientin, aber ich konfrontierte sie aus Rücksichtnahme zu wenig. Als die Patientin unter stärkere Spannung kam, da mehr Erinnerungsmaterial in ihr Bewusstsein drängte und sie in einen Loyalitätskonflikt zwischen ihrem Freund und mir geriet, trat ein extremes Täterintrojekt zutage und begann die Therapie stark abzuwerten und mich zu verleumden. Dann beendete sie die Therapie mit starken Vorwürfen, dass sie mir nicht mehr vertrauen könne.

Diese kurz gefasste Fallgeschichte liegt ein paar Jahre zurück. Durch meine erneute Selbsterfahrung und Therapie, die ich vor fünf Jahren aufgrund einer mir bis dahin nicht bekannten Panikstörung, die mich eines Tages in der Oper ereilte, anfing und die mich mit Traumatisierungen im Kindergartenalter und einer dementsprechenden Täterintrojektstruktur in mir konfrontierte, glaube ich heute zu wissen, weshalb ich diese Machtstruktur in der Patientin total unterschätzte bzw., vor welcher ich unbewusst Angst hatte.

Da hier jetzt nicht der Platz für einen Bericht meiner gesamten Erinnerungen ist, fasse ich diese kurz zusammen. Ich bin, insbesondere durch einen Bekannten meiner Mutter, der für sie eine positive Vaterfigur darstellte und für mich im Alltagsbewusstsein einen guten Onkel repräsentierte, im Alter von 3 – 6 Jahren gewaltsam auf den Sozialismus konditioniert worden. In einer Selbsterfahrungssitzung überwältigte mich das Entsetzen darüber, dass mein „Gutmenschentum" ein täterintrojektgesteuertes Verhalten ist. Ich dachte: Das kann ja absolut nicht wahr sein, dass dieser Mensch mithilfe schwerster Gewalt und tiefer positiver Suggestionen wie: „Du bist gut. Du bist mutig. Das hast du sehr schön gemacht. Du wirst mal noch besser als dein Papa, eine noch bessere Soldatin. Du gehörst zu uns. Es ist für die gute Sache." mich kleines Mädchen so willfährig gemacht hatte. Diese Sätze sind mir buchstäblich eingebrannt worden und ich verstand nun erst meine Amnesien bezüglich des Kindergartenalters. Angesichts dieser Erinnerungen war ich sehr schockiert, sehr empört und hatte Mühe mit meiner bis dahin gefühlten und vertretenen Identität zurechtzukommen. An diesem Punkt verstand ich auf einmal den Satz, der mir beim Plakat malen zum 1. Mai 1989 eingefallen war. Dieser Satz: „So, das ist gegen die Männer!" bezog sich also auf ihn und seine Helfer.

Von den Übergriffen seitens dieses Bekannten, eines alten Kommunisten und Mitarbeiters der Staatssicherheit, wissen meine Eltern meines Erachtens auf bewusster Ebene nichts. Leider ist mein Vater schon viele Jahre tot und meine Mutter aufgrund von unbewussten Schuld- und Schamgefühlen und starkem Ausagieren ihrer Opferrolle nicht oder noch nicht bereit mit mir zu sprechen.

Seit dieser Selbsterfahrungssitzung wollte ich diesen Artikel unter den Fokus stellen, wie sich die Konditionierung des Gut-sein-müssens im Kampf für Frieden und Sozialismus, im Menschen und seinen psychischen Störungen widerspiegelt. Von mir persönlich kann ich sagen, dass es zu einer Herausbildung eines Mädchenanteils kam, der sich groß, stolz, als etwas Besonderes und mutig fühlte, sehr treu und allseits einsatzbereit war und auf wichtige Aufgaben wartete. Natürlich hatte dieses Mädchen ein wichtiges Geheimnis zu hüten, hielt den Mund fest verschlossen und reagierte häufig mit psychosomatischen Erkrankungen. Die Täterintrojektstruktur wachte im Hintergrund. In letzter Zeit sehe ich die Auswirkungen auf mein Verhalten insbesondere in einem übertriebenen Forscher-Ehrgeiz und im unbedingten vorne-dran-bleiben und tiefergehen müssen in der Therapie, als problematisch an.

Außerdem glaube ich heute zu wissen, weshalb ich diese Machtstruktur in der oben beschriebenen Patientin total unterschätzte bzw., vor welcher Struktur ich unbewusst Angst hatte. Die eine Machtstruktur ist das Mutterintrojekt, aber die andere wird wohl auch ein Stasi-Vaterintrojekt gewesen sein, welches mich später sehr verleumdete.

Ich denke, dass ich die aggressive Potenz des Mutterintrojekts, der oben beschriebenen Patientin, unterschätzte und dass ich durch meine eigenen Erfahrungen unbewusst Angst vor und möglicherweise durch meine eigene Introjektstruktur unbewusst auch Loyalität mit dem Vater-Introjekt der Patientin hatte und sie deshalb nicht ausreichend mit ihrem extrem destruktiven Potenzial konfrontieren konnte und ihren Introjekten dadurch auf übertragungsdynamischer Ebene „Futter“ geboten habe.

Die therapeutische Begleitung einer anderen Klientin, die im Rahmen des Hochleistungssports der DDR mit äußerster Gewalt konditioniert und programmiert wurde, konnte ich durch diese Erkenntnisse verbessern. Insbesondere gelang es mir diesen extrem zerstörerischen Forscherdrang im Übertragungsgeschehen zu erkennen und zu benennen und ihn auch durch die Zuordnung zu den Tätern der Patientin, im therapeutischen Prozess zu stoppen. Dadurch konnten wir das Überflutungsgeschehen verstehen und begrenzen. In der DDR wurde der Hochleistungssport als eine besondere „Waffe im Klassenkampf gegen den internationalen Imperialismus“ betrachtet. Die Sportler, die in das westliche Ausland fahren durften, mussten „Alles geben“ und waren auch ideologisch stark konditioniert. Aber besonders in den letzten Jahren der DDR wurde das Doping, die Zwangsmedikamentierung und die geheime medizinische Forschung an den Sportlern mit allen Methoden, die die Wissenschaft hergab, absolut auf die Spitze getrieben und Körper und Seelen wurden bis aufs Tiefste geschunden und gequält. Hier seien explizit die Elektroschockbehandlung und die Hypnose unter Medikamenten zur gezielten Leistungssteigerung und zur Absicherung der „ideologischen Festigkeit“ ohne Rücksicht auf Verluste genannt. Dabei gab es natürlich eine enge Verbindung zur Staatssicherheit, da diese Praktiken nicht nach außen dringen sollten. Mir ist heute klar, dass die Staatssicherheit der DDR an der Konditionierung und Programmierung von Kindern gearbeitet hat, im Sportlerbereich, aber auch in anderen Bereichen, so ähnlich, wie es von der CIA schon bekannt ist.

Die Lebensqualität der betroffenen Erwachsenen ist bis heute sehr eingeschränkt und von starken körperlichen Erkrankungen und Schmerzen gekennzeichnet. Der therapeutische und Heilungsprozess gestaltet sich für die betroffenen Menschen äußerst schwierig. Durch die geheimen medizinischen Experimente und Folterungen ist es für die betroffenen Menschen äußerst problematisch einen Arzt aufzusuchen und über die Ursachen der zum Beispiel stark lädierten Gelenke, der zu kleinen Organe, der Immunschwäche, der plötzlichen starken Staphylokokkeninfektion zu sprechen, ganz zu schweigen von den vielen Triggerreize im Sprechzimmer oder Operationssaal.

Es gibt einerseits in der Tat viele Ärzte, die sich dieses Ausmaß nicht vorstellen können; andere, die es zwar glauben, sich aber demgegenüber hilflos sehen; und natürlich gerade hier in Leipzig, am Standort der ehemaligen DHFK, noch genügende, die es bagatellisieren, es als Übertreibung hinstellen und den Patienten gegenüber die Meinung vertreten, sie müssten sich mal zusammenreißen. Die Haltung scheint mir besonders unter Sportmedizinern, Orthopäden und Schmerztherapeuten verbreitet zu sein. Bei den betroffenen Menschen hingegen gibt es die Stimmen der Täterintrojekte, die da sagen: „Das glaubt dir sowieso keiner", und die dann Triumphe feiern, wenn sich das bei einem Arzt mal wieder bestätigt hat. Weitere exemplarisch genannte Sätze könnten auch sein: „Wenn du darüber sprichst, wirst du schon sehen, was du davon hast. Du wirst keinen Arzt außerhalb unseres Systems finden, es wird dich keiner behandeln. Du hast nicht darüber zu sprechen."

Es gibt meines Erachtens noch zu wenig Interesse und Engagement in der psychotherapeutischen und in der gesamten medizinischen Fachwelt in diesem spezifischen Bereich der Traumatherapie zu arbeiten. Ich habe schon mehrfach bei Therapieanträgen für diese Fälle Obergutachter bemühen müssen. Aber auch viele Kollegen tun sich häufig schwer damit, den Leistungssport als psychisch schädigend anzuerkennen. Ich halte es für gut möglich, dass das mit Täterintrojektstrukturen zu tun hat, die die Ausbeutung und Verausgabung der Sportler gutheißen und dementsprechend die Begeisterung, für zum Beispiel die Olympischen Spiele oder Weltmeisterschaften, nicht zügeln wollen.

Um nun den Bogen zu schließen, möchte ich sinnbildlich noch eine kurze Episode erzählen:

Im vorigen Jahr besuchten wir unsere Kollegin und Freundin Fran Waters, eine Spezialistin für Kinderpsychotraumatherapie in den USA, im Land der großen Seen. Ihr Mann ging mit uns zu einem Gesprächskreis alter Herren und Damen, vorwiegend frühere Professoren, die sich regelmäßig treffen, um über die Möglichkeiten von Veränderungen in der Welt zu reden. Diese wollten von uns etwas aus der Zeit der DDR hören. Sie wollten, dass wir von den guten und lebenswerten Seiten der DDR erzählten. Das machte mich zunächst emotional betroffen und sprachlos. Dann erzählte ich von unseren Indianerfilmen.

Winja Lutz

Täterintrojekte in der zeitgenössischen Kunst

Ich möchte in diesem Artikel darlegen, inwieweit sich psychische Traumata von Künstlern in ihrer Kunst zeigen können, welche Rolle der Kunstmarkt und der gesellschaftliche Umgang mit Kunst dabei spielen und wo dabei Täterintrojekte zum Zuge kommen können.

Das Berufsbild des Künstlers ist geprägt von einer äußeren strukturellen Schwäche, es gibt wenig Vorgaben, der Künstler muss absolut selbstständig arbeiten, seine finanzielle Situation ist fast nie abgesichert und allem voran ist das Ergebnis, also die Kunst selber, nie objektiv bewertbar. Und darin liegt ein heikler und „störungsmagnetischer" Punkt. Es besteht immer die Gefahr, dass, wie sehr er sich auch anstrengt, ja sogar unabhängig davon, wie gut er sein Medium technisch beherrscht, seine künstlerische Arbeit keine Wertschätzung erfährt oder sie die Wertschätzung wieder verliert. Der Künstler ist also auf besondere Art abhängig von der subjektiven Bewertung anderer Menschen.

Ich denke, dass sich jeder sein soziales und ökonomisches Umfeld, zu einem großen Teil, entsprechend der eigenen psychischen Konstitution (mehr oder weniger bewusst), herstellt. Und hier schließt sich für mich die Frage an, ob sich nicht viele entwicklungsgestörte Menschen von einem Leben als Künstler angesprochen fühlen und ob dabei nicht ein Teufelskreis entsteht, indem die Störung die Wahl des Lebensumfeldes bestimmt und das Lebensumfeld die Störung chronifiziert.

Das Klischee besagt doch: ein echter Künstler lebt in Extremen, ist exzessiv, intelligent, unzuverlässig, manisch, unangepasst... und hatte eine schwere Kindheit.

Ich halte das für eine fatale Einstellung, die es erstrebenswert erscheinen lässt, das eigene Leiden zu kultivieren. Ich sehe aber auch, dass das Klischee des leidenden Künstlers mehr ist, als nur ein Klischee, sondern dass es auch aus den realen Erwartungen an den Künstler gespeist wird.

Was bedeutet das für die Kunst?

In der Kunst können sich unverarbeitete und abgespaltene Traumata auf sehr vielfältige Weise ausdrücken.

Auf den Bildern eines Malers sind die Augen der Menschen immer leer und wie blind dargestellt, eine Künstlerin macht Fotos, auf denen sie sich selber mit ständig wechselnden Partnern beim Sex darstellt... der nächste inszeniert seine eigene Autoaggression in Videos, in denen er sich dabei filmt, wie er gefährliche Unfälle baut... die nächste macht Collagen aus besonders ekelbesetzten Bildern und freut sich über die schockierten Betrachter... einer macht minimalistische, unterkühlte Konzeptkunst und reinszeniert sein Unverstanden-sein und seine emotionale Leere... eine macht interaktive Installationen, in denen der Konsument vorgeführt wird, weil er nur falsch reagieren kann… der nächste malt extrem surreale Motive, in denen gar nichts mehr sicher zu sein scheint… die nächste macht Soundkollagen, die körperlich wehtun… einer macht düstere Fotos in leer stehenden, dreckigen Häusern… eine macht Rauminstallationen, in denen man die Orientierung verliert… der nächste baut riesige aggressive Objekte, für deren Herstellung er sich das Letzte abverlangen muss … die nächste macht Performances, in denen sie die Grenzen der Zuschauer konzeptuell überschreitet, indem sie sie bloß stellt und lächerlich macht …

Dies alles können Beispiele für das Ausagieren unverarbeiteter Traumata sein, die Betonung liegt dabei auf können – ob sie es im Einzelfall sind, kann nur jeder Künstler für sich selbst zu beantworten suchen. Aber jeder Konsument sollte sich die Frage stellen, wovon er sich angesprochen fühlt und warum und ob er seine eigenen Motive in Ordnung findet, was er dem Künstler spiegeln will und wo seine eigenen Grenzen liegen.

In den oben genannten Beispielen tauchen vielerlei Reinszenierungen auf, in denen immer die Positionen Opfer und Täter reinszeniert werden und gerade in der Kunst auch die Position des nicht-rettenden Zuschauers. Ich denke dabei an das überarbeitete Dramadreieck von Turkus und Kahler, das aus den drei Positionen Opfer, Täter und Nicht-Retter bzw. Zuschauer besteht (Turkus&Kahler 2006). In der Kunst finden wir am häufigsten die Kombination, in der der Künstler die Rolle des Opfers, aber zugleich, über autoaggressive Impulse des verinnerlichten Täterintrojekts, die Rolle des Täters übernimmt und der Konsument die Rolle des nicht-rettenden Zuschauers innehat. Wir wissen aus der traumatherapeutischen Arbeit wie wichtig das Bezeugen, also ein „lebendiger Dritter", für die Verarbeitung von Traumata und wie schädlich dagegen die Abwesenheit von empfänglichen empathischen Zuhörern ist (Gerson 2009).

Täter(introjekt)konforme Abwehr und Ausbeutung

Ich möchte Ihnen an dieser Stelle eine Arbeit von Alex McQuilkin vorstellen. Alex McQuilkin ist eine amerikanische Videokünstlerin, bekannt geworden ist sie mit ihrer Videoarbeit „Fucked". In diesem Video sehen wir die Künstlerin in einem Close-up, wie sie auf dem Bauch liegt und sich das Gesicht schminkt, bzw. versucht sich zu schminken, während sie von einem Mann von hinten penetriert und heftig gestoßen wird. Wir können dabei von ihr nur das Gesicht und die nackten Schultern sehen und von dem Mann ab und zu die Hände.

Diese Videoarbeit wurde 2002 bei der Armory Show, einer bekannten New Yorker Kunstmesse, gezeigt und war bereits am ersten Abend ausverkauft. Sie ist 4 Minuten lang und wird in Ausstellungen als Loop gezeigt. Alex McQuilkin ist zum Zeitpunkt der Aufnahme 19 Jahre alt, unabhängig von ihrem faktischen Alter sieht sie auf diesem Video aber sehr jung aus, kindlich und dissoziiert, so dass ich es nicht verwunderlich finde, dass ihr Video einmal als Kinderpornografie konfisziert worden ist und sie eine schriftliche Erklärung ihrer Volljährigkeit abgeben musste.

Dies dürfte allerdings gemäß den „Regeln" des Kunstmarktes nur zum Erfolg des Videos beigetragen haben (nicht umsonst wird der Vorfall im Pressetext ihrer Galerie erwähnt), denn weitere große Attribute des Künstlers sind ja auch das Verkannt-Werden und das Kontrovers-Sein. Dementsprechend war diese Arbeit auf der Armory Show der „Überraschungshit", der kontrovers begeisterte.

In Alex McQuilkins Arbeiten zeigen sich meiner Meinung nach zwei psychodynamische Stränge, einerseits die Zelebrierung von Leid, das repetitive Wiederholen von extremen und lebensbedrohlichen Zuständen – also die Reinszenierung entweder des traumatisierten Kindes oder des verinnerlichten Täters – und auf der anderen Seite die Abspaltung von adäquaten Gefühlen – also die Dissoziation.

Ich finde Alex McQuilkins Arbeiten in diesem Hinblick sehr erschreckend. Mindestens ebenso erschreckend finde ich allerdings die Reaktionen im Kunstmarkt, wo Arbeiten dieser Art über ihre Wertschätzung glorifiziert und dadurch verharmlost werden. Arbeiten, mit denen Alex McQuilkin bei Weitem nicht alleine da steht: Tracy Emin, Chris Burden, Nan Goldin oder Otto Mühl wären einige wenige der vielen prominenteren Beispiele.

Wenn die Grundlage für eine künstlerische Arbeit in unverarbeiteten Traumata liegt, dann werde ich Teil der Trauma Reinszenierung des Künstlers, wenn ich seinen Arbeiten mit Lob und Anerkennung und emotional-distanzierten Interpretationen begegne, weil ich das, was sich eigentlich versucht zu transportieren ignoriere und keinen Spiegel biete. Im ersten Moment zu sagen: „Wow wie krass!" ist kein adäquater Spiegel und im nächsten Moment den kunsttheoretischen Rahmen aufzuspannen ebenso wenig. Retraumatisierend ist in diesem Fall, dass auch schon in der Kindheit die eigentlichen Gefühle des Kindes übergangen und/oder gezielt falsch gespiegelt wurden. An dieser Stelle rutschen wir als Kunst-Konsumenten in die Täterposition des Dramadreiecks.

Wenn ich also als Künstler mit den Arbeiten, die aus meiner Trauma-Energie entstanden sind, Erfolg habe, dann heißt das doch, dass ich mit meiner Verdrängung erfolgreich leben kann und dass ich keinen Grund, bzw. keinen äußeren Leidensdruck habe, mein Trauma-Material in die Verarbeitung zu bringen – im Gegenteil, das würde mich ja möglicherweise meines Erfolgs berauben, weil ich dann nicht mehr aus meiner Trauma-Energie schöpfen könnte und das Leben in Extremen nicht mehr attraktiv fände.

Zusätzlich werden die täterloyalen/täterschützenden Introjekte unterstützt, die verhindern wollen, dass ich mir die Dinge, die mir angetan wurden, bewusst mache und die Schuld an die richtige Adresse schicke. Entsprechend der Betrayal-Trauma-Theorie von Jennifer Freyd ist dieser innere Täterschutz umso stärker, je abhängiger ich emotional über die Bindung von den Tätern gewesen bin (Freyd, 1996). Täterloyale Introjekte können auch dazu beitragen, dass das Opfer schon die *Möglichkeit* eines Traumas verleugnet bzw. es tatsächlich nicht mehr weiß.

Das Leben als Künstler bietet eine unvergleichliche Möglichkeit traumatische Reinszenierungen auszuagieren, Täterintrojekt-gesteuerten aggressiven Impulsen nachzugeben, aber gleichzeitig den Täterschutz nicht anzutasten! Und zugleich bietet dies den realen Tätern (aus der Familie) realen Schutz, da die alten Erlebnisse verschleiert bleiben und nur stellvertretend ausagiert werden. Ich glaube, dass das so effektiv in kaum einem anderen Lebensentwurf möglich ist.

Dieses Zusammenspiel zeigt sich exemplarisch in dem folgenden Ausschnitt eines Interviews mit Alex McQuilkin[22]:

Frage: „Machen sich die Leute nicht Sorgen um dich, wenn sie deine Arbeit sehen?"

McQuilkin: „Ja, auf jeden Fall. Ich werde oft gefragt, ob meine Arbeit autobiografisch ist. Ich antworte darauf einfach nicht, weil das nichts mit meiner Arbeit zu tun hat. Meine Familie unterstützt mich aber sehr. Sie mögen meine Arbeit zwar nicht unbedingt, aber haben sie trotzdem unterstützt und verstehen jetzt, dass meine Arbeit nicht unbedingt mich als Person repräsentiert. Ich meine die Kunst ist ich, in dem Sinne, dass es meine Kunst ist. Leute fragen mich ständig, ob ich suizidal bin und ob ich schon versucht habe mich umzubringen, aber das ist nicht, worum es in meiner Arbeit geht. Sie ist für mich keine Therapie. Ich hasse es wie die Leute an dem „ich" als Person hängen bleiben und dann die eigentliche Arbeit nicht mehr sehen."

Frage: „Wo suchst du denn nach Orientierung?"

McQuilkin: „Ich mache immer Witze darüber wie alles was ich tue in meiner Arbeit landet."

(Honigmann, 2006)

Im Kunst-Umfeld reicht es also nicht jemanden zu fragen, ob seine Arbeiten ein Schrei nach Hilfe sind, denn die beschriebenen dynamischen Zusammenhänge ermöglichen ganz leicht eine Introjekt-gesteuerte abwehrende und abwertende Haltung im adoleszenten Stil von: Was willst *du* denn! Das ist doch nur Kunst, ich mach eben krasse Kunst – Na und!

Man könnte nun argumentieren, dass der Künstler sich sozusagen über seine Kunst therapiert, indem er die alten, von Leidensdruck geprägten Themen kanalisiert und in eine produktive Form bringt. Ich denke aber, dass die traumatischen Themen dadurch nicht an innerer Brisanz verlieren, vielmehr besteht die Gefahr, dass ein Ventil geschaffen wird, welches immer wieder den schlimmsten Druck raus nimmt, der ansonsten möglicherweise dazu führen würde sich Hilfe zu suchen, um die Themen aufzudecken und sie in eine richtige Verarbeitung zu bringen – denn unreflektiertes Ausagieren, selbst wenn es künstlerisch produktiv ist, ist keine Verarbeitung. Schon gar nicht auf hirnphysiologischer Ebene. Mir fällt dabei ein, wie einige Patienten sich schneiden, um Täterintrojekt-gesteuerte Suizid-Impulse zu entschärfen. Auch bei selbstverletzendem

[22] Übersetzung von der Verfasserin

Verhalten kann der Patient an die zugrunde liegenden Gefühle meist erst dann herankommen und sie verarbeiten, wenn er aufhört, sie zu kanalisieren.

Das Ergebnis ist im schlimmsten Fall der produktive, gehypte Künstler, der immer weiter über seine Grenzen geht, immer tiefer in seine Trauma-Energie rutscht, bis er zerbricht und sich umbringt. Wie zum Beispiel die amerikanische Fotografin Francesca Woodman, die sich im Alter von 22 Jahren umbrachte.

An dieser Stelle möchte ich ein Zitat von Jerry Saltz, einem Kunstkritiker und Journalisten, zu den Arbeiten von Alex McQuilkin anbringen, es illustriert sehr schön die Ausbeutung, die im Kunstmarkt betrieben wird.

“McQuilkin is a willing-to-do-anything whatever-it-takes kind of artist. [...] McQuilkins flaky bravery, her insight and in-your-faceness, suggest she's an artist to reckon with. Let's hope she doesn't crack up first.”[23]

(Saltz, 2006)

Die Frage nach dem Störungspotenzial in der Kunst ist zugleich eine Frage nach dem Störungspotenzial des Kunstmarktes und insofern auch nach dem Störungspotenzial der Gesellschaft.

Im Kunstfeld ist ja sozusagen „alles erlaubt“ und weil Kunst auf eine Art wie außerhalb der Realität liegt, sollen wir auf sie auch nicht reell reagieren. Wir würden uns der Gefahr aussetzen, genau solche Argumente zu ernten, wie sie Alex McQuilkin im zitierten Interview präsentiert, ohne auch nur einen Fuß in die Tür der psychischen Abwehrdynamik zu bekommen.

Im Fall des traumatisierten Künstlers haben wir also auf der einen Seite die Künstler mit ihrer störungsgespeisten Kunst und auf der anderen Seite die Kunstkonsumenten, die sich an dieser destruktiven Energie weiden. Menschen, die Kunst, wie z. B. die von Alex McQuilkin, fördern, vermarkten, kaufen und konsumieren – mit welchem Antrieb, mit was für Gefühlen kauft Jemand das „Fucked“ Video?

Oder sollte man fragen: Welcher Persönlichkeitsanteil kauft sich das „Fucked“ Video?

Meine Vermutung ist, dass es viele Menschen gibt, die sich mehr oder weniger unbewusst mit der Trauma-Energie identifizieren können und sich insofern als Teil der eigenen Reinszenierung von ihr angezogen fühlen. Auch der traumatische Stress wird wieder erkannt und gesucht, das Agieren an der Grenze und das Leben in Extremen. Aber sicherlich wird es auch viele Täterintrojekte geben, die im Falle des „Fucked“-Videos den Anblick des kindlich-dissoziierten, missbrauchten Mädchens aufregend finden.

Darüber hinaus ist natürlich die Gruppendynamik des Kunstmarktes relevant, in der Menschen einem Hype folgen und der finanzielle Aspekt eine nicht unbedeutende

[23] Übersetzung der Verfasserin: McQuilkin treibt die Emotionen mal wieder bis ins Extrem. Sie ist eine willig-alles-zu-tun-was-auch-immer-es-braucht Künstlerin. McQuilkins exzentrische Tapferkeit, ihr Tiefblick und ihre Provokation zeigen, dass sie eine Künstlerin ist mit der man rechnen muss. Hoffen wir, dass sie nicht vorher kaputt geht.

Rolle spielt und so werden Künstler, die durch ihre Grenzenlosigkeit Aufsehen erregen, sich dementsprechend gut verkaufen und an Ausbeutung gewöhnt sind, eben das: ausgebeutet.

Die Verantwortungsdiffusion in der Kunst

Kunst bietet einen wunderbaren Schauplatz, um mit Extremen in Kontakt zu kommen, ohne selbst zu tief involviert zu werden. In der Kunst sind Verhaltensweisen und Aktionen machbar, die in der restlichen Gesellschaft nicht oder nicht mehr akzeptiert werden und so können wir als Konsumenten, in einer Art Voyeurismus, eigene verbotene oder heimliche Impulse delegieren und aus einem sicheren Abstand heraus stellvertretend genießen. Wir als Konsumenten berufen uns dabei auf die Freiwilligkeit und verorten hierüber die Verantwortlichkeit, selbst für unseren Voyeurismus und unsere Zeugenschaft, allein beim Künstler. Ich denke, dass an dieser Stelle unsere eigenen Täterintrojekte aktiv sind – denn auch die Rolle des nicht-rettenden Zuschauers ist meiner Ansicht nach eine Täterrolle – und praktischerweise entsteht hier schnell eine wechselseitige Dynamik, in der sich, wenn man so möchte, die Täterintrojekte des Konsumenten mit den Täterintrojekten des Künstlers verbünden und eine ausgelassene Party feiern.

Marina Abramović ist die zweite Künstlerin, deren Arbeiten ich Ihnen hier vorstellen möchte. Sie ist eine weltweit anerkannte Performancekünstlerin, die sich in ihren Performances immer wieder extremen Qualen und körperlichen Schmerzen bis hin zu akut lebensgefährlichen Situationen ausgesetzt hat.

In ihrer Aktion „Rythm 0" hat sie die oben beschriebene Dynamik der verbündeten Täterintrojekte ganz direkt umgesetzt, indem sie sich in einer Performance dem Publikum als absolut passives Objekt mit der folgenden Handlungsanweisung auslieferte:

> *72 Objekte liegen auf dem Tisch,*
> *die je nach Wunsch an mir verwendet werden können.*
> *Performance.*
> *Ich bin das Objekt.*
> ***Ich übernehme die volle Verantwortung während dieser Zeit.***
> *Dauer: 6 Stunden (20–2 Uhr)*
> *1974*
> *Studio Morra, Neapel*

(Schneede, 2002)

Zu den Objekten gehörten Dinge wie: eine Feder, Honig, Weintrauben, eine Rose, Messer, Stricke, eine Peitsche, eine Pistole und Munition. Im Zuge der Performance wurde der Künstlerin die Kleidung vom Körper geschnitten, ihr wurden Schnittverletzungen zugefügt und ihr Blut wurde getrunken, sie wurde herumgetragen und sexuell angefasst, zuletzt wurde ihr noch mit ihrer eigenen Hand die geladene Pistole an die Schläfe gehalten. Das Publikum teilte sich daraufhin in „Täter" und „Beschützer", es entstand eine Schlägerei und die Polizei wurde gerufen.

Ich möchte hier, im Kontext meiner vorangegangenen Überlegungen, in Frage stellen, inwieweit die Künstlerin überhaupt in der Lage war „die volle Verantwortung" zu übernehmen. Wenn ihre Entscheidung maßgeblich von alter Trauma-Energie gespeist war und sie unter dem inneren unbewussten Druck einer Reinszenierung stand, dann ist sie meiner Meinung nach nicht in der Lage die **volle** Verantwortung für eine derartige Handlungsanweisung zu übernehmen.

Zugleich trage ich als Konsument oder, wie hier, ganz direkt als Akteur immer Verantwortung dafür, aufmerksam zu hinterfragen, was ich für künstlerische Angebote annehme und was ich dem Künstler also dadurch spiegele. Und nicht zu vergessen, was ich mir selber zumute!

Zitat von Frau Abramović[24]:

Die Erfahrung die ich gemacht habe war, dass du...wenn du die Entscheidung dem Publikum überlässt, getötet werden kannst. (...) Nach genau 6 Stunden stand ich wie geplant auf und begann auf das Publikum zuzugehen. Alle rannten weg, flüchteten vor einer echten Konfrontation.

(Daneri, 2002)

Die andere Seite ist, dass es auch auf Seiten der Künstler Täterintrojekte gibt, die sich in der (künstlerischen) Reinszenierung sinnbildlich die Hände reiben, wenn der Konsument – zu Recht – schockiert, beschämt, angeekelt, verwirrt oder verunsichert reagiert. Wenn er also im Dramadreieck die Position des Opfers einnimmt, indem er die emotionalen Reaktionen des Opfers zeigt.

Für diesen Zusammenhang habe ich unter Künstlern noch nie auch nur eine Diskussion erlebt, da sich auch hier auf die Freiwilligkeit (diesmal die der Konsumenten) zurückgezogen wird, während die Widersprüchlichkeit, die im gleichzeitigen Wunsch nach Aufmerksamkeit und Anerkennung liegt, übergangen wird.

Marina Abramović wurde 1946 in Belgrad geboren. Ihre Eltern waren Partisanen, ihre Mutter war Majorin der Armee, ihr Vater ein Nationalheld. Jörg Heiser schreibt aufgrund von Gesprächen, die er 2005 in New York mit ihr geführt hat, über Marina Abramović:

„Marina Abramović ist Künstlerin geworden und nicht Soldatin, weil das ihr erlaubt, rebellisch zu sein gegen das heldenhafte Rebellentum ihres Vaters – ohne aber sein Erbe zu verraten. Sie kann Opferbereitschaft zeigen, ohne sich selbst zum Opfer zu machen. Sie kann mit der mörderischen Disziplin ihrer Eltern konkurrieren, ohne sich aufzugeben. Sie kann in der Kunst symbolisch ausagieren, was sie real nicht leben will.

[24] Übersetzt durch die Verfasserin

Denn ihre Opferbereitschaft geht nicht bis zur Selbstaufgabe. Bevor sie Mitte der siebziger Jahre Ulay kennenlernte, hatte die längst bekannte Künstlerin unter dem Regime ihrer Majorsmama gelebt. Und das hieß – nackte Körperkunst hin, Selbstkasteiung her –, dass das Töchterchen um zehn Uhr abends zu Hause sein musste. Als sie ausriss, wollte die Mutter eine Vermisstenanzeige aufgeben. Der Polizist hatte schon das Protokoll getippt und fragte die Mutter nur noch nach dem Alter des vermissten Sprösslings. Als sie «29» antwortete, zerriss er das Papier und sagte: «Wurde auch Zeit.»"
(Heiser, 2005)

Herr Heiser beschreibt im ersten Satz den Täterschutz, den ich schon am Beispiel von Alex McQuilkin versucht habe deutlich zu machen, nur wertet er Abramovićs Struktur hier als positiven Umgang. Es mag stimmen, dass sich Abramović nicht selbst zum Opfer macht oder sich aufgibt – wenn man ihre Kunst von einem kunsttheoretischen Blickwinkel aus betrachtet und sich auf die vermeintlich künstlerisch-kritischen Botschaften konzentriert, die ihren Arbeiten zugeschrieben werden. Im Falle der Rythm 0 Performance wäre das z.B. eine kritische Reflexion über gruppendynamische Täterschaft und verborgene Aggressionen, frei nach Zimbardos Luzifer-Effekt (Zimbardo, 2008). Wenn man sein Augenmerk aber auf die Reinszenierung alter Traumata richtet, dann zeigen sich in Abramovićs Arbeiten die Opfer-Position, die sie einmal hatte, dann zeigen sich Bilder alten kindlichen Leids, Bilder ungeheuerlicher Gewalt und die transgenerationalen destruktiven Botschaften ihrer Familie.

Ich möchte bezweifeln, dass Abramović, wie Heiser so optimistisch schreibt, diese heftigen Strukturen tatsächlich nur „symbolisch ausagiert" und sie nicht auch in ihrem restlichen Leben zum Tragen kommen. Und wo bitte wäre die Symbolik, wenn sie in einer ihrer Performances ums Leben kommt?

Zitat aus einem Interview mit der Künstlerin von 2010:

Frage: „Woher nehmen Sie die Kraft für Ihre strengen Exerzitien?"

Abramović: „Diese Willenskraft ist kaum zu entwickeln, die muss man wohl in den Genen haben. Ich habe eine Menge Energie von meinen Eltern mitbekommen. Sie waren jugoslawische Nationalhelden und wirklich verrückt. Mein ganzes Leben lang hatte ich immer ein Gefühl [...] warum es wichtig ist, sein Leben einer Idee zu opfern."

Frage: [zum Zusammenhang von Körper und Seele] „Ist das nicht alles miteinander verbunden?"

Abramović: „Ich muss wie ein Soldat mit meinem Körper umgehen, [...] um die Performance zu überleben. [...] der Körper ist nur ein Werkzeug, das funktionieren muss."

Frage: „Schmerz ist ein wesentliches Element Ihrer Performances. Warum?"
Abramović: „[…] Wenn du so viel Schmerz empfindest, dass du meinst, das Bewusstsein zu verlieren, sag dir selbst: Okay verlier das Bewusstsein. Verschwinde, sei nicht mehr da, dann bist du frei."

(Interview, 2010)

Und[25]:

Frage: Wenn Sie performen, wie bereiten Sie sich darauf vor? […]

Abramović: […] Ich komme in den geistigen und physischen Zustand, in dem Moment wo das Publikum da ist. Vor diesem Moment bin ich extrem nervös. Ich habe Bauchschmerzen, Schwindel und ich kann mit niemandem reden. Drei Tage vor einer Performance fängt dieser extrem unangenehme Zustand an. Ich kann mich nicht beruhigen. Es ergreift einfach Besitz von mir. Aber in dem Moment, in dem das Publikum da ist, passiert etwas. Ich bewege mich von einem niederen Selbst zu einem höheren Zustand und die Angst und die Nervosität sind weg.

(Kaplan, 1999)

Bessere Beschreibungen von verinnerlichten Täterstrukturen und von Dissoziation lassen sich wohl kaum finden. Interessant finde ich auch den von ihr beschriebenen Einfluss des Publikums, den man fast mit dem Abschaltpunkt auf der Traumakurve von Frau Dr. Hochauf vergleichen könnte (Hochauf, 2007).

Natürlich sind die beiden Beispiele, die ich hier präsentiert habe, beides im weiteren Sinne Performance-Künstlerinnen und zugegebenermaßen zeigen sich in diesem Kunstgenre die destruktiven Dynamiken, die ich beleuchten möchte, besonders eindrücklich. Nichtsdestotrotz lassen sich auch in der Malerei, der Fotografie, der Bildhauerei oder in der Konzeptkunst, aber auch in Dichtung und unter Musikern und Schauspielern dieselben oder ähnliche Strukturen finden.

Ein Tipp, wenn Sie das Exempel auf die Probe stellen möchten: Gehen Sie im Februar zum öffentlichen Rundgang der Hochschule für Grafik und Buchkunst hier in Leipzig – oder vermutlich zu jeder anderen Schau studentischer Arbeiten in Kunsthochschulen. Alex McQuilkins Videoarbeit „Fucked" wurde auch beim open studio event ihrer Hochschule entdeckt.

Die Funktion von Kunst in der Gesellschaft

Offen bleibt die Frage nach gesunder Kunst, danach wie Kunst, die nicht aus Traumata und einem störungsgesteuerten Lebenswandel entsteht, aussieht oder aussehen könnte.

[25] Übersetzt durch die Verfasserin

Ich denke, dass die eigene Geschichte immer eine Rolle spielt. Niemand ist ein weißes Blatt oder kann den Einfluss der eigenen Geschichte, je nach Belieben, An- und Ausknipsen. Und Kunst bzw. Kreativität ist sicherlich noch ein Stück direkter an den emotionalen inneren Haushalt gekoppelt, als manch anderer Beruf. Dennoch denke ich, dass auch in der Kunst, bzw. im Berufsbild des Künstlers, ein Stück „professionelle Distanz" nicht schaden würde und dass es in keinem Verhältnis steht, wenn zur „Stellenbeschreibung" des Künstlers die Selbstausbeutung gehört. Auch dann nicht, wenn sie hinter Pseudo-rationalen Begriffen versteckt wird, mit denen anspruchsvolle von niveauloser Kunst unterschieden werden soll.

Es läuft darauf hinaus die Frage zu stellen, welche Funktion die Kunst, bzw. der Künstler in der Gesellschaft haben soll. Soll der Künstler stellvertretend Traumata ausagieren und inszenieren, um damit von denen der Konsumenten abzulenken bzw. sie zu kompensieren? Wenn dem so ist, dann soll er auf öffentlichem Parkett möglichst attraktiv leiden, damit wir uns als Konsumenten in die größtmögliche Distanz zurückziehen können. Und diese Distanz kann mit den unterschiedlichsten Haltungen eingenommen werden: Empörung, Bewunderung, Abschätzigkeit, Vereinnahmung.

Alice Miller hat es in Bezug auf die Dichter schon einmal auf den Punkt gebracht:

„Wenn man von der schweren Kindheit eines Dichters erzählt, kann man häufig die Ansicht vernehmen, dass das große Werk gerade den frühen Traumatisierungen seine Existenz verdanke. [...] wobei hier die ausbeuterische Haltung der Gesellschaft die Rolle der Eltern übernimmt [...]."

(Miller, 1981)

Meiner Ansicht nach, ist „die Rolle der Eltern" hier nur eine Umschreibung für die eigenen Täterintrojekte, denn wer sonst sollte sich mit den (misshandelnden) Eltern identifizieren?

Und dann wird auch eine Haltung, die zur Prämisse hat: „Als Künstler musst du mal richtig gelitten haben", sehr nachvollziehbar. Sie zeugt aber nicht von einer gesunden Gesellschaft, in der das Wachstum jedes Einzelnen gefördert werden soll und in der die Prämisse gilt: Je besser ich mich selbst verstehe, desto besser kann ich auch andere verstehen und je besser ich für mich selber sorgen kann, desto gesellschaftsfähiger werde ich sein.

Autorenverzeichnis

Wiebke Bruns (D)
Dipl.-Psych. Wiebke Bruns aus Leipzig. Körpertherapeutin, Traumafachberaterin (TIL), Psychotraumatherapeutin i. A. (TIL, KBAP), Gründungsmitglied des Psychotraumazentrums Leipzig e. V., SAFE®-Mentorin (bindungsorientiertes Fortbildungsprojekt für werdende Eltern nach Brisch, LMU-München), Selbstständige Kursleitertätigkeit im Bereich Psyche & Körper. Mehrjährige klinische Tätigkeit als Psychologin.

Ute Hoppe (D)
Ute Hoppe – Traumafachberaterin seit 2008. Geboren 1963, Dipl.(FH) Ing. Tiefbau, SAFE – Mentorin (nach Prof. Brisch, LMU München), Vereinsvorsitzende und Mitbegründerin des Psychotraumazentrum Leipzig e. V.

Winja Lutz (D)
Geboren 1974, Erzieherin, Diplom bildende Künstlerin, Studentin der Psychologie, Traumafachberaterin in Ausbildung. Arbeit als Künstlerin, als Erzieherin in der stationären Jugendhilfe, als wissenschaftliche Mitarbeiterin in psychotherapeutischer Praxis und als Dolmetscherin und Übersetzerin (Englisch-Deutsch) im traumatherapeutischen Fachbereich.

Renée Potgieter Marks (GB)
Dr. Renée P. Marks arbeitet derzeit als Therapeutin in eigener Praxis im Norden von England, leitet Fortbildungen und die Therapie mit Kindern. Als klinische Sozialarbeiterin und Therapeutin verfügt sie über 26 Jahre Erfahrung in der Arbeit mit komplextraumatisierten Kindern aus Adoptiv- und Pflegefamilien in Südafrika und England.

Tilman Moser (D)
Dr. Tilmann Moser, Jg. 1938, Studium Literaturwissenschaft, Journalistik, Soziologie und Politologie. Ausbildung zum Psychoanalytiker am Sigmund-Freud-Institut in Frankfurt/Main. 9 Jahre Assistent und Dozent für Psychoanalyse und Kriminologie am Fachbereich Jura an der Universität Frankfurt/Main. Seit 1978 Arbeit in privater Praxis in Freiburg i.B. Arbeitsschwerpunkte: Integration von Körperarbeit in die Psychoanalyse; seelische Nachwirkungen der NS-Zeit sowie repressive Religiosität.

Colin Ross (US)
Dr. Ross ist ein international anerkannter Kliniker, Forscher, Autor und Lektor auf dem Gebiet der Dissoziation und Psychotraumafolgestörungen. Er ist Gründer und Präsident des Colin A. Ross Institut für Traumapsychologie. Dr. Ross absolvierte an der Universität von Alberta 1981 seinen psychiatrischen Abschluss als Medical Doctor (MD) und vervollständigte seine Ausbildung an der Universität von Manitoba 1985. Seit 1991 arbeitet er zum eigenen TMT-Modell in Dallas, Texas (USA). Er ist Past President of the International Society for the Study of Trauma and Dissociation (ISSTD) und besitzt große Verdienste in der Lehre und Forschung zu hochdissoziativen, komplextraumatisierten Störungen.

Harvey L. Schwartz (US)
Harvey L. Schwartz arbeitet seit über 25 Jahren mit schwer traumatisierten und dissoziativen Patienten in San Francisco (USA). Harvey Schwartz ist Psychotherapielehrer für eine humanistisch-psychoanalytische Behandlungskonzeption dissoziativer Störungen. 1982 hat er seinen Doktor in klinischer Psychologie an der Emory University gemacht. Er ist der Autor zahlreicher Artikel und des Buches *Dialogues with Forgotten Voices: Relational Perspectives on Child Abuse Trauma and Treatment of Dissociative Disorders* (2000, Basic Books). 2003 hat er den Media Award der ISSTD erhalten.

Joanne Twombly (US)
EMDR-Therapeutin, Medical Social Worker, Bachelor Psychologin, Therapeutin für klinische Hypnose in Boston (USA). Arbeit in verschiedenen Krankenhäusern und psychosozialen Institutionen in Deutschland und Amerika. Seit 1988 in eigener Praxis. Arbeit mit komplex-traumatisierten, dissoziativen Patienten. Entwicklung eines spezifischen EMDR-Protokolls für die Arbeit mit dissoziativen Patienten.

Irina Vogt (D)
Dipl.-Psych. Irina Vogt (Leipzig). Psychotraumatologin, Tiefenpsychologin, Analytische Körperpsychotherapeutin und EMDR-Therapeutin. Leiterin der Akademie für Ganzheitliche Psychotherapie und des Trauma-Instituts-Leipzig. 12-jährige Tätigkeit als klinische Psychologin und Psychotherapeutin. Seit 1992 Niederlassung als psychologische Psychotherapeutin in Mecklenburg-Vorpommern/ab 2000 in Sachsen. Behandlungskonzept für dissoziative Identitätsstörungen nach Huber (Kassel). Seit 2000 Mitentwicklung SPIM-20-KT als trauma- und körperorientiertes Einzel- und Gruppentherapiekonzept.

Ralf Vogt (D)
Dr. rer. Nat. Dipl.-Psych. Ralf Vogt aus Leipzig. Psychotraumatologe, Psychoanalytiker, Analytischer Körperpsychotherapeut, Familien- und EMDR-Therapeut. Leiter der Akademie für Ganzheitliche Psychotherapie und des Trauma-Instituts-Leipzig. 8 jährige Tätigkeit als klinischer Psychologe in einer psychiatrischen Klinik in Sachsen. Seit 1992 Niederlassung als psychologischer Psychotherapeut in Sachsen. Seit 1996 Entwicklung des Behandlungskonzeptes der beseelbaren Therapieobjekte (Vogt, 2004). Seit 2000 Entwicklung des SPIM-20-KT als trauma- und körperorientiertes Einzel- und Gruppentherapiekonzept. Manualisiertes Vorgehen und Evaluation in Vogt (2007).

Abkürzungsverzeichnis

AAI	Adult Attachment Interview
Al Kaida	„Das Fundament" (Terrororganisation)
ANP	Anscheinend Normale Persönlichkeit
DDNOS	Dissociative Disorder Not Otherwise Specified
DESNOS	Disorder of Extreme Stress Not Otherwise Specified
DIS	Dissoziative Identitätsstörung
EMDR	Eye Movement Desensitization and Reprocessing
EP	Emotionale Persönlichkeit
FDS	Fragebogen zu Dissoziativen Symptomen
ISSTD	International Society for the Study of Trauma and Dissociation
KPM-Gruppe	Kontakt-Modifikations-Gruppe
NVM-Gruppe	Netzwerk-Verhaltens-Modifikations-Gruppe
PIFB	Pilot Introjekt Fragebogen
PTBS	Posttraumatische Belastungsstörung
PTZ	Psychotraumazentrum (Leipzig)
RAF	Rote Armee Fraktion
SAFE	Sichere Ausbildung Für Eltern
SDQ-20	Somatoform Dissociation Questionnaire
SKID-D	Strukturiertes Klinisches Interview für Dissoziative Störungen
SPIM-20-KT	Somatisch-Psychologisch-Interaktives Modell zur psychotherapeutischen Behandlung von Komplextraumatisierten in der Standardversion 20
SPIM-30-KT	Somatisch-Psychologisch-Interaktives Modell zur psychotherapeutischen Behandlung von Komplextraumatisierten in der Standardversion 30
SRM	Satanisch-Ritueller Missbrauch
TIL	Trauma-Institut-Leipzig
TMT	Trauma Model Therapy

Literaturverzeichnis

Ainsworth, M. D. S. (1977): Feinfühligkeit versus Unempfindlichkeit gegenüber Signalen des Babys. In: Grossmann, K. E. (Hg.): Entwicklung der Lernfähigkeit in der sozialen Umwelt. München (Kindler), S. 98–107.

Alexander, F. & French, T.M. (1946): Psychoanalytic Therapy – Principles and Applications. New York (Ronald Press).

Amnesty International (2000): Hidden Scandal, Secret Shame: Torture and ill-treatment of children. New York (Amnesty International Publications).

Arai, J. A.; Li S.; Hartley, D. M. & Feig, L. A. (2009): Transgenerational Rescue of a Genetic Defect in long-Term Potentiation and Memory Formation by Juvenile Enrichment. The Journal of Neuroscience 29(5), 1496–1502.

Archibald, T. (2011): Eine andere Wirklichkeit. Die Zeit-Wissen 2, 93–99.

Aron, L. (1996): A Meeting of Minds – Mutuality in psychoanalysis. Hillsdale, NJ (The Analytic Press).

Arnold, W., Eysenck, H.J., & Meili,R. (1993): Lexikon der Psychologie. Bd. I bis III, 1762–1771. Freiburg (Herder).

Baker, S (1998): Dancing the dance with dissociatives: some thoughts on countertransference, projective identification and enactments in the treatment of dissociative disorders. Dissociation 10 (4), 214–222.

Ball, N. (1997): Demobilizing and reintegrating soldiers – Lessons from Africa. In: K.Kumar (Hg.): Rebuilding War-Torn Societies. CO (Lynne-Riener), S. 85–105.

Bateman, A.W. & Fonagy, P. (2008): Psychotherapie der Borderline Persönlichkeitsstörung. In: Psyche. 21(10–11), 713–725.

Bauer, J. (2004): Das Gedächtnis des Körpers. München (Piper).

Bauer, J. (2005): Warum ich fühle, was du fühlst. Intuitive Kommunikation und das Geheimnis der Spiegelneurone. Hamburg (Hoffmann u. Campe).

Beah, I. (2007): A Long Way Gone: Memories of a boy soldier. New York (Farrar, Strauss & Giroux).

Beck, M. (2011): Grenzen im Gehirn-Gefüge offenbart. Leipziger Volkszeitung 21.03.2011, 17.

Blech, J. (2010): Gene sind kein Schicksal. Frankfurt/Main (Fischer).

Blizard, R.A. (2001): Masochistic and sadistic ego states: Dissociative solutions to the dilemma of attachment to an abusive caretaker. Journal of Trauma and Dissociation 2 (4), 37–58.

Böhm, T.; Kaplan, S. (2009): Rache. Zur Psychodynamik einer unheimlichen Lust und ihrer Zähmung. Gießen: (Psychosozial-Verlag).

Bohleber, W. (2000): Die Entwicklung der Traumatheorie in der Psychoanalyse. Psyche 54 (9/10), 797–839.

Bollas, C. (2002): The Mystery of Things. London (Routledge Chapman & Hall).

Boon, S. Steele, K. & Van Der Hart, O. (2011). Coping with Trauma-Related Dissociation: Skills Training for Patients and Therapists. (W.W. Norton & Co.).

Bowlby, J. (1975): Bindung. Eine Analyse der Mutter-Kind-Beziehung. München: Kindler

Bowlby, J. (1995): Elternbindung und Persönlichkeitsentwicklung. Heidelberg (Dexter).

Boyd, W. (2007): Babes in Arms. New York Times, 25.02.2007.

Breitenbach, G. (2011): Innenansichten dissoziierter Welten extremer Gewalt. Kröning (Asanger Verlag).

Breuer, H. (2010): Die Physik des Krieges. Süddeutsche Zeitung 141(23.06.2010), 16.

Briere, J.N. (1996): Treatment of Adults Sexually Molested as Children – Beyond Survival. New York (Springer).

Brisch, K. H. (2003): Bindungsstörungen. Stuttgart (Klett-Cotta).

Brisch, K. H.; Grossmann, K. E.; Großmann, K. & Köhler, L. C. (Hg.) (2002): Bindung und Seelische Entwicklungswege. Stuttgart (Klett-Cotta).

Brisch, K. H. & Hellbrügge, T. (2003): Bindung und Trauma. Stuttgart (Klett-Cotta).

Brisch,K.H (2010): SAFE®. Sichere Ausbildung für Eltern. Stuttgart (Klett-Cotta).

Bromberg, P. M. (1996): Standing in the spaces. The multiplicity of self and the psychoanalytic relationship. Contemporary Psychoanalysis 32(4), 509–536.

Brown, D.P. & Fromm, E. (1986):Hypnotherapy & Hypnoanalysis. (Lawrence Erlbaum Assoc.Inc.).

Buchholz, M. B. & Gödde, G. (Hg.) (2005): Macht und Dynamik des Unbewussten. Band I. Gießen (Psychosozial-Verlag).

Buchholz, M. B. & Gödde, G. (Hg.) (2005): Das Unbewusste in aktuellen Diskursen. Band II. Gießen (Psychosozial-Verlag).

Buchholz, M. B. & Gödde, G. (Hg.) (2005): Das Unbewusste in der Praxis. Band III. Gießen (Psychosozial-Verlag).

Buchholz, M. B.; Lamott, F. & Mörtl, K. (2008): Tat-Sachen. Narrative von Sexualstraftätern. Gießen (Psychosozial-Verlag).

Campbell, J. (1949/2008): The Hero With a Thousand Faces. Novato, CA (New World Library).

Chefetz, . & Bromberg, . (2004): Talking with „me" and „not-me": A dialogue. *Contemporary Psychoanalysis*, 40: 409–464.

Cohn, I. (2004): Progress and hurdles on the road to preventing the use of children as soldiers and ensuring their rehabilitation and reintegration. Cornell International Law Journal 37(3), 531–540.

Crosson-Tower, C. (2009): Understanding Child Abuse and Neglect. Upper Saddle River, NJ (Prentice Hall).

Dalenberg, C.J. (2000): Countertransference and the Treatment of Trauma. Washington DC (American Psychological Association).

Daneri, A. (2002): Marina Abramović. Milano (Charta Verlag).

Davies, J.M. & Frawley, M.G. (1994): Treating the Adult Survivor of Childhood Sexual Abuse. New York (Basic Books).

Dobbs, D. (2006): A Revealing Reflection. Mirror Neurons seem to affect everything from how we learn to speak to how we build culture. Scientific American Mind 2006.

Dornes, M. (1993): Der kompetente Säugling. Frankfurt/Main (Fischer).

Dornes, M. (2000): Affektspiegelung – Zur symbol- und identitätsbildenden Funktion früher Interaktion. In: Steeck, U. (Hg.): Erinnern, Agieren und inszenieren. Göttingen (Vandenhoeck und Ruprecht).

Dornes, M. (2004): Über Mentalisierung, Affektspiegelung und die Entwicklung des Selbst. Forum Psychoanalyse 20, 175–199.

Eckhardt-Henn, A. & Hoffmann, S. (2004): Dissoziative Bewusstseinstörungen. Stuttgart (Schattauer).

Egle, U.T., Hoffmann, S.O. & Joraschky, P. (Hg.) (2004): Sexueller Mißbrauch, Mißhandlung, Vernachlässigung: Erkennung, Therapie und Prävention der Folgen früher Stresserfahrungen. Stuttgart (Schattauer).

Ehlert, M. & Lorke, B. (1988): Zur Psychodynamik der traumatischen Reaktion. Psyche 42, 503–532.

Ehrenberg, D.B. (1992): The Intimate Edge of Experience – Extending the reach of psychoanalytic interaction. New York (Norton).

Ehrenberg, D.B. (1996): On the analyst's emotional availability and vulnerability. Contemporary Psychoanalysis 32(4), 275–286.

Ehrenreich, B. (2010): Smile or Die. München (Kunstmann Verlag).

Ehrenreich, B. (2010): Wie konservativ ist die positive Psychologie?. Psychologie Heute. 37 (11), 26–30.

Eigen, M. (1992): Coming Through the Whirlwind: Case studies in psychotherapy. Wilmette, IL (Chiron Press).

Einzmann, S. (2010): Aus Mangel an Gefühlen. Gehirn & Geist 2, 46–52.

Eissele, I. (2009): Kalte Kinder. Freiburg im Breisgau (Herder Verlag).

Ellenberger, H. F. (2005): Die Entdeckung des Unbewußten. Zürich (Diogenes).

Ermann, M. (1994): Sander Ferenczis Aufbruch und Scheitern. Sein Umgang mit der Regression aus heutiger Sicht. Psyche 48 (8), 706–719.

Ernst, H. (2003): Intuition: Können wir unserem Bauchgefühl vertrauen?. Psychologie Heute 30 (3), 20–27

Fairbairn, W. R. D. (2007): Das Selbst und die inneren Objektbeziehungen. Gießen (Psychosozial-Verlag).

Fallend, K. Nitzschke, B. (Hg) (2002): Der Fall Wilhelm Reich. Gießen (Psychosozial-Verlag).

Farley, M., Baral, I., Kiremire, M, & Sezgin, U. (1998): Prostitution in five countries – Violence and posttraumatic stress disorder. Feminism and Psychology 8(4), 415–426.

Farr, Kathryn (2005): Sex-Trafficking – The Global market in women and children. New York (Worth).

Faust, B. (2010): Jugendliche Amokläufer zwischen Anpassung und Exklusion. Gießen (Psychosozial-Verlag).

Federn, P. (1978): ICH-Psychologie und die Psychosen. Frankfurt/Main (Suhrkamp).

Ferenczi, S. (1928): Die Elastizität der psychoanalytischen Technik. In Ferenczi, S. (1964): Bausteine zur Psychoanalyse, Bd.III. Stuttgart (Huber).

Ferenczi, S. (1931): Kinderanalysen mit Erwachsenen. In Ferenczi, S. (1964): Bausteine zur Psychoanalyse. Bd. III, Stuttgart (Huber).

Ferenczi, S. (1933): Sprachverwirrung zwischen den Erwachsenen und dem Kind. In: Ferenczi, S. (1964) Bausteine zur Psychoanalyse. Bd. III, Stuttgart (Huber).

Ferenczi, S. (1985): Ohne Sympathie keine Heilung. Das klinische Tagebuch von 1932. Frankfurt/M. (Fischer).

Ferenczi, S. (2004): Schriften zur Psychoanalyse Bd. I u. II. Balint, M. (Hg.) (2004). Gießen (Psychosozial-Verlag).

Fergusson, D.M. & Mullen, P.E. (1999): Child Sexual Abuse – An Evidence Based Approach. Thousand Oaks, CA (Sage Publishing).

Finkelhor, D. (1994): The International epidemiology of child sexual abuse. Child Abuse and Neglect 18, 409–417.

Fischer, G.; Riedesser, P. (2003): Lehrbuch der Psychotraumatologie. München (Reinhardt).

Fliß, C. & Igney, C. (Hg.) (2008): Handbuch Trauma und Dissoziation. Lengerich (Pabst).

Fonagy, P. (1999): Male perpetrators of violence against woman: An Attachment theory perspective. Journal for Applied Psychoanalytical Studies 1 (1), 7–27.

Fonagy, P.; Gergely, G.; Jurist, E. L. & Target, M. (2008): Affektregulierung, Mentalisierung und die Entwicklung des Selbst. Stuttgart (Klett-Cotta).

Foreman, S.A. (1996): The significance of turning passive into active in Control-Mastery Theory. Journal of Psychotherapy Practice and Research 5, 106–121.

Foulkes, S. H. (2007): Gruppenanalytische Psychotherapie. Eschborn (Verlag Dietmar Klotz).

Foulkes, S. H. (2007): Praxis der gruppenanalytischen Psychotherapie. Eschborn (Verlag Dietmar Klotz).

Frankel, S. (2006): The Analyst's Role in the Disruption and Repair Sequence. http://www.collaborativepsychology.com/pdfs/article_role.pdf (Stand: 24.08.2011)

Frederick, C. (1994): Ego State Therapy: Advanced Workshops, various locations.

Frederick, C. (1996): Functionaries, Janissaries, and Daemons: A Differential Approach to the Management of Malevolent Ego States. Hypnos, 37–47.

Freud, A. (1936): Das ICH und seine Abwehrmechanismen. Wien (Internationaler Psychoanalytischer Verlag).

Freud, S. (1892 – 1939): GW I-XVIII.

Freud, S. (1915): Die Verdrängung. GW X.

Freud, S. (1920): Jenseits des Lustprinzips. GW XIII.

Freud, A. (1936): The Ego and the Mechanisms of Defense. London (Hogarth).

Freud, S. (1969): Ges. Werke, Bd. I –XVIII. Zur Ätiologie der Hysterie. Frankfurt/Main (Fischer), 423–459.

Freyd, J.J. (1996): Betrayal Trauma – The logic of forgetting childhood abuse. Cambridge, MA (Harvard University Press).

Freyd, J.J. (2005): What is Shareability?. Retrieved [*06.10.2011*] from: http://dynamic.uoregon.edu/~jjf/defineshareability.html.

Friebel, M. (2003): Vorsprachliche Kommunikation. Aachen (Shaker Verlag).

Gamer, M. (2010): Die Wahrheit über Lügen. Gehirn & Geist 2010 (2), 20–25.

Gaschler, K. (2010): Die Entdeckung des Mitgefühls. Gehirn & Geist 2010 (3), 12–19.

Gast, U. (2004): Dissoziative Identitätsstörung – valides und dennoch reformbedürftiges Konzept. In: Reddemann, L.; Hofmann, A & Gast, U. (Hg.): Psychotherapie der dissoziativen Störungen. Stuttgart (Thieme), S. 26–36.

Gast, U.; Zündorf, F. & Hofmann, A. (2009): SKID-D – Fragebogen. Göttingen (Hogrefe).

Geißler, P. (2009): Analytische Körperpsychotherapie. Gießen (Psychosozial-Verlag).

Gerson, S. (2009): When the Third is Dead – Memory, Mourning, and Witnessing in the aftermath of the Holocaust. International Journal of Psychoanalysis 90, 1341–1357

Geuter, U. & Schrauth, N. (2001): Emotionen und Emotionsabwehr als Körper-Prozess. Psychotherapie Forum, 2001 (9), 4–19.

Geyer, M. & Plöttner, G. (Hg.) (2008): Psychodynamische Psychotherapie und ihre Therapeuten. Gießen (Psychosozial-Verlag).

Gloger-Tippelt, G. (Hg.) (2001): Bindung im Erwachsenenalter. Bern (Huber).

Gloger-Tippelt, G. & Hofmann, V. (1997): Das Adult Attachment Interview – Konzeption, Methode und Erfahrungen im deutschen Sprachraum. Kindheit und Erziehung 3, 161–172.

Goethe, J. W. (2006): Faust. Teil I und II. Hamburg (Hamburger Lesehefte Verlag).

Goltermann, S. (2009): Die Gesellschaft der Überlebenden. München (Deutsche Verlags-Anstalt).

Graham, D.L.R. (1994): Loving to Survive. New York (NYU Press).

Grand, S. (2000): The Reproduction of Evil – A clinical and cultural perspective. Hillsdale, NJ (The Analytic Press).

Grand, S. (2010): The Hero in the Mirror – From fear to fortitude. New York (Routledge).

Greenberg, J.R. (1991): Oedipus and Beyond. Cambridge, MA (Harvard University Press).

Greenberg, J.R. & Mitchell, S. A. (1983): Object Relations in Psychoanalytic Therapy. Cambridge, MA (Harvard University Press).

Gresch, H.U. (2010): Hypnose, Bewusstseinskontrolle, Manipulation. Düsseldorf (Elitär Verlag).

Gruen, A. (2003): Der Fremde in uns. Eine Psychologie des Bösen. Journal für Philosophie 17 (1) 22–27.

Güntürkün, O. & Mausfeld, R. (2008): Wissenschaft im Zwiespalt. Gehirn & Geist 2008 (1), 32–36.

Gutschmidt, G. (2010): Kinder ohne Chance: Wer schützt ein Kind, wenn seine Eltern überfordert sind?. Psychologie Heute 37 (11), 44–49.

Hardinghaus, C. (2010): Therapie als Balanceakt: Die Behandlung von Sexualtätern in Haft. Psychologie Heute 37 (11), 74–78.

Harms, T. (2008): Emotionelle Erste Hilfe. Berlin (Ulrich Leutner Verlag).

Hassan, S. (1990): Combating Cult Mind Control. Rochester, VT (Park Street Press).

Hawkins, D.R. (2002): Power Versus Force – The hidden determinants of human behavior. New York (Hay House).

Haynal, A. (2000): Die Technik –Debatte in der Psychoanalyse. Gießen (Psychosozial-Verlag).

Hayne, M. & Kunzke, D. (Hg.) (2004): Moderne Gruppenanalyse. Gießen (Psychosozial-Verlag).

Heigel-Evers, A.; Oh, J. (1994): Die psychoanalytisch-interaktionelle Methode. Göttingen (Vandenhoeck & Ruprecht).

Heiser, J. (2005): Das exakte Gegenteil von Wellness. http://www.weltwoche.ch/ausgaben/2005-42/artikel-2005-42-das-exakte-gegen.html. (Stand:15.08.2011)

Heisig, K. (2010): Das Ende der Geduld. Freiburg im Breisgau (Herder).

Heisterkamp, G. (2002): Basales Verstehen; Handlungsdialoge in Psychotherapie und Psychoanalyse. Stuttgart (Pfeiffer bei Klett-Cotta).

Herman, J.L. (1992): Trauma and Recovery. New York (Basic).

Herman, J. (2003): Die Narben der Gewalt. Paderborn (Junfermann).

Hilgard, E.R. (1989): Eine Neo-Dissoziationstheorie des geteilten Bewußtseins, In: Peter, B. & Kraiker, C. (1985): Affekte und Kognitionen – eine Untersuchung über die Funktion von Kognitionen und Affekten in der frühen Psychoanalyse und Verhaltenstherapie. Zeitschrift für die Grundlagen und klinische Anwendung von Hypnose und kognitiver Therapie 6 (2), 3–23.

Hillebrandt, R. (2004): Das Trauma in der Psychoanalyse. Gießen (Psychosozial Verlag).

Hirsch, M. (2002): Schuld und Schuldgefühl. Göttingen (Vandenhoeck & Ruprecht).

Hirsch, M. (2004): Psychoanalytische Traumatologie. Das Trauma in der Familie. Stuttgart (Schattauer).

Hirsch, M. (2008): Die Gruppe als Container. Göttingen (Vandenhoeck u. Ruprecht).

Hirsch, M. (2011): Trauma. Gießen (Psychosozial-Verlag)

Hochauf, R. & Unfried, N. (2004): Frühe Traumata und Strukturentwicklung. Unveröffentlichtes Arbeitsskript. Altenburg (Eigenverlag).

Hochauf, R. (2007): Frühes Trauma und Strukturdefizit. Kröning (Asanger).

Honigman, A.F. (2006): Overwhelming life. http://www.artnet.com/magazineus/features/honigman/honigman3-29-06.asp. (Letzter Stand: 15.08.2011).

Honwana, A. (2006).Child Soldiers..In C. Daiute, Z. Beykong, C. Higson-Smith, & L. Nucci (Eds.): International Perspectives on Youth, Conflict, and Development. New York (Oxford University Press), 225–244.

Howell, E. F. (1997): Masochism, a bridge to the other side of abuse. Dissociation 10(4), 240–245.

Howell, E. F. (2005): The Dissociative Mind. New York/London (Routledge).

Huband, M. (1998): The Liberian Civil War. New York/London (Routledge).

Huber, M. (1994): Multiple Persönlichkeitsstörung. In: *Verhaltenstherapie und psychosoziale Praxis*, 1:61–71.

Huber, M. (2003): Trauma und die Folgen. Bd. I. Paderborn (Junfermann).

Huber, M. (2003): Wege der Traumabehandlung. Bd. II. Paderborn (Junfermann).

Huber, M. (2010): Multiple Persönlichkeiten. Ein Handbuch: Seelische Zersplitterung nach Gewalt. Durchgesehene Neuauflage. Paderborn: Junfermann.

Hüther, G. (1997): Biologie der Angst. Göttingen (Vandenhoek und Ruprecht).

Hüther, G. (2004): Neurobiologische Erkenntnisse und ihre Nutzung für die Psychotherapie. Auditorium Netzwerk VHS, 534V.

Hüther, G. (2005): Mein Körper – das bin doch ich... neurobiologische Argumente für den Einsatz körperorientierter Verfahren in der Psychotherapie. Psychoanalyse und Körper 4 (7), 7–24.

Hüther, G. (2006): Was Kinder brauchen – Neue Erkenntnisse aus der Hirnforschung. Seminar in Zürich, Juli 2006 und Vortrag in Idstein, Oktober 2006, Ulrich, B. (Hg.), DVD, Müllheim: Auditorium Netzwerk.

Interview (2010). Die härteste Künstlerin der Welt. http://www.stern.de/kultur/kunst/interview-marina-abramovic-die-haerteste-kuenstlerin-der-welt-1549925.html (Stand: 15.08.2011).

Jaffe, P., Wilson, S., & Wolfe, D. (1988): Children of battered women. Ontario Medical Association Review, 383–386.

Janet, P. (1901): The Mental State of Hysterical. New York (Putnam & Sons).

Jung, C.G. (1958): The Collected Works of C.G. Jung. Princeton, NJ (Princeton University Press).

Kagan, R. (2004): Rebuilding attachments with Traumatised Children Healing from losses, violence, abuse and neglect. London (The Hayworth Maltreatment and Trauma Press).

Kahaner, L. (1988): Cults That Kill. Probing the underworld of occult crime. New York (Warner).

Kahr, B. (2007): The Infanticidal Attachment. Attachment 1 (2).

Kampusch, N. (2010): 3096 Tage. Berlin (List).

Kaplan, J.A. (1999): Deeper and Deeper: Interview with Marina Abramovic. Art Journal 58 (2), 6–21.

Karberg, S. (2011): Die Wurzeln von Geiz und Gier. Bild der Wissenschaft 2011 (2), 18–25.

Karger, A. & Heinz, R. (Hg.) (2004): Trauma und Gruppe. Gießen (Psychosozial Verlag).

Karpman S. (1968). Fairy tales and script drama analysis. Transactional Analysis Bulletin 7, 39–43.

Karr-Morse R. & Wiley, M.S. (1997): Ghosts from the nursery. Tracing the Roots of Violence. New York (Atlantic Monthly Press).

Kendal P.T. & Stien, J. (2004): Psychological Trauma and the Developing Brain. London (The Hayworth Maltreatment and Trauma Press).

Kernberg, O. (1978): Borderline-Störungen und pathologischer Narzißmus. Frankfurt am Main (Suhrkamp):

Kernberg, O. (1983): Borderline-Störungen und pathologischer Narzissmus. Frankfurt (Suhrkamp).

Kernberg, O. F. (2002): Affekt, Objekt und Übertragung. Gießen (Psychosozial-Verlag).

Kesner, J.E. & Mc Kenry, P.C. (1998): The Role of Childhood Attachment Factors in Predicting Male Violence Toward Female Intimates. Journal of Family Violence 13 (4), 417–432.

Keysers, C. (2010): Mit den Fingern denken. Interview mit S. Ayan. Gehirn & Geist 2010 (3), 20–24.

Kitzmann, K.M., Gaylord, N.K., Holt, A.R., & Kenny, E.D. (2003): Child witnesses to domestic violence: A meta-analytic review. *Journal of Consulting and Clinical Psychology 71,* 339–352.

Klein, M. (1932): Die Psychoanalyse des Kindes. Wien (Internationaler Psychoanalytischer Verlag).

Klein, M. (1957): Envy and Gratitude. New York (Basic Books).

Klein, M. (1962): Das Seelenleben des Kleinkindes und andere Beiträge zur Psychoanalyse. Stuttgart (Klett-Cotta).

Kluft, R. P. (1984): An introduction to multiple personality disorder. Psychiatric Anuals 14, 19–24.

Kluft, R. P. (1995): Zur Anwendung hypnotischer Interventionen bei der Behandlung von Dissoziativen Identitätsstörungen in Peter, B. u. Kaiser, C. (Hrsg.): „Hypnose und Kognition", Bd. 12, H 12, S. 13–33

Kluft, R.P. (1999): An overview of psychotherapy of dissociative identity disorder. American Journal of Psychotherapy 53(3), 289–319.

Kohut, H. (1987): Wie heilt die Psychoanalyse?. Frankfurt/M. (Suhrkamp).

Kohut, H. (1979): Die Heilung des Selbst. Frankfurt am Main (Suhrkamp).

Kollbrunner, J. (2001): Der kranke Freund. Stuttgart (Klett-Cotta).

Köth, A. (2007): Aufstellung als Navigationssystem: vom Wirkfaktor zum Lerntransfer. Frankfurt/Main (Vas-Verlag).

Kraft, U. (2008): Schöne neue Neuro-Welt. Gehirn & Geist 2008 (1), 6–15.

Krause, R. (2006): Der eklige Körper in der Analyse. Analytische Kinder- und Jungendlichen-Psychotherapie 1 (129), 7–23.

Kriz, J. (2001): Grundkonzepte der Psychotherapie. Weinheim (Beltz).

Langer, l. (1996): Admitting the Holocaust – Collected essays. New York (Oxford University Press).

Laub, D. (1992): Bearing witness, or the vicissitudes of listening. In: Felman, S. & Laub D.: Testimony – Crises of witnessing in literature, psychoanalysis, and history. New York, NY (Routledge), 57–74.

Laub, D. (2005): Traumatic shutdown of narrative and symbolization. A death instinct derivative. Contemporary Psychoanalysis 6, 302–326.

Laub, D., & Auerhahn, N. (1989): Failed empathy – A central theme in the survivor's Holcaust experience. Psychoanalytic Psychology 6, 377–400.

Laub, D. & Auerhahn, N. (1993): Knowing and not knowing massive trauma – Forms of traumatic memory. International Journal of Psychoanalysis,74, 287–302.

LeDoux, J.E. (1989): Cognitive-emotional interactions in the brain. Cognition and Emotion 3, 267–289.

LeDoux, J.E. (1993): Emotional networks in the brain. In: M. Lewis & J.M. Haviland (Hg.): Handbook of emotions. New York (Guilford), S. 109–118.

LeDoux, J.E. (1995): Emotion: Clues from the brain. Annual Review of Psychology 46, 209–235.

LeDoux, J. (1996): The emotional brain: The mysterious underpinnings of emotional life. New York (Simon & Schuster).

Leontjew, A. (1979): Tätigkeit – Bewußtsein – Persönlichkeit. Berlin (Volk und Wissen).

Levenson, E. (1972): The Fallacy of Understanding. New York (Basic).

Levine, P. A. & Kline, M. (2005): Verwundete Kinderseelen Heilen. München (Kösel).

Lieb, K.; Frauenknecht, S. & Brunnhuber, S. (2008): Intensivkurs Psychiatrie und Psychotherapie. München (Urban & Fischer).

Lichtenberg, J.D. (1991): Psychoanalyse und Säuglingsforschung. Berlin (Springer Verlag).

Lichtenberg, J.; Lachmann, F. & Fosshage, J. (2000): Das Selbst und die motivationalen Systeme. Frankfurt/Main (Brandes u. Aspel).

Lifton, R.J. (1961): Thought Reform and the Psychology of Totalism. New York (W.W. Norton, Inc).

Luborsky, L. (1999): Einführung in die analytische Psychotherapie. Göttingen (Vandenhoeck u. Ruprecht).

Lüderitz, S. (2005): Wenn die Seele im Grenzbereich von Überleben und Vernichtung zersplittert. Paderborn (Junfermann).

Maaz, H.-J.; Hennig, H. & Fikentscher, E. (Hg.) (1997): Analytische Psychotherapie im multimodalen Ansatz. Lengerich (Papst).

Maercker, A. (2009): Posttraumatische Belastungsstörungen. Heidelberg: Springer.

Malarek, V. (2003): The Natashas – Inside the new global sex trade. New York (Arcade).

Marlock, G. & Weiss, H. (Hg.) (2006): Handbuch der Körperpsychotherapie. Stuttgart (Schattauer).

Maroda, K.J. (1999): Seduction, Surrender, and Transformation – Emotional engagement in the analytic process. Hillsdale, NJ (Analytic Press).

Marilyn Charles, M. (1997). Betrayal. *Psychoanalysis*. W.A.W. Inst. 20 W. 74th St. NY.

Mertens, W. (1993): Einführung in die psychoanalytische Therapie. Bd. 1–3. Stuttgart (Kohlhammer).

Madert, K.-K. (2007): Trauma und Spiritualität. München (Kösel).

Maslow, A. (2010): Der Pionier der Selbstverwirklichung. Psychologie Heute 37 (11), 53–57.

Masson, M.J. (1990): Was hat man dir, du armes Kind, getan? – Sigmund Freuds Unterdrückung der Verführungstheorie. (Rowohlt).

Mattke, D.; Reddemann, L. & Strauß, B. (2009): Keine Angst vor Gruppen! Gruppenpsychotherapie in Praxis und Forschung. Stuttgart (Klett-Cotta).

Mentzos, S. (1992): Neurotische Konfliktverarbeitung. Frankfurt/Main (Fischer).

Metzinger, T. (2008): Neurobics für Anfänger. Gehirn & Geist 2008 (1), 70–73.

Metzinger, T. (2008): Beweislast für Fleischesser. Gehirn & Geist 2008 (1), 64–69.

Milch, W. (2001): Lehrbuch der Selbstpsychologie. Stuttgart (Kohlhammer).

Miller, A. (1981): Du sollst nicht merken. Frankfurt am Main (Suhrkamp Verlag).

Miller, A. (1991): Der gemiedene Schlüssel. Frankfurt am Main (Suhrkamp Verlag).

Mitchell, S.A. (2005): Psychoanalyse als Dialog. Einfluß und Autonomie in der analytischen Beziehung. Gießen (Psychosozial Verlag).

Mitscherlich, M. (2010):Die Radikalität des Alters –Einsichten einer Psychoanalytikerin. Frankfurt am Main (Fischer).

Moser, T. (1987): Der Psychoanalytiker als sprechende Attrappe. Frankfurt/ Main (Suhrkamp).

Moser, T. (1997): Dabei war ich doch sein liebstes Kind. München (Kösel).

Moser, T.; Pesso, A. (1998): Strukturen des Unbewußten. Frankfurt/Main (Suhrkamp).

Moser, T. (2010): Der grausame Gott und seine Dienerin. Gießen (Psychosozial).

Moser, T. (2010): Kunst und Psyche – Bilder als Spiegel der Seele. (Belser).

Müller, S. (2008): Schlangen in Nadelstreifen. Gehirn & Geist 2008 (1) 30–34.

Müller, L. & Müller, A. (Hg.) (2003): Wörterbuch der Analytischen Psychologie. Düsseldorf (Walter Verlag).

Musall, B. (2011): Der Duft des Vaters. Der Spiegel – Wissen 2011 (1), 40–44.

Newen, A. (2011): Wer bin ich?. Spektrum der Wissenschaft 2011 (3), 62–67.

Newen, A. (2010): Das Verhältnis von Mensch und Tier. Spektrum der Wissenschaft 2011 (4), 70–75.

Nijenhuis, E. (2006): Somatoforme Dissoziation. Paderborn (Junfermann).

Nijenhuis, E. & van der Hart, O. (2011): Defining Dissociation in Trauma. Journal of Trauma & Dissociation 12 (4), 469–473.

Nijenhuis, E & van der Hart, O. (2011): Dissociation in Trauma: A New Definition and Comparison with Previous Formulations. Journal of Trauma & Dissociation 12 (4), 416–445

Nijenhuis, E.; Van der Hart, O. & Vanderlinden, P. (2010): S.D.Q.-20 – Fragebogen. Assen-Amsterdam-Leuven (Eigenverlag).

Nitsch-Berg, H. & Kühn, H. (2000): Kreative Medien und die Suche nach Identität. Bd. I und III, Köln (Edition Humanistische Psychologie).

Noblitt, J.R. and Perskin, P.S. (2000): Cult and Ritual Abuse – Its history and recent discovery in contemporary America (Rev. Ed.). Westport, CT (Praeger).

Nordhofen, E. (2003): Das Böse in der Welt und die Ordnung im Kopf. Journal für Philosophie 17 (1), 6–10.

Ogden, T.H. (2000): Frühe Formen des Erlebens. Wien (Springer).

Ourdan, Remy (2001): Africa's small soldiers. Foreign Policy 2001 (May/June), 74–75.

Panksepp, J. (1998): Affective Neuroscience. The foundations of human and animal emotions. New York (Oxford University Press).

Pauen, M. (2008): Mein Gehirn und ich. Gehirn & Geist 2008 (1), 98.

Pauen, M. (2011): Eine Frage der Selbstbestimmung. Spektrum der Wissenschaft 2011 (3), 68–72.

Pearlman, L.A., and Saakvitne, K.W. (1995): Trauma and the Therapist – Countertransference and vicarious traumatization in psychotherapy with incest survivors. New York (Norton).

Perlman, S.D. (1999): The Therapist's Emotional Survival – Dealing with the pain of exploring trauma. Northvale, NJ (Jason Aronson, Inc).

Peichl, J. (2007): Die inneren Traumalandschaften. Stuttgart (Schattauer).

Peichl, J. (2010): Innerer Kritiker, Innerer Verfolger und Täterintrojekt. Trauma & Gewalt 4 (4), 304–314.

Petermann, A. (2010): Auf der Spur des Bösen. Berlin (Ullstein).

Piaget, J. (1969): Nachahmung, Spiel, Traum. Stuttgart (Klett-Cotta).

Putnam, F. W. (1984): The psychophysiological investigation of multiple personality disorder: A review. *Psychiatric Clinics of North America*, 7:31–41.

Putnam, F. W. (1989): The Diagnosis and Treatment of Multiple Personality Disorder. New York (Guilford).

Putnam, F. W. (1997): Dissociation in Children and Adolescents – A developmental perspective. New York (Guilford).

Putnam, F. W. (2003): Diagnose und Behandlung der Dissoziativen Identitätsstörung. Paderborn (Junfermann).

Radebold, H., Heuft, G. & Fooken, I. (Hg) (2006): Kindheiten im zweiten Weltkrieg. Weinheim (Juventa).

Rako, S. & Mazer, H. (1983): Semrad: the heart of a therapist. Lanham (Jason Aronson Inc.).

Rauchfleisch, U. (1999): Außenseiter der Gesellschaft. Göttingen (Vandenhoeck & Ruprecht).

Reddemann, L. (2001): Imagination als heilsame Kraft. Stuttgart (Pfeiffer bei Klett-Cotta).

Reddemann, L. in: Mattke, D.; Reddemann, L. & Strauß, B. (2009): Keine Angst vor Gruppen!

Gruppenpsychotherapie in Praxis und Forschung. Stuttgart (Klett-Cotta).

Reemtsma, J. P. (2005): Im Keller. Reinbek bei Hamburg (Rowohlt)

Reich, W. (1973): Charakteranalyse. Frankfurt/Main (Fischer)

Retzer, A. (Hrsg., 1991): Die Behandlung psychotischen Verhaltens. Heidelberg (Auer).

Rhoades, G. F. & Sar, V. (2005): Trauma and Dissociation in a Cross-Cultural Perspective: Not Just a North American Phenomenon. Binghamton (Haworth Maltreatment & Trauma Press).

Rivera, M. (1996): More Alike Than Different – Treating severely dissociative trauma survivors. Toronto (University of Toronto Press).

Rizzolatti, G.; Fadiga, L.; Fogassi, L. & Gallese, V. (1999): Resonance behaviours and mirror neurons in Archives italiennes de biologie 137, 85–100.

Rizzolatti, G. & Sinigaglia, C. (2006). Mirrors in the Brain. Oxford (Oxford University Press).

Röhricht, F. (2000): Körperorientierte Psychotherapie psychischer Störungen. Göttingen (Hogrefe).

Ross, C.A. (1984): Diagnosis of multiple personality disorder during hypnosis: A case report. International Journal of Clinical and Experimental Hypnosis 32, 222–235.

Ross, C.A. (1989): Multiple Personality Disorder: Diagnosis, Clinical Features, and Treatment. New York (John Wiley & Sons).

Ross, C.A. (1994): The Osiris Complex: Case Studies in Multiple Personality disorder. Toronto (University of Toronto Press).

Ross, C.A. (1995): Satanic Ritual Abuse: Principles of Treatment. Toronto (University of Toronto Press).

Ross, C.A. (1997): Dissociative Identity Disorder: Diagnosis, Clinical Features, and Treatment of Multiple Personality. New York (John Wiley & Sons).

Ross, C.A. (2004): Schizophrenia: Innovations in Diagnosis and Treatment. New York (Haworth Press).

Ross, C. A. (2004): Multiple Personality: Reality and Illusion. DVD. Richardson/TX (Manitou Communications).

Ross, C.A. (2006): The C.I.A. Doctors: Human Right Violations by American Psychiatrists. Richardson, TX (Manitou Communications).

Ross, C.A. (2007a): Moon Shadows: Stories of Trauma & Recovery. Richardson, TX (Manitou Communications).

Ross, C.A. (2007b): The Trauma Model: A Solution to the Problem of Comorbidity in Psychiatry. Richardson, TX (Manitou Communications).

Ross, C.A. (2009): Military Mind Control: A Story of Trauma & Recovery. Richardson, TX (Manitou Communications).

Ross, C.A., & Halpern, N. (2009): Trauma Model Therapy: A Treatment Approach for Trauma, Dissociation and Complex Comorbidity. Richardson, TX (Manitou Communications).

Roth, G. (1994): Das Gehirn und seine Wirklichkeit. Frankfurt/Main (Suhrkamp).

Roth, G. (2002): Das verknüpfte Gehirn: Bau und Leistung neurobiologischer Netzwerke. Seminar, Lindauer Psychotherapiewochen 2002. DVD. Müllheim (Auditorium Netzwerk).

Roth, G. (2007a): Persönlichkeit, Entscheidung und Verhalten. Stuttgart (Klett-Cotta).

Roth, G. (2007b): Fühlen, Denken, Handeln. Frankfurt/Main (Suhrkamp).

Roudinesco, E. & Plon, M. (2004): Wörterbuch der Psychologie. Springer (Wien).

Rüegg, P. (2010): Stresserfahrungen über Generationen epigenetisch vererbt. http://www.ethlife.ethz.ch/archive_articles/100819_epigenetik_per (Stand: 24.08.2011).

Rüschemeyer, G. (2005): Ein Betrüger namens Gedächtnis. In: Z. Frankfurter Allgemeine Sonntagszeitung 2005 (37), 75.

Russell, P. (1975): The Theory of the Crunch. In: *Smith College Studies in Social Work,* (76) 1–2, 9–21.

Saakvitne, K.W. (1995): Therapists' response to dissociative clients – Countertransference and vicarious traumatization. In: L. Cohen, J. Berzoff, & M. Elin (Hg.): Dissociative Identity Disorder. Northvale, NJ (Jason Aronson, Inc), S. 467–507.

Sachs, A. (2007): Infanticidal Attachment: Symbolic and Concrete. Attachment: New Directions in Psychotherapy and Relational Psychoanalysis 1, 297–304.

Sachsse, U. (2004): Traumazentrierte Psychotherapie. Stuttgart (Schattauer).

Sack, M. (2010): Schonende Traumatherapie. Stuttgart (Schattauer).

Salter, A. C. (1995): Transforming Trauma – A guide to understanding and treating adult survivors of child sexual abuse. Thousand Oaks, CA (Sage Publications).

Salter, A.C. (2003): Predators, Pedophiles, Rapists, and Other Sex Offenders – Who they are, how they operate, and how we can protect ourselves and our children. New York (Basic Books).

Saltz, J. (2006): Sale away. http://www.artnet.com/magazineus/features/saltz/saltz5–2-06.asp (Stand: 15.08.2011).

Sandler, J.; Dare, C.; Holder, A. (2001): Die Grundbegriffe der psychoanalytischen Therapie. Stuttgart (Klett-Cotta).

Schäfer, I. & Krausz, M. (Hrsg., 2006): Trauma und Sucht. Konzepte-Diagnostik-Behandlung. Stuttgart (Klett-Cotta).

Schore, A. (2003): Affect Dysregulation and disorders of the self. London (W.W Norton & Company).

Schleim, S. (2010): Justitias neue Kleider. Gehirn & Geist 2010 (2), 72–77.

Schlicht, T. (2011): Dem Bewusstsein auf der Spur. Spektrum der Wissenschaft. 2011 (4), 62–69.

Schmitt, S. (2009): Die Wurzeln des Bösen. Die Zeit 2009 (44), 37–39.

Schneede, M. (2002): Mit Haut und Haaren – der Körper in der zeitgenössischen Kunst. (Dumont Verlag).

Schore, A. N. (2003): Affect Regulation and the Repair of the Self. New York (W. W. Norton & Company).

Schore, A. N. (2007): Affektregulation und die Reorganisation des Selbst. Stuttgart (Klett-Cotta).

Schubert, C. (2011): Psychoneuroimmunologie und Psychotherapie. Stuttgart (Schattauer).

Schubert, S. (2010): Der Lügenbaron. Gehirn & Geist 2010 (1), 62–65.

Schwartz, H.L. (2000): Dialogues With Forgotten Voices – Relational Perspectives on Child Abuse Trauma and Treatment of Dissociative Disorders. New York (Basic Books).

Schwartz, H.L., Williams, J., & Farley, M. (2007): Pimp subjugation of women by mind control. In: Farley, M.: Prostitution and Trafficking in Nevada – Making the connections. San Francisco, CA (Prostitution Research and Education).

Seno, Alexandra A. (2008): Dance is part of rehabilitation in Philippine prison. New York Times, 15.01.2008.

Shafy, S. (2011): Wenn die Hirnmasse schrumpft. Der Spiegel-Wissen 2011 (1), 28–33.

Shakespeare, W. (1891): Hamlet. (Hg.) Oechelhäuser (1891): Wilhelm Shakespeare's dramatische Werke. Stuttgart, Leipzig, Berlin, Wien (Deutsche Verlags-Anstalt).

Shapiro, R. (Hg.) (2005): EMDR solutions: Pathways to healing. New York (Norton).

Shengold, L. (1989): Soul Murder. New Haven, CT (Yale University Press).

Shirar, L. (1996): Dissociative Children Bridging the Inner and Outer World. London (WW Norton and Company).

Sholem, G. (1974): Major Trends in Jewish Mysticism. New York (Shocken Books).

Silberg, J.L. (1996): The Dissociative Child – Diagnosis, Treatment and Management. Maryland (Sidran Press).

Sinason, V. (1994): Treating Survivors of Satanic Abuse. New York (Routledge).

Singer, P.W. (2006): Children at War. Berkeley (University of California Press).

Singer, T. (2010): Zum Mitfühlen Geboren. Gehirn & Geist2010 (1), 80–85.

Singer, W. (2007): Philosophische Implikationen der Hirnforschung. Vortrag vom 8. Februar 2007, Universität Leipzig, Ulrich, B. (Hg.): DVD. Müllheim (Auditorium Netzwerk).

Smith, M. (1993): Ritual Abuse – What it is, why it happens, how to help. San Francisco, CA (Harper).

Soskis, D.A. & Ochberg, F.M, (1982): Concepts of terrorist victimization. In: Ochberg, F.M. & Soskis, D.A. (Hg.): Victims of Terrorism. Boulder, CO (Westview Press), S. 105–135.

Spaccarelli, S., Coatsworth, J. D., & Bowden, B. S. (1995): Exposure to serious family violence among incarcerated boys: Its association with violent offending and potential mediating variables. *Violence and Victims 10,* 163–182.

Spitzer, C.; Stieglitz, R.-D. & Freyberger, H.-J. (2005): FDS – Fragebogen zu Dissoziativen Symptomen. Bern (Hans Huber Verlag).

Stack, J. (2004): The Liberian Civil War (Film-Documentary).

Stark, H. (2004): Familienstellen ist eine Kunst. Systemische Aufstellungspraxis 2004 (1), 18–23.

Stern, D. N. (1996): Die Lebenserfahrung des Säuglings. Stuttgart (Klett-Cotta).

Stern, D.N. (2000): Das präsymbolische Denken beim Kleinkind – Einige Implikationen für die Psychotherapie. In: Salvisberg, H.; Stigler, M. & Maxeiner, V. (Hg). (2000): Erfahrung träumend zur Sprache bringen – Grundlagen und Wirkungsweisen der katahym-imaginativen Psychotherapie. Bern (Huber).

Stout, M. (2001): The Myth of Sanity – Divided Consciosuness and the Promise of Awareness. Tales of multiple personality in everyday life. New York (Penguin).

Stout, M. (2005): The Sociopath Next Door. New York (Broadway Books).

Strauß, B. (Hg.) (2008): Bindung und Psychopathologie. Stuttgart (Klett-Cotta).

Stang, K. & Sachsse, U. (2007): Trauma und Justiz. Stuttgart (Schattauer).

Streeck, U. (Hg.) (2000): Erinnern, Agieren und Inszenieren. Göttingen (Vandenhoeck & Ruprecht).

Struik, A. (2010): Slapende Honden? Wakker Maken!. Amersfoort (Drukkerij Wilco).

Sulz, S. K. D. (2005): Gehirn, Emotion und Körper, S. 3–24. In: Sulz, S. K. D.; Schrenker, L. & Schricker, C. (Hg.): Die Psychotherapie entdeckt den Körper. München (CIP Medien).

Summit, . (1995):

Symonds, M. (1982): Victim response to terror In: Ochberg, F.M. & Soskis, D.A. (Hg.): Victims of Terrorism. Boulder, CO (Westview Press), S. 95–103.

Thielen, M. (Hg.) (2009): Körper – Gefühl – Denken. Körperpsychotherapie und Selbstregulation. Gießen (Psychosozial-Verlag).

Thomä, H. & Kächele, H. (1985): Lehrbuch der psychoanalytischen Therapie. Bd. 1 u. 2, Berlin (Springer).

Tiedemann, J.L. (2010): Die Scham, das Selbst und der Andere. Gießen (Psychosozial-Verlag).

Tomasello, M. (2009): Die Ursprünge der menschlichen Kommunikation. Frankfurt am Main (Suhrkamp).

Trautmann-Voigt, S. & Voigt, B. (2009): Affektregulation und Sinnfindung in der Psychotherapie. Gießen (Psychoaozial Verlag).

Trautmann-Voigt, S. & Voigt, B. (2001): Bewegung und Bedeutung. Köln (C. Richter).

Trautmann-Voigt, S. & Voigt, B. (2002): Verspieltheit als Entwicklungschance. Gießen (Psychosozial-Verlag).

Trautmann-Voigt, S. & Moll, M. (2011): Bindung in Bewegung. Köln (C. Richter).

Turkus J.A. & Kahler J.A. (2006): Therapeutic Interventions in the Treatment of Dissociative Disorders. Psychiatric Clinics of North Americ. 29, 245–262.

Twombly, J.H. (2004): Twombly, J.H. (2000). Incorporating EMDR and EMDR Adaptations into the Treatment of Clients with DID. *Journal of Trauma and Dissociation*, Vol.1(2).

Twombly, J.H. (2005): EMDR for clients with Dissociative Identity Disorder, DDNOS, and Ego States. In: Shapiro, R. (Hg.) (2005): EMDR solutions: Pathways to healing. New York (Norton).

UNICEF (2004): Truth and Reconciliation Commision report for the children of Sierra Leone. (Accra: Graphic packaging).

United Nations (UN Population Fund), State of World Population: Making 1 Billion Count (New York: UNFPA, 2003)

U.S. Department of Labor, Bureau of International Labor Affairs: Forced Labor – The Prostitution of Children. Symposium Proceedings. Washington, D.C. (1996).

U.S. Department of Labor, Bureau of International Labor Affairs. Washington DC (2003)

Van der Hart, O.; Nijenhus, E.R.S. & Steele, K. (2006): The haunted self: Chronic Traumatization and the psychology of action. New York (W.W. Norton).

Van der Hart, O., Nijenhuis, E., & Steele, K. (2008): Das verfolgte Selbst. Paderborn (Junfermann).

Van der Kolk, B.A. (1989): The compulsion to repeat the trauma: re-enactment, revictimization, and masochism. Psychiatric Clinics of North America 12(2), 389–411.

Van der Kolk, B.A. (1995): The body memory and the psychology of trauma. In: Alpert's, J.L. (Hg): Sexual Abuse Recalled – Treating trauma in the era of the recovered memory debate. Northvale, NJ (Jason Aronson, Inc), S. 29–60.

Van der Kolk, B.A., McFarlane, A.C., & Weisaeth, L. (Hg) (1996): Traumatic Stress – The effects of overwhelming experience on mind, body, and society. New York (Guilford).

Van der Kolk, B. A., Mc Farlane, A. C. & Weisaeth, L. (2000): Traumatic Stress – Grundlagen und Behandlungsansätze. Theorie, Praxis, Forschung zu posttraumatischem Stress und Traumatherapie. Paderborn (Junfermann).

Van der Kolk, B. A. (2010): Developmental Trauma Disorder: A new diagnosis for childhood interpersonal trauma. Unveröffentlichter Vortrag auf der 27. Annual Conference of ISSTD, Atlanta, USA.

Van Lommel, P. (2010): Endloses Bewusstsein. Mannheim (Walter).

Vogeley, K. (2010): Viel sagende Blicke. Gehirn & Geist 2010 (3), 36–41.

Vogt, R. (2004): Beseelbare Therapieobjekte. Strukturelle Handlungsinszenierung in einer körper- und traumaorientierten Psychotherapie. Gießen (Psychosozial-Verlag).

Vogt, R. (2006): „Beseelbare" Therapeutic Objects. Psychoanalytic interactional approach in a body- and trauma-oriented psychotherapy. Gießen: Psychosozial-Verlag

Vogt, R. (2007): Psychotrauma, State, Setting. Gießen (Psychosozial-Verlag).

Vogt, R. (2007 b): SPIM- 20-KT Manual. Leipzig (Trauma-Institut-Leipzig. Eigenverlag).

Vogt, R. (Hg., 2008): Körperpotenziale in der traumaorientierten Psychotherapie. Aktuelle Trends in körperorientierter Psychotraumatologie, Hirnforschung und Bewegungswissenschaften. Gießen (Psychosozial Verlag).

Vogt, R. (2008 b): Psychotrauma, State, Setting. Psychoanalytical-Action-Related Model for a Treatment of Complexly Traumatized Patients. Gießen: Psychosozial-Verlag

Vogt, R. (2009): Zum Umgang mit mörderischen Affekten in einer trauma- und körperorientierten ganzheitlichen Psychotherapie. In: Trautmann-Voigt, S. & Voigt, B. (Hg.): Affektregulation und Sinnfindung in der Psychotherapie. Gießen (Psychosozial-Verlag), S. 251–270.

Vogt, R. (Hg., 2010): Ekel als Folge traumatischer Erfahrungen. Psychodynamische Grundlagen und Studien, psychotherapeutische Settings, Fallbeispiele Gießen (Psychosozial Verlag).

Vogt, R. (in Vorb.): SPIM-30-KT. Neuerungen für die Einzel- und Gruppenpsychotherapie komplextraumatisierter/dissoziativer Störungen. Kröning (Asanger Verlag).

Volkan, V.-D. (2000): Großgruppenidentität und außerwähltes Trauma. 54 (9/10), 931–953.

Waller, G., Quinton, S., & Watson, D. (1995): Dissociation and the processing of threat-related information. Dissociation 8(2), 84–90.

Von Uexküll, Th. (1994): Integrierte Psychosomatische Medizin in Praxis und Klinik. (Schattauer).

Waters, F. (2005): Development (st)ages of childhood dissociation: The simplicity/complexity conundrum. Unveröff. Vortrag, 22. international fall conference of ISSD, Toronto (Kanada), 6.–8.11.2005.

Watkins, J.G. (1977): The psychodynamic manipulation of ego states in hypnotherapy. In: F.Antonelli (Hg): Therapy in psychosomatic medicine. Rome (Pozzi).

Watkins, G. J.; Watkins, H. H. (2003): Ego-States. Theorie und Therapie. Heidelberg (Carl-Auer-Systeme Verlag).

Watzlawick, P.; Weakland, J. & Fisch, R. (1975): Lösungen: Zur Theorie und Praxis menschlichen Wandels. Bern (Huber).

Weeks, G.R. & L`Abate, L. (1985): Paradoxe Psychotherapie. Stuttgart (Enke).

Welzer, H. (2008): Täter – Wie aus ganz normalen Menschen Massenmörder werden. Frankfurt/Main (Fischer).

Wessells, M. (2006): Child Soldiers – From Violence to Protection. Cambridge, Mass (Harvard University Press).

Wieland, S. (2011): Dissociation in Traumatised Children and Adolescents: Theory and Clinical Interventions. London (Routledge).

Wilberg, Peter (2004): The Therapist as Listener – Martin Heidegger and the Missing Dimension of Counselling and Psychotherapy Training. Sussex, England (New Gnosis).

Winnicott, D. (1960): Primäre Mütterlichkeit. Psyche 14 (7), 393–399.

Winnicott, D.W. (1971): Playing and Reality. New York (Basic).

Winnicott, D. (1974): Reifungsprozesse und fördernde Umwelt. München (Kindler).

Winnicott, D. W. (2002): Vom Spiel zur Kreativität. Stuttgart (Klett-Cotta).

Wilhelm, K. (2010): Elixier der Nähe. Gehirn & Geist 2010 (3), 42–47.

Wischka, B. (2010): Hinter verschlossenen Türen. Gehirn & Geist 2010 (2), 78–85.

Wittemann, A.S. (2000): Die Intelligenz der Psyche. Wie wir ihrer verborgenen Ordnung auf die Spur kommen. München (Kösel).

Wöbking, M. (2011): Schuld und Psyche. Leipziger Volkszeitung 30./31.07.2011, 11.

Wolf, Ch. (2010): Stadt der Engel oder the Overcoat Of Dr. Freud. (Suhrkamp).

Wolfe, D.A., Crooks, C.V., Lee, V., McIntyre-Smith, A., & Jaffe, P.G. (2003): The effects of children's exposure to domestic violence: A meta-analysis and critique. Clinical Child and Family Psychology Review 6 (3), 171–87.

World Health Organization. (2001): Prevention of Child Abuse and Neglect – Making The link between human rights and public health. Geneva (World Health Organization).

Worm, G. (2005): Handlungsdialoge zum Verstehen der therapeutischen Beziehung – Möglichkeiten und Schwierigkeiten. In: Sulz, S. K. D.; Schrenker, L. & Schricker, C. (Hg.): Die Psychotherapie entdeckt den Körper – oder: Keine Psychotherapie ohne Körperarbeit. München (CIP Medien), S. 265–276.

Wurmser, L. (1990): Die Maske der Scham – die Psychoanalyse von Schamaffekten und Schamkonflikten. Berlin (Springer).

Wüstenhagen, C. (2011): Meine Gefühle und ich. Die Zeit – Wissen 2011 (2), 86–91.

Wygotski, L. S. (1986): Denken und Sprechen. Frankfurt/Main (Fischer).

Yapp, N. (2009): True Crime. Bath (Parragon Books).

Young, W.C., Sachs, R. G., Braun, B.G., & Watkins, R.T. (1991): Patients reporting ritual abuse in childhood: A clinical syndrome. International Journal of Child Abuse and Neglect 15, 181–189.

Zeig, J. & Gilligan, S.G. (Hg.) (1990): Brief Therapy. Myths, methods and metaphors. New York (Brunner/Mazel).

Zimbardo, P.G. (2008). Der Luzifer-Effekt: Die Macht der Umstände und die Psychologie des Bösen. (Spektrum Akademischer Verlag).

ASANGER www.asanger.de

Gaby Breitenbach, Harald Requardt

Psychotherapie mit entmutigten Klienten

4. neu ausgestattete und überarbeitete Aufl., 250 S., 29.- €
ISBN 978-3-89334-438-1

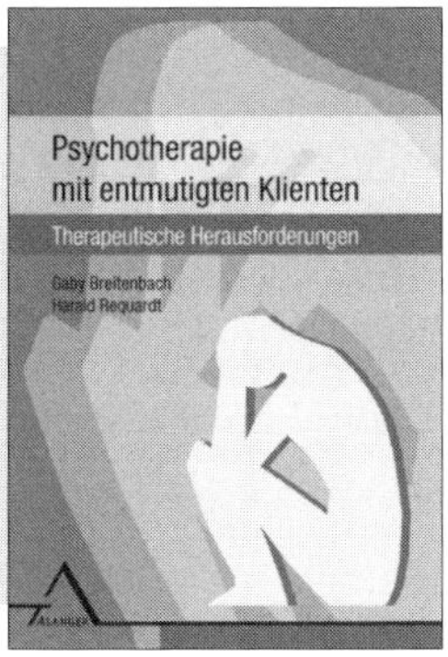

„... ein engagiertes und sehr fachkompetentes Plädoyer für die Arbeit mit einem Klientel, das aufgrund seiner vielschichtigen Problematik in der Regel durch die Maschen des psychotherapeutischen Netzes fällt." (Z. für Syst. Therapie).

„Das Buch fördert das Engagement für die Arbeit mit Menschen, denen nachgesagt wird, sie seien nicht mehr für persönliche Veränderungen zu motivieren oder für Mittelschichttherapie nicht geeignet ... empfehlenswert auch für den ganz normalen Alltag der Beratung" (Beratung aktuell)

„Dieses Buch macht Mut, sich für diese herausfordernde Klintel einzusetzen." (Forum Socialnet)

Gaby Breitenbach

Innenansichten dissoziierter Welten extremer Gewalt

Ware Mensch – die planvolle Spaltung der Persönlichkeit. Erkennen – Verstehen – Behandeln. 3. Aufl., 260 S., 29.50 €,
ISBN 978-3-89334-546-5

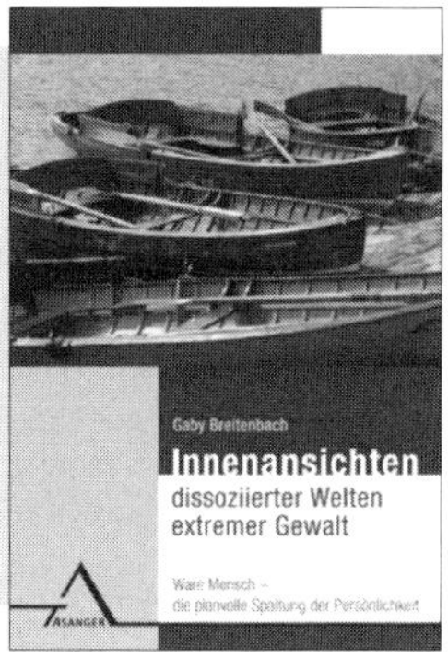

„Dieses Buch wird, davon bin ich überzeugt, das Standardwerk über seelische Folgen extremer Gewalt werden. ... Gaby Breitenbach hat mit ihrem Buch ein gutes Stück den Weg geebnet, um dem Netz der Unanständigkeit ein Netz des Anstands und der Menschenrechte gegenüberzustellen." (Dr. med. Katharina Drexler)

„Gaby Breitenbachs Buch gibt Wissen und Hoffnung an diesen Stellen weiter, wo andere AutorInnen häufig verzweifeln und nur noch mit Ressourcenübungen gegen ihr persönliches Burn-Out kämpfen." (Dr.Ralf Vogt Psychotraumatologe und Psychoanalytiker, Trauma-Institut-Leipzig)

Renate Hochauf

Frühes Trauma und Strukturdefizit

Ein psychoanalytisch-imaginativ orientierter Ansatz zur Bearbeitung früher und komplexer Traumatisierungen.
2. Aufl, 290 S., 29.- €
ISBN 978-3-89334-485-7

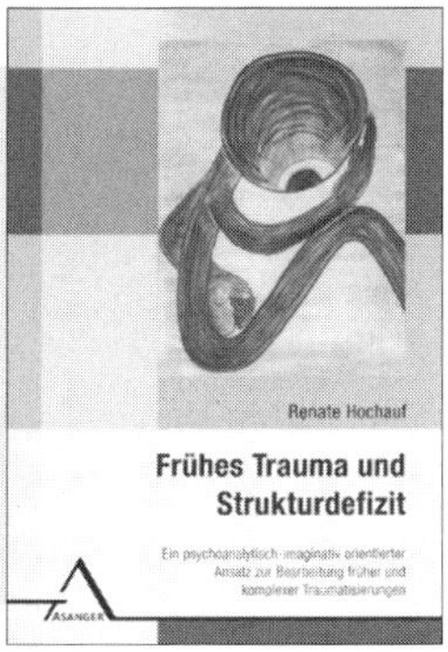

„...eine wertvolle Weiterentwicklung der angewandten Psychotraumatologie." (Gottfried Fischer im Vorwort)

„Das Buch ist eine Pflichtlektüre für alle, die sich mit mit Persönlichkeitsstörungen beschäftigen" (Alfons Reiter im Vorwort)

Traumata erfordern eine biografische Nachintegration der unbewältigten Erfahrungen. Viele Patienten können nur Teilabschnitte einer solchen Aufarbeitung bewältigen. Trotzdem wird durch eine professionell durchgeführte Bearbeitung traumatischer Lebensereignisse eine deutliche Steigerung seelischer Stabilität erlangt.

Rosmarie Barwinski

Die erinnerte Wirklichkeit

Zur Bedeutung von Erinnerungen im Prozess der Traumaverarbeitung.
2. Aufl., 172 S., 24.50 €
ISBN 978-3-89334-459-4

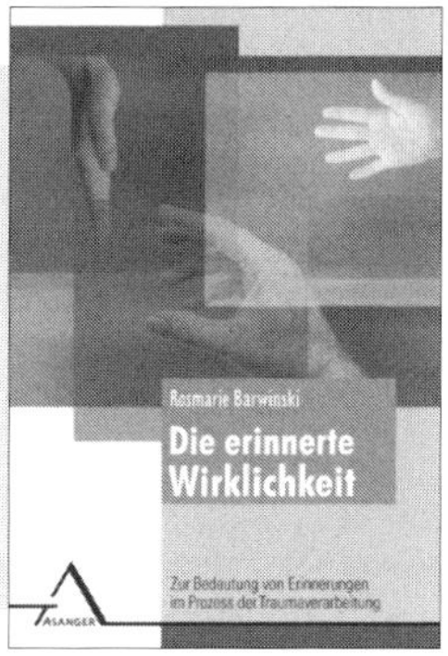

„Die vorliegende Untersuchung kann als vorbildlich für das psychotherapiewissenschaftliche Vorgehen und die psychotherapeutische Forschungsmethodik betrachtet werden. ... Wir gewinnen einen Einblick in die faszinierende Architektur der erinnerten Wirklichkeit" (aus dem Vorwort von Prof. Dr. Gottfried Fischer)

Die Autorin untersucht auf der Grundlage ihres Integrationsmodells der traumatischen Erfahrung, welche unterschiedlichen Formen der Abwehr gegen die Wahrnehmung von Traumatisierung gebraucht werden, welche Funktion sie für die Patienten erfüllen und welche Folgen sich daraus für die Traumaverarbeitung ergeben. Die Antworten auf diese Fragen haben unmittelbare Konsequenzen für die Therapie und Begutachtung.

Asanger Verlag GmbH • Bödldorf 3 • 84178 Kröning
Tel. 08744-7262 • Fax 08744-967755 • e-mail: verlag@asanger.de

ASANGER

www.asanger.de

Monika Becker-Fischer, Gottfried Fischer, unter Mitarbeit von Christiane Eichenberg

Sexuelle Übergriffe in Psychotherapie und Psychiatrie

3., neu bearb., erw. u. aktual. Aufl., 220 S., 25.50 €
ISBN 978-3-89334-460-8

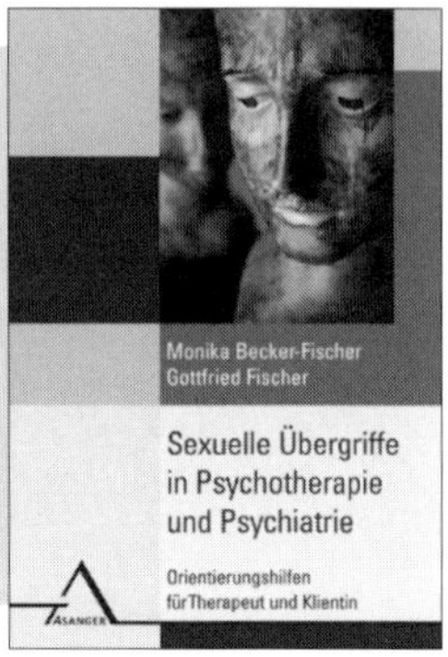

„In eindrucksvoller Weise ist es gelungen, darzustellen, wie gut ausgebildete Therapeuten und Ärzte zu Tätern mutieren ... und dass es neuer Konzepte der Prävention in der Ausbildung und Berufsaufsicht bedarf" (Deutsches Ärzteblatt)

Orientierungshilfen für Therapeut und Klientin. Über die Hintergründe sexueller Übergriffe in Psychotherapie, Psychoanalyse und Psychiatrie, Folgeschäden und Maßnahmen zur Vorbeugung sowie Folgetherapien für Therapeuten und missbrauchte Patientinnen.

Susanne Reichelt

Mein Vater wird mich heiraten

Tagebuch einer NLP-Therapie nach sexuellem Missbrauch.
200 S., 32 Abb., 9.50 €
ISBN 978-3-89334-368-7

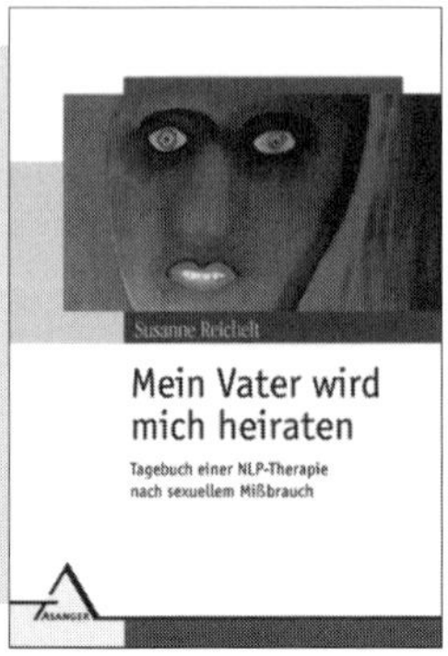

„Mit diesem Buch halten Sie eine außergewöhnliche Dokumentation in Ihren Händen: die Veröffentlichung des Heilungsprozesses einer erwachsenen Frau, die jahrelang als Kind von ihrem Vater sexuell missbraucht wurde." (Ihr NLP-Therapeut J. W. Kluczny)

Ein ergreifend geschriebenes Tagebuch einer NLP-Therapie nach sexuellem Mißbrauch mit 33 im Lauf der Therapie gemalten Bildern. In Selbsthilfegruppen versuchte die Autorin vergeblich, ihr Stottern loszuwerden. In der NLP-Therapie wurde es zum Wegweiser für die Ursachen – den langjährigen, traumatisierenden sexuellen Mißbrauch durch den Vater.

Werner Köpp, Georg E. Jacoby (Hg.)

Beschädigte Weiblichkeit

Eßstörungen, Sexualität und sexueller Mißbrauch.
3. Aufl., 144 S., 18.- €
ISBN 978-3-89334-323-7

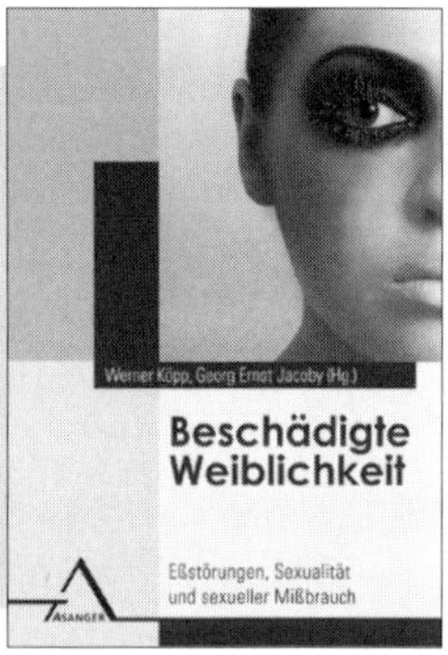

Mißbrauchserlebnisse (Vergewaltigung) können nicht nur Störungen der weiblichen Sexualität nach sich ziehen, sondern sind auch unspezifische Risikofaktoren für Eßstörungen wie auch für eine Reihe anderer seelischer Störungen. Gleichwohl gibt es immer wieder auch eindrucksvolle Einzelfälle, in denen ein direkter Zusammenhang zwischen sexueller Gewalt und der Entwicklung einer Eßstörung nicht nachweisbar ist. Wer Patienten mit Eßstörungen behandelt, wird in diesem Sammelband in fundierten Beiträgen über die möglichen Hintergründe wertvolle Hinweise für Anamnese und Therapie erhalten.

Andreas Kloiber

Sexueller Missbrauch an Jungen

Epidemiologie – Erleben – Bewältigung. Eine quantitative und qualitative Untersuchung.
244 S., 29.- €
ISBN 978-3-89334-389-X

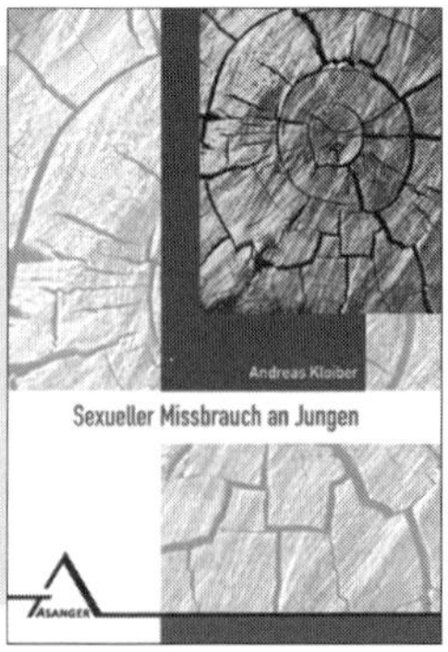

Der Autor zeigt auf der Grundlage von epidemiologischen Ergebnissen, schriftlichen Befragungen und ausführlichen Interviews, aus welchem sozialen Umfeld missbrauchende Personen stammen, wie Jungen deren sexuelle Gewalt erleben und bewältigen bzw. wie Männer solche Erfahrungen retrospektiv bewerten und in ihr Leben integrieren. So empfindet im Nachhinein ein beachtlicher Teil von heute erwachsenen Männern die sexuellen Missbrauchserlebnisse positiv und sexuellen Missbrauch durch Frauen als weniger schädlich als gleichgeschlechtlichen Missbrauch.

Asanger Verlag GmbH • Bödldorf 3 • 84178 Kröning
Tel. 08744-7262 • Fax 08744-967755 • e-mail: verlag@asanger.de

Marilyn Van Derbur

Tagkind – Nachtkind.

Das Trauma sexueller Gewalt. Überlebenswege, Heilungsgeschichte, Hilfen zur Prävention. 5. Aufl. 2015, 544 S., Festeinband, 39.50 €, ISBN 978-3-89334-543-4

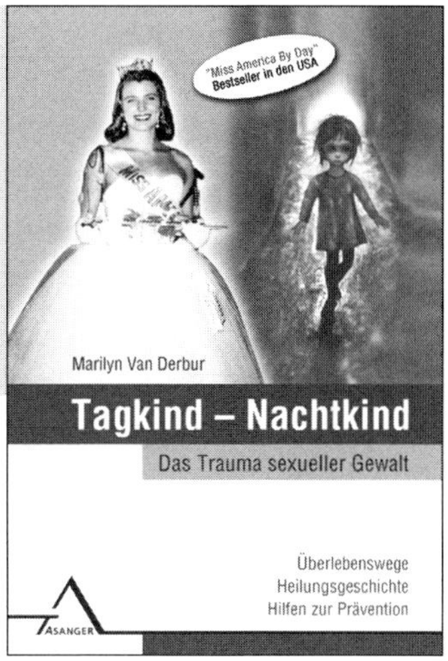

Noch bei der Krönung zur Miss America glaubte sich Marilyn vom Schicksal beschenkt – eine Tochter reicher Eltern, begabt, gutaussehend, beliebt, sportlich. „Ich hätte gewettet, ich bin die glücklichste Frau, die je gelebt hat." Das Nachtkind, das vom 5. bis zum 18. Lebensjahr vom rücksichtslosen Vater missbraucht wurde, war vom Bewusstsein abgespalten. Viele Jahre plagten sie Schmerzzustände und Ängste. Erst im Alter von 53 Jahren war Marilyn in der Lage, in aller Öffentlichkeit zu sagen: „Ich habe den Inzest überlebt" – es wurde ein Triumphzug über die Scham.

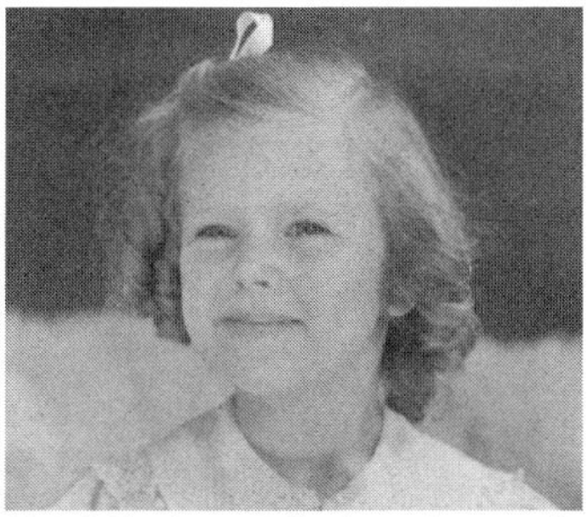

Bis Ende Vierzig war Marilyn davon überzeugt, sie hätte als kleines Kind in der Lage sein müssen, ihren Vater von der wöchentlichen Gewaltanwendung abzuhalten

Dieses Buch ist eine brilliante Beschreibung von Dissoziation und wurde von der International Society for the Study of Dissociation mit dem internationalen „Media Reward" als bestes Buch über das Phänomen Dissoziation ausgezeichnet. Es erhielt außerdem auf der International Conference on Family Violence den „Award for Excellence in the Media". Es zeigt aber vor allem auch Wege auf für die Prävention und Früherkennung sexueller Gewalt sowie für einen besseren Schutz von Kindern vor Gewalt. Es ist eine enorme Ermutigung für Betroffene, eine Inspiration für Fachleute, eine Hilfestellung für Eltern. In Amerika 2003 veröffentlicht war „Miss America by day" ein Bestseller. Es liegt nun endlich auf Deutsch vor.

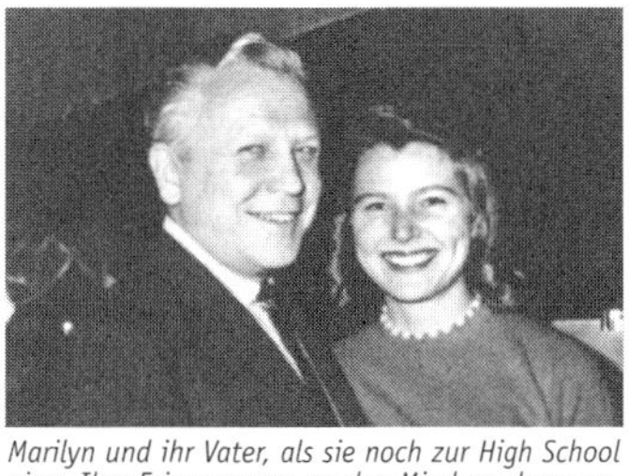

Marilyn und ihr Vater, als sie noch zur High School ging. Ihre Erinnerungen an den Missbrauch waren unterdrückt. Sie vergötterte ihn!

„Er war seit mindestens dreißig Minuten in meinem Zimmer, als wir beide Schritte hörten. ... Dann, noch langsamer, hörten wir das dritte Klicken, als sie auf die dritte Stufe trat. ... Endlich! Meine Mutter kam. Endlich würde es vorbei sein! ... Doch sie kam nicht, um mich zu retten, sie ging die Treppe wieder nach oben. Sie wusste es." (S.24)